貓頭鷹書房

有些書套著嚴肅的學術外衣，但內容平易近人，非常好讀；有些書討論近乎冷僻的主題，其實意蘊深遠，充滿閱讀的樂趣；還有些書大家時時掛在嘴邊，但我們卻從未看過……

如果沒有人推薦、提醒、出版，這些散發著智慧光芒的傑作，就會在我們的生命中錯失——因此我們有了**貓頭鷹書房**，作為這些書安身立命的家，也作為我們智性活動的主題樂園。

貓頭鷹書房——智者在此垂釣

貓頭鷹書房 068

為什麼睡不著？

從小到老的睡眠科學

NODDING OFF

The Science of Sleep from Cradle to Grave

愛麗絲・葛雷戈里◎著

范明瑛◎譯

貓頭鷹

好眠推薦

有些失眠者會很困惑地覺得，為什麼以前也是這樣睡但就可以睡很好？這想法忽略了一件事：「睡眠是穩定但卻又動態的行為」。穩定在於對人心身安適的重要性，動態在於會隨年齡、環境而改變。

睡眠的重要性橫跨人的一生，由這本書綜觀人的一生睡眠變化，更能了解這當中的奧妙外，也可以了解各年齡層好眠安睡之道。

——蔡宇哲／台灣應用心理學會理事長

獻給我的父母，喬和格里；
我的丈夫「金狼」；
我偶爾在夜裡出沒的孩子赫克托和奧森。
感謝你們。

為什麼睡不著？從小到老的睡眠科學

目次

作者的話

本書中的小故事都是為了說明書中提出的要點。除了名人或科學家，所有人的名字和細節都已更改，以保障匿名性。作者是睡眠研究專家，沒有經過臨床訓練，透過本書提供改善睡眠的技巧。但是，在各位改變生活方式之前，應向醫生諮詢，讓醫生評估您的個人情況，確認改變是否適合您。

序言

在地毯黏糊糊的夜總會裡連續狂歡幾週後，我眼神渙散地擠進牛津大學演講廳的第三排。這是本學期精神疾病課程的最後一堂課，我準備要回應周公的呼喚進入夢鄉。我默默在心裡發誓，只要讓我現在瞇一下，我回頭一定會讀完書單上所有的東西。但結果我那天沒有去夢周公——我全神貫注地聽課，貪婪地消化每一個字。

心理系當時的新任講師、現在加州大學柏克萊分校的教授艾莉森・哈維，讓我們如癡如醉地上了一小時的課。她講的主題就是我缺乏的東西：睡眠。現在回想起來，儘管我已經花了三年時間研究心智和行為，但我卻記不起任何與這個主題有關的其他課程。然而，哈維的論點是，睡眠對於我們清醒時的生活至關重要。

她指出，我們念完心理學學位之後，無論是投身於兒童發展、教育心理學、心理健康，或是另謀出路，低估睡眠的重要性都是不明智的——這與我對世界的觀察非常吻合。父母似乎迫切希望自己的孩子睡個好覺——不僅是為了讓父母自己神智清明，而且是出於幾乎本能的擔心，害怕如果孩子睡不好，就無法成為他們心目中那種善良、氣色紅潤的孩子。青少年愛睡懶覺人盡皆知，且經常因此被大人嘲笑、譴責，但是這種行為極為普遍，就算發現睡懶覺是生物本能，也不足為奇。試圖遏制睡覺的本能，是否可能讓年輕人面臨考試不及格、發生事故、難以控制情緒等更大的風險？

成年人有時會害怕無法入眠，觀察自己的睡眠時太過提心吊膽，反而干擾了睡眠的自發性——躺在床上想著失眠這件事，反而根本睡不著。他們擔心自己的大腦會由於睡眠不足而變得一片混沌，反映在隔天的工作表現中；面對愛找麻煩的同事時，他們能按捺住脾氣嗎？當親人衰老或生病，他們的睡眠品質可能會惡化，但我們希望他們能在安眠中歇息。此外，哈維指出，我們對睡覺這種「神祕的消遣」所知甚少。我也發現，即使是世上最出色的睡眠研究專家，都仍然無法就睡眠的關鍵功能達成共識；它與我們生活各方面的關係，都有待進一步發掘。

那年夏天我畢業之後，去日本留學一年。儘管身邊有美景和親切的人民相伴，我在日本仍然覺得十分不安；我想更了解睡眠。因此，我主動寄信給哈維，問她我是否可以遠距協助她的研究。我們一起訂定了計畫：我發問卷給日本的學生，問他們睡眠的情形，她也會在英國做同樣的事情，然後我們比較調查結果。我的未婚夫雖然不研究睡眠，但他很想幫忙，所以我們一起在大學宿舍發問卷。結果大致顯示，將睡眠障礙歸咎於睡前無法控制想法的這種失眠模式，可能適用於不同的文化。儘管很有趣，但這項研究預算有限、規模很小，因此這篇論文沒有引起太大的注意。[1]對我而言，終於開始做真正的研究，讓我大感興奮；意識到我這輩子都會鑽研這個題目，也讓我覺得無比幸福。

回到英國後，我開始在倫敦國王學院攻讀博士學位，著重社會、遺傳、發展精神病學。儘管倫敦國王學院研究的主題包羅萬象，我的系所中卻沒有睡眠專家可以指引我，因此我想要專注研究這個主題的意願似乎讓人難以理解。我會問同事歷年來在兒童發育長期研究中收集的數據，看看是否有人曾經詢問父母或孩子與睡眠相關的資訊。我利用蒐羅到的資料，並收集了更多的數據，看看睡眠不足的孩子將來是否更有可能遇到其他困難，例如焦慮和／或抑鬱。[2]我還研究了基因和環境的重要程度，它們對於解釋睡眠問題為什麼會與其他困難同時發生有多大的影響[3]——這些問題是一起遺傳的嗎？我覺得我對這個陌生研究領域的熱情，有時似乎會讓主要指導我的同事感到困惑。但即使他們覺得困惑，他們也隱藏得很好，而且總是大力支持我的研究，慷慨地撥出時間、分享資料。

當我成為倫敦大學金匠學院的講師時，睡眠仍然是我的研究重點。我自己主持研究，鑽研兒童思想與睡眠間的關係。[4]我對基因如何影響睡眠、如何讓某些人成為晨型人（如雲雀）、某些人成為夜型人（如貓頭鷹）更為了解。[5]我與世界各地的研究人員合作，與專心致志的學生分享我的熱情。我會一週工作六天，享受其中的每分每秒。

然後，我邁入三十歲的大關，決定要生孩子。我的寶寶不肯睡覺，意思就是我也不能睡覺，生活的每一個面向都因此大受影響。我寫過的每篇研究論文突然之間都有了新的含意。其他新手父母也對此有濃厚興趣；我們在談話時一次又一次地回到這個話題上。我也更為理解，生活的複雜難解可能干擾立意最良善、最周全的處方建議，就是讓孩子獨自入睡而無需干預。有些父母認為這可能不是理想的方法，還有些父母則認為這種做法完全不合適。我不斷遇到父母堅信自己已經找到某本書，可以解決孩子不睡覺的問題，但是常常幾週後他們會垂頭喪氣地回來，因為寶寶只要小小地打個噴嚏，就可以讓他們精心規劃的睡眠妙方付諸東流。坊間的書籍似乎很少是以證據為基礎的，父母因此難以理解為什麼要相信這個專家而不是那個專家。真的應該讓孩子「哭個夠」（哭泣式睡眠法）嗎？陪著孩子到睡著感覺起來才是對的，這種做法真的有問題嗎？揮之不去的失眠是永遠無法擺脫的嗎？那些撰寫兒童睡眠專書的作者，有時會在著作中宣稱發現某種神奇的妙方；所以當他們自己有孩子後，想必他們都能一夜好眠。相比之下，儘管我有這些資歷，我也還不能解答所有的問題。原因之一是，我不願意讓有時在夜裡會驚恐發作的兒子獨自入睡。相反地，他在醫院發生過一次痙攣之後，我會神經兮兮、半瘋狂地躺在他房間的地上好幾個小時，握著他的小手，看著他每一次呼吸，希望他永遠健康。

本書的構想就是由此誕生。我想分享自己對睡眠科學無盡的熱情，但會將它融入生活的現實中。生孩子、經歷嚴重的睡眠不足、觀察睡眠模式隨時間發展和變化，是我寫書的主要動力。但是，睡眠常伴我們左右，對我們的人生至關重要，生命中每個發展階段都會為睡眠帶來不同的挑戰。在兒童和青少年時期，睡眠不足會使孩子表現得好像患有注意力不足過動症（ADHD）。[*]因此，如果臨床醫師不考慮小朋友夜裡的習慣，全世界的年輕人都可能會被誤診為患有ADHD。成年後，睡眠仍然會改變，高強度工作的生活方式也常常會對睡眠產生重大影響。有些人必須白天睡覺、晚上工作，可能危及健康。當年屆退休、終於有時間補眠的時候，卻有更多挑戰等著我們。老年人的眼睛可能會改變，因此濾光的方式會導致生理時鐘設定的效果變差。甚至，摯愛之人會在一天中的什麼時候嚥下最後一口氣，也可以藉由不斷進化的科學加以解釋。

＊這不是說神經發育障礙ADHD不是真正的疾病。相反地，因為在某些個案中，睡眠可能與類似ADHD的症狀相關，因此評估睡眠在這些症狀中扮演的角色才是重點。

我們對睡眠的了解，每天、每夜都在增加。直到最近，研究人員才確認睡眠對於青春期的友誼至關重要。他們實際上已經讓受試者帶朋友進入實驗室，以了解失眠對我們與他人互動的真實影響。[6]我們也是在過去幾年中，才開始全面研究睡眠癱瘓症的原因；患者會發現自己黏在床上、動彈不得。[7]研究人員直到現在才不再將成人睡眠視為單人的活動，完全接受多數成人都會與他人共枕的事實。[8]但有待探究的事情仍然多不勝數。研究進展迅速，大家現在也認為睡得好與飲食健康幾乎一樣重要。媒體每週都有新發現，強調睡眠對不同事情而言有多重要：肥胖的普遍、癌症、糖尿病、阿茲海默症、學習和記憶、頂尖運動表現、意外死亡、工作表現、創造力、焦慮、沮喪。但是我們要怎麼做，才能多睡一點？減少攝取咖啡因和酒精、多喝酸櫻桃汁和溫牛奶，真的有效嗎？到底哪些資訊是正確的？為什麼我們會看到這些新聞標題？如果您對生命中最被低估的三分之一時間感興趣，這本書就是最適合您的選擇。

第一章　睡覺那件小事

棕色小瓶傳到我面前。我轉開蓋子。瓶裡裝的東西據說可以讓我不那麼焦慮。我以實驗室技師般的精準，把幾滴靈丹妙藥吸到舌頭上，懷疑如果我因此放鬆下來，是否只是心理作用。瓶子傳到下一位博士生手裡，她也依樣畫葫蘆。她對瓶裡的東西似乎比我更有信心，一口喝光了剩下的液體。我們一起走到老舊的地下室，踏進一間小研討室中。這棟位於倫敦丹麥山的城區住宅外，救護車的鳴笛聲嗚嗚作響，從馬路對面的醫院進進出出。這些聲響對我現在的心理狀態一點幫助都沒有。我即將在倫敦國王學院本系所傑出的教員面前，首度發表博士研究。這些人都是自己領域的頂尖學者，由學院從全球各地禮聘、招募而來。他們共寫過上千篇論文，改變了我們對兒童發展、心智健康、遺傳學的看法。然而，他們對我所選的主題卻所知甚少——我的主題是睡眠。

我一直瘋狂地為這次論文發表準備，把稿子逐字逐字地背下來，甚至連哪裡要停頓、微笑、即興說個笑話都想好了。我的腦子只顧忙著控制焦慮的情緒，幾乎沒有餘裕注意當下發生的事情。簡報按部就班地完成，問答時間開始。我飛快地掃了剛剛吞藥的同伴一眼，看她是否願意問個能讓我在這群令人生畏的聽眾前顯得絕頂聰明的問題。但她的注意力顯然在別的地方，忙著擔心她自己等下的簡報。

相反地，所有的教授都顯得相當投入，焦急地舉手，準備一個個輪流提問。要選哪隻手呢？**拜託口下留情，務必口下留情。**

「好，伊恩？」我選了一位以天性快活聞名的遺傳學教授。

他問：「好吧，你說的睡眠，到底是什麼意思？我們為什麼要在乎這件事？」

我準備的都是關於研究中複雜之處的答案。這個看來如此簡單的問題，讓我有點措手不及。我在指導教授灼灼的目光下胡亂瞎扯的時候，暗暗提醒自己，以睡眠為題的研究，都要先回答這個開宗明義的問題。

睡眠是什麼？

雖然我們每晚都睡覺，要定義睡眠卻有點棘手。睡眠到底是什麼？問我五歲、八歲的兒子，他們會說睡眠就是「躺下來啥都不做」。這個答案說對了相對沒有行動力的面向，但卻忽略了其他重要特徵，包括我們對周遭世界的反應能力降低，不過這是可以逆轉的（我們可以被叫醒）。科學家還指出，在我們倒頭大睡之前，可能要進行睡前儀式——不同族群的睡前儀式也不一樣；多數人的睡前儀式可能包括刷牙。位置或許也可以幫助定義睡眠。睡著的人可能會在床上蜷縮成一團，而睡著的蝙蝠則較可能會是倒掛在洞穴中的。

另一個簡便的解釋是開關。前一刻我們還醒著，下一刻開關一動，我們就睡著了。晚上睡得不省人事時，我們的狀態**確實**有所改變，但不只是「被關上了」這麼簡單；我們的大腦和身體還忙著完成不可思議的任務。從維持清醒到進入夢鄉也不只有單一變化，我們會表現出一連串生理過程的改變，經歷不同階段的睡眠。第一階段的變化十分細微，除非被叫醒，不然我們自己都不知道剛剛已經盹著了。

所以，如何解釋睡眠和我們在玩「睡著的獅子」*遊戲間的差異？呃，最好的解釋方式就是觀察我們的生理狀態。如果把多頻道睡眠紀錄器這種睡眠監測器裝在某人身上，就可以很清楚地看出他什麼時候開始已經不是裝睡了。要連上監測器，要在身上、頭皮上多個位置黏貼電

*很有趣的遊戲：小朋友比賽看誰可以躺下不動、保持安靜最長的時間。

極。電極會記錄腦部活動、眼睛運動、肌肉張力、心跳速率。血氧濃度還可以用另一種無痛技術監測，叫做血氧飽和儀，會打光穿過身體某一部位（例如指尖或耳垂）。有了這些資訊，假裝睡著的人就騙不過我們，因為我們分辨得出受試者何時真的睡著了。如果問一整晚都在玩「睡著的獅子」遊戲的人，以及確實睡著的人有什麼感受，他們的答案肯定大不相同，要分辨出誰在裝睡、誰真的有睡也很容易。裝睡的人會很想睡覺，急著要補眠。

在辨明睡眠「不是」什麼方面，另有一派研究對睡眠和全身麻醉之間的差異很感興趣。[1]我們甚至會以「醫生讓病人睡覺」來形容手術前的麻醉，讓病人不會感到疼痛。睡眠和麻醉兩者可能有共通的腦部迴路，但兩者間的差異也非常明顯。如果我們嘗試趁人家睡著時動手術，第一刀下去之後，他們的動靜應該會變得特別大——應該會很快醒來，痛苦得尖叫。所以，如果睡眠和全身麻醉不同，那睡眠到底是什麼？我們會睡著、醒來，是什麼造成的？

自以為是船長和時鐘

我們會睡著、清醒，[2]似乎是由兩種流程控制的。第一種流程是當我們醒著很長一段時間後，會覺得可以睡覺了。這雖然聽起來像是自以為是船長講的廢話，但其實沒有表面上這麼簡單。科學家把這個流程稱為「睡眠體內平衡」，指的是驅動我們睡覺的機制，[3]可以透過觀察睡覺的類型加以衡量。當我們筋疲力盡、或是夜幕剛剛降臨的時候，比較常發生的是慢波睡眠。但身體到底如何知道我們已經醒著很長一段時間了？科學家還無法完全確定原因，但主要理論普遍認為，大腦和神經系統清醒的時間愈長，會誘發睡眠的特定分子就會累積得愈多。

腺苷就是這種分子，它是能量新陳代謝的衍生物，在我們清醒時累積在腦內。如果我們攝取咖啡因，咖啡因就會阻斷腺苷的作用。[4]甚至，在攝取咖啡因後，身體會釋放腎上腺素，有時也被稱為「戰鬥或逃跑荷爾蒙」。腎上腺素也對我們進入睡眠的能力沒有正面效用。多虧腺苷，世上才能有價值數十億元、蓬勃發展的咖啡產業。其他分子對說明睡眠驅動機制也很重要，還需要進一步加強研究，取得更多發現，以求有助於我們全面理解為什麼有時候保持眼皮不打架會這麼困難。我在與匹茲堡大學的精神病學教授丹尼爾．拜西討論這項機制時，他指出：「睡眠的體內平衡功能非常獨特，對生存至關重要，有部分可以自主控制，而且無法取代。其他受到體內平衡控制、部分自主控制、對生存至關重要的功能包括吃、喝、呼吸，但這些功能都可以透過人工的方法達成，例如用打點滴的方式提供營養素和液體，或是用呼吸器。睡眠是**唯一**無法取代的體內平衡生理功能。」

第二種控制清醒或睡眠的流程，與我們**何時**要睡著、**何時**要起床有關。它就像一個強大的生理時鐘，意思就是不管上一次睡覺是什麼時候，我們都比較可能在晚上覺得疲倦、在白天保持清醒。人體內有多個鬧鐘，位於身體不同部位。其實，每個細胞都算是有自己的晝夜作息（circadian clock），意思就是它們可以對自己下命令，什麼時候細胞內該發生什麼事情，例如該不該使用能量、要不要修復細胞毀損。「circadian」這個字來自拉丁文「circa」（意為「繞著」）和「dies」（意為「日」），所以這些流程大致以二十四小時為週期而運作，也就沒什麼好驚訝了。

「主要時鐘」（想像成是格林威治標準時間）位於腦內名為視交叉上核的小區域。視交叉上核的位置在下視丘，埋在腦部深處；下視丘在視交叉上面，而視交叉的重要功能就是將眼睛接收到的訊號傳到大腦。這個「主要時鐘」有時也被稱為「指揮」，協調全身的時鐘、確保快慢同步，創造出美麗的旋律。因為人體內沒有三號電池，所以要讓這些時鐘運轉，就必須設置生物功能。

尤其關鍵的是「時鐘基因」，[5]這些基因會透過複雜的過程，下指令給細胞製造某些蛋白質。簡單地說，有些蛋白質會隨時間累積，最後濃度會高到足以進入細胞核，或說細胞的控制中心，讓當初下令製造蛋白質的基因失去功能。當這些蛋白質發生變化或開始分解時，時鐘基因才能夠再度啟動、再度發生作用。整個週期大約二十四小時，有助我們跟著這個循環作息。

雖然晝夜作息多由**體內**控制，但周遭的外在訊號也很重要，尤其是光線，能最有效地讓體內時鐘與外在世界呼應。之後其他章節也會討論這一點。

睡眠：只是一個階段

睡眠可以分成不同階段。快速動眼期（REM）和非快速動眼期（NREM）是一種重要的區分方法。這聽起來或許不怎麼吸引人——誰在乎我們睡覺的時候眼睛有沒有轉動？然而，睡眠時的各個階段其實大不相同。REM睡眠可能是最奇特的階段。就像「快速動眼」這個名稱暗示的，我們的眼睛會快速轉動，其他的活動也會增加：大腦活動快速，和清醒時有點相似；呼吸也會很快，也比較可能作夢。我們從年紀很小的時候開始，就已經不會在這個階段抖動、抽搐、移動，身體像癱瘓了一樣。仔細想想，其實還滿古怪的，因為身體的其他部分在這個時候都在超載運動。最好的解釋，可能是這種癱瘓狀態是一種生存機制。如果我們可以照著夢境的情節移動，誰知道我們最後會被帶去哪裡？在泰晤士河裡游泳？去拜訪白宮？*

*其實，如果癱瘓機制在REM睡眠階段停止運作，就可能發生REM睡眠行為障礙（之後的章節會討論），包括發出聲音或動作。

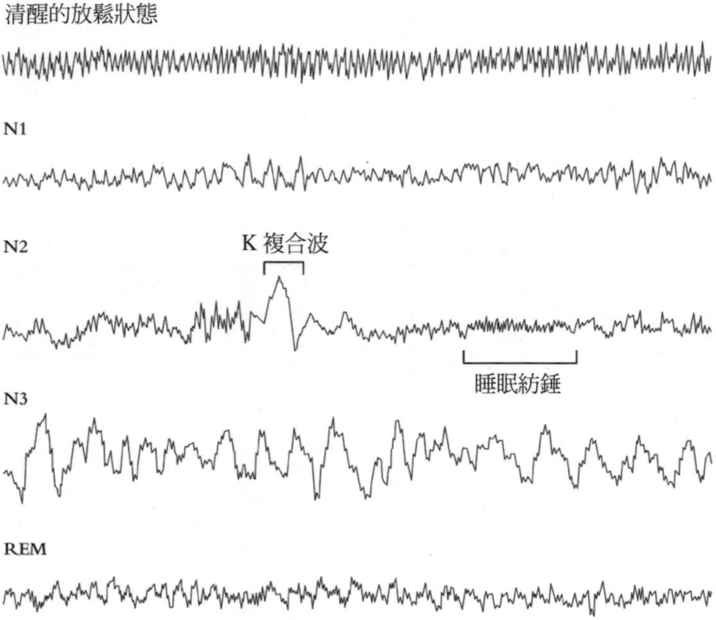

腦波呈現不同狀態的特徵。

NREM是用來描述睡眠其他階段的說法，可以分成N1、N2、N3三大部分。N1是最淺眠的階段，我們可能還覺得半夢半醒；N3則是睡眠最深沉的階段。不同階段根據腦內不同的電流活動、心跳速率、呼吸速率、溫度區分。

成人入睡時，會先經歷NREM，再進入REM階段。整夜好眠大約是以九十分鐘為一個週期階段循環。清醒時，我們的腦波頻率較高（也較快）、振幅較小（不是很大），波形可能類似把小鵝卵石丟進湖裡後產生小小的漣漪。我們把這些波稱為α波、β波（請見右頁圖表）。一開始睡覺，我們先進入N1睡眠。在這個階段，腦波頻率較低，振幅較大，我們稱之為θ波。下一階段的睡眠是N2，特色是會有所謂「睡眠紡錘」的電流突發活動；這個名字得自它在腦電圖（EEG，一種測量腦波活動的技術）上的形狀。這個階段的腦部活動特徵，還包括被稱為K複合波的活動。K複合波是EEG上有較大振幅的大波形，看起來像瘋狗浪一樣，在其他波形中很顯眼。然後，睡眠會慢慢變深，進入N3階段，有時也稱為深沉、δ波或慢波睡眠。在這個階段會經歷δ波、θ波，它們的頻率更低、振幅更大，波形與外海上會遇到的大型捲浪比較相似。

進入深層睡眠階段後，我們通常會回到N2，然後再進入REM睡眠的第一期，完成整個睡眠週期。此時我們可能會暫時醒來，然後再進入當晚第二個睡眠週期，如此不斷反覆循環。睡眠循環不是每次都一樣。我們在剛入睡時，在深沉睡眠階段停留的時間，通常會比快要睡醒時更長。相反地，隨著夜晚過去，睡眠週期中的REM階段占的時間會愈來愈多。睡眠的階段、週期是所謂的「睡眠架構」，是我們要討論的重點，就像建築的架構是其他類型建設的重點一樣。

瞌睡兮兮的大腦

我們睡著時，大腦裡發生了什麼事？如果用觀察電流活動或特定神經元架構是否啟動的技術檢視大腦，會發現大腦在我們休息時，既沒有運作也沒有閒著。不論醒著、睡著，或在睡眠的哪一階段，大腦中各個不同的部位都在此起彼落地啟動、抑制，彷彿跳舞般地維持平衡。例如，我們睡著後，腦中位於下視丘前面、名為腹外側視前區（VLPO）神經核的區域，會變得更為活躍。這樣一來，腦中涉及讓意識清醒的區域，例如與上升性網狀賦活系統（ARAS）有關的區域，會受到抑制。醒來時發生的事情正好相反：與ARAS有關的區域受到活化，抑制與睡眠相關的區域（例如VLPO）。

至於大腦各區域如何造成我們入睡和清醒，是透過釋放名為神經傳遞質的化學訊息傳遞物質加以管理。腦中控制切換睡眠或清醒狀態的區域（例如VLPO）釋放神經傳遞質，包括γ–氨基丁酸，簡稱為GABA，是一種具抑制性的神經傳遞質，可以中斷有益清醒的神經傳遞質，幫助我們小睇一會兒。相對地，與清醒有關的腦部區域（例如與ARAS有關的區域）會釋放食欲素、乙醯膽鹼、組織胺、多巴胺、去甲基腎上腺素、血清素，將訊息傳遞到大腦皮質中，讓我們保持清醒。這個複雜細微的機制，基本上就是大腦中發生的事情。

為什麼睡覺？

即使是最聰明的科學家，在探討我們**為什麼**睡覺一事上，仍然意見相左——但大家都同意，睡覺非常重要。芝加哥大學榮譽教授艾倫．列芬說得好：「如果睡眠沒有重要功能，它就是演化上最大的錯誤。」所以，我們為什麼睡覺？

一九八〇年代，列芬試著解開這個謎團，嘗試不讓動物睡覺等方法。他把老鼠放在水塘的碟片上，強迫老鼠保持清醒；如果牠們有要睡覺的跡象，就轉動碟片。就像我們在機場要保持清醒才能走下輸送帶一樣，這些老鼠也要保持清醒才能留在旋轉的碟片上。如果碟片轉動而牠們沒有跟著走動，就會掉進水裡。[6]缺乏睡眠過久，會造成各種生理變化，例如體溫調節失常，提供線索讓我們知道在日常生活中，哪些事情是睡眠可能協助「維持正常」的。

人們也很快發現，生命本身不容許不睡覺的狀態；兩三週沒睡的老鼠會死亡。為了區分不同類型睡眠的重要性，科學研究團隊進行了其他實驗，只讓老鼠缺乏ＲＥＭ睡眠類型，但相對地享有ＮＲＥＭ睡眠類型的益處。老鼠再次很快就死亡，但是這一次，多數老鼠都得以存活較長時間，約四到六週。* 老鼠不睡覺† 就無法存活，人類是不是也一樣？

這個問題，問很容易，回答很難。幸好，世上沒有哪個道德委員會會准許以剝奪受試者睡眠、直到他們生病或嚴重受創為目的的實驗。儘管如此，我們還是可以參考自然發生的不睡覺現象。比較戲劇性的例子就是飽受「致死性家族性失眠症」（FFI）這種罕見遺傳性疾病所苦的病人。患者無法入睡，平均而言，在症狀發展[7]約十八個月後死亡。這種異常是普里昂蛋白疾病的例子之一，就是不正常的蛋白質累積在腦部造成傷害。FFI會攻擊視丘，視丘是腦中控制睡眠與清醒週期的重要部分。有這種異常的人，睡眠模式也異於常人，包括睡眠時間縮短、睡眠階段混亂與惡化，最後造成完全無法睡覺。雖然這種病綜合不睡覺和死亡，有時讓人覺得是前者是因、後者是果，但我們不應該憑感覺就下定論。這種讓人絕望、退化的疾病還有其他特徵，也可能造成死亡。FFI的症狀不只有失眠，還有失智、語言能力障礙、吞嚥困難、體溫調節障礙等等。

完全、過長缺乏睡眠的歷史案例，也提供資訊說明睡眠[‡]有多重要。以蘭迪．加德納[8]為例——這名高中生在一九六〇年代，曾經因為實驗的關係，兩百六十四個小時不睡覺，也沒有攝入咖啡之類的興奮劑讓自己保持清醒。據報他在缺乏睡眠期間，為各種問題所苦，包括協調性不佳、暴躁、妄想等等。

然後，到了二〇〇四年，我準備要交博士研究的時候，出現了一檔電視實境節目，邀請十名參與者一週不睡覺，看誰能贏得十萬英鎊的獎金。看到這種實驗竟然能以娛樂之名獲准進行，真是令人震驚；我不確定以科學的名義是否能獲得准許，尤其是因為原始的老鼠實驗十分知名，衝擊力十足。節目優勝者克萊兒忍受嚴重的睡眠不足，超過七天沒有睡覺，靠著不斷在腦海中唱歌、玩眨眼遊戲保持清醒。缺乏睡眠對參與者造成的影響非常明顯，與加德納經歷過的非常類似：脾氣暴躁、產生幻覺，一位參與者堅信自己是澳洲首相。很顯然，我們需要睡眠；缺乏睡眠會讓我們無法控制情緒、幻覺、妄想。但是，睡眠對我們**為何**如此重要？

睡眠的理論

睡眠的主要理論之一是，我們睡覺，是為了節省能量或避免危險，有時候會稱這種說法為「演化理論」。這些理論當然有道理，可能是謎團拼圖中的一塊，但是否能**完全**解釋我們睡覺

---

* 參與這種研究，實驗人員一定覺得很心痛，因為在邁向死亡的過程中，老鼠會逐漸消瘦、體溫下降、身體潰爛。雖然這帶給睡眠研究領域重大啟發，但今天不太可能進行這種實驗，因為現在法規嚴格規定要儘量降低參與研究的動物受到的痛苦。

† 關於實驗結果，也有人提出其他解釋，包括壓力的角色、晝夜作息顛倒等。然而，原始研究的作者認為這些解釋都稍嫌薄弱。

‡ 這些研究不見得能阻止所有睡眠，因為，舉例而言，要防止微睡眠就很困難。

的原因？以節省能量為例：這種說法假設我們在睡覺時消耗的能量較少，因為睡眠時體溫較低，還有其他生理變化，包括NREM階段時的新陳代謝率較低。支持這種理論的證據，來自觀察動物體型大小與牠們所需睡眠長短間的關係。整體而言，新陳代謝率高、能量消耗較快的小型動物，睡得比較久。黃金鼠一天可能要睡十四點三小時，長頸鹿一天可能只要睡超過一點九小時[9]就行。當然，不是所有的情形都這麼直截了當。例如，天竺鼠雖然很小，但一天只要睡九點四小時；而體型大得多的老虎，一天則要睡十五點八小時。

節省能量假說的擁護者有時候會用冬眠的動物來打比方。冬眠的動物會大幅減緩新陳代謝、將體溫降低至攝氏負二點九度，[10]以節省能量度過冬季。但睡覺不是冬眠；睡覺時節省的能量顯然沒有冬眠那麼多。各位知道我們整夜沉睡與整夜不睡相比，能省下多少能量？據估計，只有一百三十四卡；[11]我工作一天後從辦公室回到家中，路上吃掉最愛的巧克力棒都不只這個熱量了。如果睡眠的主要功能是節省能量，為什麼沒有省下更多卡路里？可能因為睡眠中發生的基礎生理流程仍然需要能量。若考慮睡眠的不同階段，這個理論就更不合邏輯了。REM睡眠階段涉及的腦部活動和清醒時類似，和醒著的時候相比，完全沒有節省任何能量。別說巧克力棒了，睡覺省下的能量都還不夠我們吃一根芹菜棒。

最後，我們還發現，有些動物睡眠時特別不可能節省能量，例如海豚。海豚一次只有一邊的大腦進入睡眠狀態，所以可以持續游動。[12]沒錯，海豚（和其他水生動物，例如鯨魚、鼠海豚，偶爾還有某些鳥類）睡覺的方式比較奇特。當牠們要睡覺時，只有一邊的大腦會進入睡眠模式，而且很有趣地只會進入慢波睡眠，不是REM睡眠。另外半邊的大腦對周遭的世界仍然維持相當程度的警覺，也只會閉上一邊的眼睛（通常是與睡著那半邊的大腦相反的眼睛）。海豚會換腦睡覺，所以大腦兩邊都可以得到睡眠的益處。至於為什麼會有這種情況，有人認為海豚這麼做可以游到水面呼吸、留意環境中發生的事情、產生熱量。所以，海豚和其他動物似乎可以在半邊大腦清醒時繼續游動，因此牠們不太可能是以節省能量的方式睡覺的。但牠們還是會睡覺，所以睡覺似乎另有目的。若不把睡覺當成節省能量的方法，另一派較具說服力的觀點認為，不同的行為狀態，讓能量可以以最佳的方式分配給重要的生理流程。[13]

至於避免危險一說，它的概念是如果我們上床睡覺，就比較不會去調皮搗蛋。對其他動物而言也是同樣的道理——準備睡覺時，會蜷縮在能避開危險的地方。但這種說法真的有道理嗎？像人類這種日行性動物，會在最可怕的時刻、周遭環境一片漆黑*時睡覺。睡著後，我們就失去了警覺能力，所以與清醒時相比肯定比較容易受傷害。獵食者造成的危險加劇，我們身

*日行性作息指的是白天活躍，晚上睡覺。

遭各種殘酷罪行的可能風險也更高。我自己就曾經在睡覺時被人偷偷拍照——打呼打到一半、雙下巴，還流口水！

比較合乎邏輯的理論認為，睡覺似乎可以讓大腦和身體有機會自我修復。我們也確實知道，睡覺讓身體有專門的機會在晚上製造某些荷爾蒙。深沉睡眠期是生長荷爾蒙的分泌高峰，對細胞再生十分重要，讓身體可以替換受損、老舊的細胞，讓我們成長、改變。睡覺讓我們可以重新調整、恢復身體生理機能的良好平衡。

最近的修復理論之一認為，睡覺讓大腦可以「洗澡」，沖掉我們在日間累積的毒素。[14]這種理論的概念是，當我們清醒時，毒素會在腦中累積。累積的毒素有各種形式，相關研究較多的是β－澱粉樣蛋白，是一種主要涉及阿茲海默症發展的胺基酸。睡覺的時候，某些腦部細胞會收縮，留出更多空間讓液體可以移除這些毒素。

睡眠的其他理論進一步指出，睡眠對於資訊和記憶處理[15]非常重要。這不是說我們在睡夢中還會學習新資訊，而是會整合我們在白天學到的東西。有些人可能有過這種經驗：上床睡覺的時候，腦子因為考試要複習而迷迷糊糊的，不知道到底讀了什麼、這些知識要怎麼整合。隔天起床可能發現，腦中已經完成歸檔，每樣東西都好好地放在該放的位置上，不假思索地就能回想起來。

準備考試複習時，有些學生覺得打個小盹比較好，有些學生則可能比較想「一覺到天亮」。小心！打個小盹可能會有副作用，而且夜夜準備考試複習的學生，可能會對身體健康的不同面向造成危害。現有的例子已經清楚說明，忽視睡眠不是長久之計，但是大家各有不同的應對方式。我們都有這種幸運的同學：常常玩得肆無忌憚，徹夜K書之後順利通過考試；或是有同學宣稱，在凌晨三點身受壓力時表現最好。和生命中許多事情一樣，我們應該要把個人差異也納入考量。

除了讓我們為了考試學到無數東西之外，睡眠在其他類型的記憶與學習上也非常重要。我的研究夥伴、哈佛醫學院睡眠與記憶博士後研究員丹．丹尼斯博士說：「某些很棒的研究顯示，如果讓受試者在睡飽之後進行創意思考，他們會更有創意。甚至，他們也比較能從睡前列出的想法清單中，挑出最有創意的想法。」這或許可以說明，為什麼有人曾在起床時會有靈光乍現、「我知道了！」的感受，一夜好眠後就解決了難題。某些幸運兒曾經因為這樣，為最不可思議的難題找到了解決方法，例如門得列夫就是睡醒之後，才得以將元素週期表的概念整合起來。[16]根據傳說，門得列夫當時為了如何將元素分門別類放在表中，已經苦苦思索了很長一段時間；但睡醒之後，問題就解決了——他夢到了解決方法。相較之下，對我們多數人而言，「我知道了！」的感受，牽涉的是可能比較世俗的難題，例如決定晚餐要煮什麼。丹尼斯接著指出，睡眠也可以加強程序性（動作技能）、陳述性（例如記住明確的事件）、情緒性的記憶。

那麼，學習與記憶是如何在夜裡整合起來的？多項流程都可能很重要。我們學習的時候，對於自己接觸的事物記憶力較弱，所以事後必須讓它更為堅固、持久。丹尼斯仔細說明：「大腦也可以在睡眠時，排定整合哪則記憶的先後順序，規則似乎是從印象較弱的記憶（所以各位可以想像，大腦會認為『噢，這則記憶不太牢靠，應該要在睡眠時強化』）、與未來有關的記憶（大腦會把它認為最重要、必須記住的事情排在前面）開始。」

據信，睡眠會重新啟動新增記憶的代表事物，因此和記憶強化有關。丹尼斯接著說：「重新啟動有助於重新分配記憶，把記憶從腦部稱為海馬迴的短期記憶區，移到皮質中的長期記憶區。我們認為這種重新啟動流程，會發生在非REM睡眠的時候。我們已經看到，睡眠的這個面向有益於陳述性或事件記憶（像是事實或知識），和程序性記憶（事情怎麼做的記憶，例如走動或騎腳踏車）。在非REM睡眠時期重新啟動之後，REM睡眠對於穩定重新啟動的記憶是很重要的，確保記憶可以留在長期儲存區，與其他相關記憶整合在一起。也有證據顯示，高度情緒性的記憶會在REM睡眠期間受到額外處理。」丹尼斯總結說：「雖然現在還不清楚全貌，但研究已經發現，睡眠的每個階段對記憶整合都很重要。」

當我們學習、記憶，不只必須建立、強化腦內細胞間的連結，還必須移除某些路徑——舊的不去，新的不來。睡眠的突觸體內平衡理論認為，白天時，我們被資訊轟炸，大腦會因此建立新的網絡，[17]有可能超過我們的負荷、讓我們無法吸收新資訊。為了因應這種情況，睡眠翩然降臨，讓大腦得以喘息，也讓神經元的突觸輸入可以重新平衡。據信在深度睡眠時，比較不重要的路徑確實會被減弱，減輕大腦的壓力。所以，在我們睡覺時，腦中路徑究竟是被強化還是移除？答案是兩者都有可能。

另一派理論著重情緒重新校正，常被用來說明睡眠和心理健康間錯縱複雜的關係。這派理論是由加州大學柏克萊分校神經科學與心理學教授馬修·沃克提出，他與同事認為，睡眠、尤其是REM睡眠，提供了某種「一夜治療」。[18]

據BBC的文章報導，沃克說明我們最初的記憶通常都是事件加上強烈的情緒；但隨著時間過去，這些記憶不會再引發同樣的情緒反應。[19]被獨自留在嬰兒床中的「恐懼」，十幾年後不會再讓我們覺得害怕或想哭。這種轉變是因為REM睡眠讓我們可以回顧已經發生的事件，並將牽涉其中的情緒抽離出來。要讓這一切發生的相關機制當然相當複雜。然而，REM睡眠的生物特徵，像是腦中與焦慮、壓力有關的去甲基腎上腺素含量極低，可以讓情緒經驗重新啟動、儲存為記憶，但同時削減原始事件引發的情緒波動。[20]意思就是，我們不會太過沮喪、會學會向前看，繼續過往後的人生。

睡眠：到底是為了什麼？

睡眠的原因仍讓人困惑、讓科學家爭論不休，但很顯然，睡眠對生理、心理作用的幾乎所有面向都極其重要。沃克最近指出，睡眠會協助我們體內每一套系統，包括與免疫、生殖、新陳代謝、心血管功能、與體溫控制相關的系統。[19]他思考：「有沒有東西是不會因為睡眠而改善的？或是不會因為缺乏睡眠而受損的？答案是沒有。」當我與亞利桑那州大學醫學院睡眠與健康研究中心主任麥可．格蘭德納博士討論這個問題時，他進一步說明：「問『睡著的功能是什麼？』就像問『醒著的功能是什麼？』一樣。兩者都不是只為了單一功能，而且說到底，我們的生理結構兩者都需要。」當我回想之前看到的電視節目，參與者在一週不睡之後，表現出來的情緒爆發、幻覺、妄想，都其來有自——睡眠是清醒時的生活不可或缺的部分。

整體而言，睡眠似乎有某些舉世共通的功能，是所有動物都需要的，但不同物種和個體間的睡眠，似乎也有所差異。睡眠扮演的角色，是否也可以按照個體的差異加以調整？睡眠是不是我們的終極個人助理，可以滿足所有的需求，在櫥櫃、架子看起來快要被清空時補貨，將白天源源不絕產生的各種文件歸檔，並替未來做好準備？在生命中的不同時期，我們對體內助理的要求也會不同。對幼童而言，睡眠是促進腦部成熟的重要角色；[21]而當我們垂垂老矣，睡眠在防止腦部退化上更顯重要。[22]或許這也可以解釋不同物種間的睡眠模式為什麼會有某些不一致的地方。[23]加州大學洛杉磯分校精神病學與生物行為學教授傑若．西格爾指出，動物的睡眠模式有多項不同之處。例如，讓老鼠不斷在水面旋轉的碟片上走動、防止牠入睡，老鼠很快就會死掉。但如果對鴿子做同樣的事情，鴿子會作弊、靠在牆上打盹，或是陷入半腦睡眠中，但仍然可以繼續走路。獅子一睡就睡得又沉又久，與森林之王的身分相襯；而修長纖細的長頸鹿只能短暫地淺眠。比較一下男人夜間勃起和犰狳夜間勃起，會發現兩者發生在完全不同的睡眠階段：男人發生在ＲＥＭ，犰狳發生在非ＲＥＭ。

夢裡有什麼？

在本章總結前，我們來談談夢境。說明睡眠的理論如果不談我們為什麼作夢，就不算完整。絕頂聰明的科學家、作家和我五歲的兒子，都覺得夢境極其有趣，是劇作家用之不竭的工具。一九八〇年代電視影集《朱門恩怨》的影迷，都不會忘記鮑比．愛溫在被殺、又復活後在洗澡的畫面，這期間經歷的歲月和事件都被當成是「一場夢」。但有趣的是，那些對睡眠一事最感興趣的（睡眠研究人員）人，常常避開這個話題。一部分原因是夢境很難以科學的方法研究。畢竟，唯一了解作夢時主觀感受的方法，就是在作夢的人睡醒後，去問作夢的人夢到了什麼。

假設羅爾德．達爾是錯的，夢境不是被巨人在晚上吹進我們臥室的[24]，那我們為什麼會作夢？要簡述一下最受矚目的幾項理論，可以從佛洛伊德開始談起。佛洛伊德認為，夢境提供線索，讓我們知道「無意識心靈」中發生的事情；無意識心靈是我們自己可能都沒有意識到的部分，充滿了象徵符號。佛洛伊德提出，夢境有時候會成為滿足潛藏欲望、心願的手段，分析夢境，是為了要對無意識心靈有更多了解。

但是，許多科學家對佛洛伊德的說法感到十分為難，因為他的理論不是奠基於以具代表性的案例進行的系統性實驗。科學家所受的教育是要蒐集到足夠的資料，以測試理論。然而，佛洛伊德的想法，多數似乎都是根據他自己的、他病人的經驗和臆想，其應用範圍是否足以廣及我們身邊的多數人口，不得而知。要測試他的某些理論，雖不至於不可能，但似乎也相當困難。

其他理論著重夢境在情緒上的重要性，認為夢境幫助我們處理、因應我們的情緒。[25]這也可以說明，為什麼「倒頭大睡」有助於處理負面情緒。

另一種模式是夢境的活性化合成理論，是哈佛醫學院心理學榮譽教授艾倫・霍布森提出的。這種模式認為，REM睡眠階段中，[26]大腦中的不同區域會陸續活化，包括不同功能的區域，例如情緒和記憶，導致相當不明確的腦部活動。理論進一步指出，大腦此時會試著要找出這種活動的道理（或說對活動進行合成），就會形成我們經歷的夢境，也可以說明為什麼夢境常常都十分奇特。希望夢境有更深層意義的人，當然不樂見這一派理論。

隨後，霍布森提出「原意識」理論，認為夢境是有效的工具，可以提供虛擬實境版本的世界，讓我們在此發展更高層意識的技巧，包括自我意識，並反省自己的思維流程。[27]

將近二十年後，在丹麥山滿是灰塵的地下室中，遺傳學教授伊恩問我：「你說的睡眠，到底是什麼意思？我們為什麼要在乎這件事？」我可能花了將近二十年才回答得出這個問題，但這不算太糟，因為這些議題真的複雜至極。畢竟，就算是世上最偉大的科學家，對怎樣回答才算是最好的答案，也難以達成共識。睡眠的科學持續進化，再過二十年，我給伊恩的答案，一定會比今天更豐富。

第二章　睡得跟寶寶一樣：新生兒睡眠

嬰兒（四到十二個月大）的建議睡眠時間：每二十四小時要睡十二到十六小時
幼兒（一到二歲）的建議睡眠時間：每二十四小時要睡十一到十四小時[1]＊

我老公凝固在臉上的微笑，可能騙過了那位戳我肚子的女士。但在我訓練有素的眼睛看來，他簡直跟在哭沒兩樣。等待實在讓人難以忍受。我們的寶寶一動不動地待在他的私人泳池中，偶爾因為羊水而輕微地晃動。我的視線轉向超音波影像師，她正面無表情、堅定地推、戳、點擊、測量。當她遞給我面紙讓我擦拭肚皮上的黏液時，一抹微笑融化了她的撲克臉。

＊睡眠的需求因人而異。本書中關於兒童和青少年（〇到十八歲）的章節中提出的建議，是基於專家審查過的睡眠持續時間和健康相關研究，並獲得美國兒科學會和睡眠研究學會的背書。但是，有些專家認為，我們還沒有足夠的資料提出關於睡眠時間的精確建議。

「我覺得寶寶在睡覺呢！這是好兆頭。」我看到了我漂亮的兒子。我花了一點時間放下心中的大石，因為掃描影像看起來沒有問題，也因為看到寶寶而欣喜。然後，我想起超音波影像師說寶寶在睡覺這句話——她在確認所有重要的測量數字後，直接想到了寶寶在睡覺，不是很有趣嗎？或許是我的檔案中有說明我的專業領域？可能是，可能不是。但寶寶在子宮裡睡覺這種說法，很多人都已經用過了；一旦寶寶出生後，更是會一再提起。當我把他介紹給朋友、親戚甚至陌生人時，對方問的第一個問題常常都是「寶寶睡得還好嗎？」我們為什麼對嬰兒的睡眠如此關切？

寶寶還在子宮裡時，我們通常對他們的睡眠模式渾然不覺。只有在寶寶出生後，父母才會對寶寶的睡眠投注大量心力、甚至犧牲自己的睡眠時間。以我自己為例：我生小孩的時候是三十二歲，已經研究睡眠將近十年，從學生一直到我成為專業人士。這相當於說，我過去的生命中至少有整整十年的時間是用來睡覺的。但目睹我新生的寶貝兒子發展這個神祕的過程，並最終試圖控制他什麼時候睡、睡多久，對我來說是一大啟示。嬰兒睡眠時間很長，睡眠習慣也與成人大不相同。仔細研究初生嬰兒，已經讓我們知道睡眠如何順應這個生命階段，同時也對其難以捉摸的整體功能略有理解。

所以呢，雖然新手爸媽不一定這麼覺得，但新生兒的睡眠時間是真的很長。寶寶對睡覺的專心致志十分驚人，隨隨便便就可以每天睡十七小時以上。等他們長到四至十二個月時，每天經常會睡十二到十六個小時——睡著的時間可真多！寶寶如果仍保持清醒、從周遭環境學習，不是更好嗎？然而，睡眠和學習並不相斥。其實，睡眠除了鞏固記憶，我們還發現嬰兒睡覺時也可以學習新資訊。如果你放音樂給睡著的寶寶聽，然後輕輕地吹他們的眼睛，他們很快就能學會聽到音樂時，就會有風，因此會抬起眼瞼。[2]

多數父母面臨的挑戰不是寶寶睡多久，而是什麼時候睡。我記得懷孕期間讀過一篇文章說：「睡眠固化發生在一出生的前六個月，並愈來愈集中在夜間。」這件事的實際意義，就是身為新手父母，我可能會有整整六個月的時間無法一覺到天明。**整整六個月的時間無法一覺到天明！**對許多人而言，最初的六個月可能只是徹夜無眠的開始。某項大型國際研究也支持這個論點。這項研究訪問了近三萬名父母，詢問家中嬰幼兒的睡眠情況。結果發現，出生後頭兩個月，嬰兒每晚醒來約兩次。[3] 儘管這是在意料之中，但連兩到三歲的孩子都仍然可能會在晚上醒來一次，就讓人覺得當頭棒喝了。這項研究證實了老手父母已經知道的事情，並為新手父母正準備開跑的睡眠不足馬拉松提供科學證據。

為什麼一直醒來？

至於嬰兒為什麼在夜間醒來，最容易理解的方式可能是回想自以為是船長和懷錶（見第一章）的例子。睡覺這件事在嬰兒身上和在成人身上運作的方式是完全不同的。拿我們都自以為對的事情當例子好了：大家都認為我們清醒的時間愈長，就會愈想睡覺。這個過程中涉及的神經傳遞質系統在出生時是不發達的，所以運作起來和長大以後的情形不同。與嬰兒相比，成人要維持更長的清醒時間，才會疲倦到覺得想睡覺。一天才過了三到四個小時，成人正準備上工，嬰兒卻可能已經在小睡邊緣了。[4]

然而，生理時鐘可能是更大的問題，這也是為什麼新生兒沒有在一開始就對「日夜」表現出應有的尊重。寶寶剛出生時，生理時鐘還沒有發展，所以不是按照一天二十四小時的節拍在運行的[5]，他們睡覺、醒來的模式也不是以二十四小時的週期為準。如同視覺系統或語言技巧需要時間才得以發展一樣，寶寶的生理時鐘也需要時間順應周圍的世界。因此，他們可能白天睡覺也可能晚上睡覺，對於父母來說就有點辛苦了。剛出生的頭三個月，寶寶的大腦正大幅發育，體內的時鐘也開始與晝夜作息同步。三個月後，情況會比較好，雖然寶寶睡睡醒醒的狀態還會維持一段時間，但多數時候是在夜裡睡覺的。

雖然多數發育是自然發生的，不過父母仍然可以從旁協助。寶寶發育時，讓體內時鐘順應外在世界最有效的方法，就是多接受光線照射。因此，加入推嬰兒車健身的媽媽團，白天把寶寶推到室外；家裡多花點錢添購遮光窗簾，晚上讓寶寶待在黑暗中，都是很好的方法，可以幫助他們開始建立多數人希望的睡眠模式。有益的做法不只這些。雖然新生兒自己產生的褪黑激素很少，但母親生理時鐘的週期意味著傍晚和晚上的母乳中含有更多的褪黑激素。人稱黑暗荷爾蒙的褪黑激素，或許可以暗示寶寶現在是睡覺時間了。[6]當光線量較低時，腦中的松果體會分泌褪黑激素，告訴我們該睡覺了。回想一下前面討論的視交叉上核中的主要時鐘，就是控制褪黑激素產生的機制。雖然褪黑激素常被當成睡眠激素，但這種說法並不准確，因為褪黑激素可以使某些動物奮起而行。它的關鍵特徵是在黃昏時分泌，而不是在我們想睡覺的時候分泌。所以如果你是夜行性動物，褪黑激素反而是暗示你起床的信號。如果你不是吸血鬼，對我們一般人而言，褪黑激素較可能讓人想睡覺。因此，稱呼褪黑激素最恰當的方法可能是「黑暗荷爾蒙」，告訴生物開始進行應該在晚上做的事情。

六個月大時，寶寶的生理時鐘通常運作良好、快樂地滴答響，直到青春期經歷劇烈的睡眠變化，劇烈到我們有充分的理由認為生理時鐘的電池該換了。

除了睡眠時間，嬰兒與成人經歷的睡眠階段也完全不同，差異大到甚至被取了不同的名稱。不滿六個月大的寶寶會有類似REM睡眠的階段，稱為「活化睡眠」。顧名思義，寶寶在這個睡眠階段會扭動、抽搐，呼吸快速且不規則，會有一些動作或發出一點聲音。

從一出生，寶寶就可能在這個睡眠階段咧嘴微笑。因為他們清醒時可能還沒有露出笑容過，所以這一點特別令人興奮。當我與倫敦大學金匠學院的同事加斯帕・阿迪曼博士——他是嬰兒笑容專家和《寶寶笑哈哈》（*The Laughing Baby*）一書的作者——討論這個情形時，他告訴我：「如果睡眠的功能包括調節情緒，那麼很年幼的嬰兒會在睡眠中感受到情緒，就不至於讓我們太驚訝了。即使新生兒也會感受到情緒。其實，杜倫大學一組研究人員使用高解析度超音波的研究發現，當嬰兒在子宮裡處於與早期『活化睡眠』相去不遠的狀態時，已經會表現出真正的微笑，甚至練習笑出聲音。」

這個睡眠階段中的活動，與成人會經歷癱瘓般的狀態完全不同。成人的腦幹（大腦與脊髓相連的部分）會在REM睡眠期間阻擋送到肌肉的神經脈衝，導致癱瘓狀態，讓我們不會按照夢境行動。在新生兒體內，這項機制尚無法完全發揮作用，要到他們六到十二個月大時才會發展成熟。[7]有趣的是，癱瘓機制的發展，恰巧與嬰兒發展醒來搗亂的能力吻合。癱瘓機制在寶寶的行動能力逐步發展、可能遭遇危險的同時，讓他們在睡著時保持安全。

相對地，嬰兒經歷的NREM的睡眠，稱為「安靜睡眠」，他們在這個階段是不動的。

NREM睡眠在寶寶滿六個月之前，不像在長大一點之後，能清楚地區分為不同階段。例如，「睡眠紡錘」（第一章中提到的N2睡眠，特徵是短暫、小幅的電流突發）要到嬰兒兩個月大之後才會發展，通常這也是他們會開始發出咕咕聲或嗝嗝聲的階段。N3睡眠階段，就是特徵為慢波睡眠、可以提供關於睡眠體內平衡（或自以為是船長）資訊的階段，要在寶寶三個月大之後才出現，與寶寶開始經常微笑的時間相同。甚至之後，在寶寶大約六個月大、通常開始學習爬行時，N2睡眠的另一個電流特點K複合波才會完全發展。

最後，新生兒和年齡較大的人類連經歷睡眠階段的**順序**都不同。不滿三個月的寶寶不是先進入NREM再進入REM，而是反過來，先進入活躍的、類似REM的階段，晚一點才接續到安靜的NREM睡眠，[4]就好像讀書的順序是從尾到頭一樣。

睡眠模式的差異會這麼大，部分原因可能是不同階段有不同功能。其實，新生兒大約有百分之五十的睡眠時間處於類似REM的狀態，到兩歲時只剩下百分之二十五——這是重要的線索。有沒有可能是因為這種睡眠類型對發育中的大腦特別重要？[8]既然在大腦發育最迅速的階段，類似REM的睡眠時間正好也最長，所以這是說得通的。REM睡眠最多的時期，也是大腦最容易接受「整形」——受長期改變影響——並以一生中再也不能企及的驚人速度建立連結的時候。

REM可能促進的領域之一，是視覺系統的功能發展。[9]視覺是重要的知覺，大腦有很高的比例是處理視覺的。寶寶剛出生的時候，必須了解周圍世界的視覺資訊。想像一下這是多了不起的成就——寶寶接受了大量的視覺刺激，槍林彈雨般的光子轟炸他們尚未成熟的視網膜，而他們要從中辨識意義。漸漸地，他們學會聚焦在重要的東西上、協調眼球，才能追蹤物體、察覺深度。早期視覺經驗會發生在嬰兒清醒的時候，但這些經驗對大腦的影響，也就是神經元之間和大腦區域之間的連結被強化、弱化甚至消除，也可能會發生在「下線」後、類似REM的睡眠期間。

問題已經過去了？

除了寶寶晚上會醒來的挑戰，家有新生兒的父母還可能因為寶寶每晚睡眠模式都不同而飽受折磨；相較之下，天氣簡直就是穩定的最佳典範。當父母高興地宣稱寶寶已經開始「一夜到天明」*時，我們忍不住會猜想這種情形能不能持久。寶寶一個晚上都沒醒來，不代表父母無眠的夜已經過去，就像三月的一縷陽光不能保證整個夏季都燦爛美好。

任何可能導致疼痛或不適的事情都會影響嬰兒的睡眠。意思就是說，只要孩子胃不舒服、頭痛、輕微感冒、耳朵痛、手臂因為打針而疼痛，都可能睡不好；加上如果孩子尿布歪了、嬰兒連體衣用（或沒用）衣物柔軟精洗滌、覺得房間太熱或太冷，也都可能影響睡眠。用這種角度來看的話，嬰兒能睡著簡直是個奇蹟。正如飲食習慣會根據我們的活動而每天有所改變一樣，我們不應該期望孩子的睡眠品質每晚都維持一致。

然後，還有個別孩子的差異。某些父母會忍不住宣稱他們的孩子從四週大的時候就可以「一夜到天明」（也許他們應該去讀讀《讓鱷魚開口說人話：卡內基教你掌握「攻心溝通兵法」的38堂課》？）。[10]生完寶寶後，我遇到了一位名叫薩斯奇亞的媽媽。她會頂著剛吹整好的頭髮、輕鬆自信地帶著新發現的育兒技巧來喝咖啡。薩斯奇亞總是不吝於和我分享她的成功，還曾經宣稱她女兒從四週大的時候就已經可以整夜好眠，說自己「生來就是當媽媽的料」。相比之下，另一位朋友露西會穿著帶有咖啡漬的襯衫現身聚會，淚流滿面地透露說她的生活變得一團混亂，她因為寶寶的睡眠而苦苦掙扎，覺得這是在考驗她的理智。雖然這些關於

＊每對父母對「一覺到天明」的定義有顯著的差異。夜裡醒來是正常的，但許多人會不甚在意地又睡回去。此外，一對父母可能認為連續五個小時算是整晚，而另一對父母可能期待要持續更多個小時，才會認為孩子有「一覺到天明」。

孩子差異的描述，可能是詮釋後的版本，或反映出對自吹自擂的熱情，但其中仍有真實的成分。畢竟，每個人都是獨一無二的。有些孩子會把時間花在構思完美的計畫好晚點睡覺，有些孩子則想要神不知鬼不覺地偷偷進入夢鄉。我至今仍不知道二十世紀九〇年代早期播出的電視節目《雙峰》到底在演什麼，因為我完全缺乏保持清醒的能力（現在依舊如此）。

基因和環境差異

我試圖了解每個人睡眠差異的方法，就是觀察許多雙胞胎。就算各位對雙胞胎研究一無所知，也會注意到雙胞胎分兩種。[11]有些雙胞胎看起來像得不可思議，可能導致各種混亂和趣事。但也有些雙胞胎看起來完全不像，你甚至不知道他們有血緣關係。《哈利波特》中的喬治和弗雷．衛斯理就是前者很好的例子，阿諾．史瓦辛格和丹尼．德維託在電影《龍兄鼠弟》中，勉強算是後者的例子。

研究這些雙胞胎可以讓我們知道基因在說明個人差異上有多重要。研究的邏輯如下：同卵雙胞胎的基因一模一樣，都來自同一個受精卵，通常在各方面也會分享相同的環境——父母相同、住在同一個社區的同一棟房子裡，長大以後通常也上相同的學校。

另一方面，出於同樣的原因（基因和環境中的東西），異卵雙胞胎也有相似的地方。唯一的區別是他們的基因沒有一模一樣，而是兩個卵子由不同精子受精的結果。他們的基因使彼此不同（就像任何同父同母的手足會有的百分之五十的分離基因、或說那些能解釋個人間差異的基因，是相同的）。

因此，當看到同卵雙胞胎的睡眠模式比異卵雙胞胎更相似時（這種狀況常發生），我們做出的結論就是基因確實有影響。倫敦大學學院有個研究團隊做的研究就是這種類型。[12]如果誰家有十五個月大的雙胞胎，他們就會去問父母寶寶睡眠的情況。家長的回答顯示，不論是同卵或異卵雙胞胎，同一個家庭的雙胞胎會在幾乎一樣的時間睡覺。然而，家長的回答也指出，在睡眠的所有其他面向，同卵雙胞胎比異卵雙胞胎更相似，包括醒來的時間、夜間睡眠持續時間、小睡持續時間、睡眠障礙。根據這些資訊，研究人員的結論是，基因會影響所有這些事情，只是程度不同而已。*

那麼，既然我們知道這個寶寶睡得比那個寶寶好，部分原因是基因造成的，又該怎麼做

---

*在這項研究中，基因無助於解釋就寢時間的差異，但基因影響了睡眠的其他面向（可解釋從百分之二十六到百分之四十的變異數）。遺傳是一種人口統計資料，意思是在研究不同群體時，估計值可能不同。

呢？大肆慶祝吧！新手父母可能因內疚而終日惶惶，翻來覆去的想著：「我的孩子睡不著，是因為餵太多還是餵太少？睡覺習慣不好？我們的育兒技巧不行？」我的朋友露西確實就顯露出這樣的擔憂，並在寶寶不能入睡時不停地責備自己。希望知道與生俱來的基因對我們的睡眠有相當影響這項資訊，有助於緩解焦慮。如果某個孩子比同齡孩子更容易醒過來，可能只是因為這個孩子本來就是這樣。因此，當像薩斯奇亞這樣的人——興高采烈地說他們四週大的孩子能一覺到天明、夜夜如此——來搭話時，我們應該要知道這不算是反映父母的能力；露西和薩斯奇亞面對的可能是起點截然不同的孩子。

但發現基因會影響我們睡眠方式，是否意味著要改善睡眠，技巧是派不上用場的？如果家中的祖父母、父母和孩子都睡不好，徹夜無眠是否就會是我們的宿命？不見得如此。其實，行為遺傳學學生最先學到的幾件事情之一，就是就算基因會影響行為，但這並不代表我們就束手無策。苯丙酮尿症（或稱ＰＫＵ）就是一個很明顯的例子。ＰＫＵ是因為從父母雙方遺傳了某種基因變異而導致的症狀。患有ＰＫＵ異常的人，血液中會累積異常大量的苯丙胺酸；乳製品、魚類、肉類等食物中都含有苯丙胺酸，而患有ＰＫＵ異常的人無法分解這種成分。苯丙胺酸堆積可能導致永久性腦部損傷，造成學習障礙。這種疾病可能非常嚴重，其他症狀包括行動困難以及癲癇。幸運的是，多數嬰兒現在一出生就可以藉由腳跟血採集，篩檢這種異常。知道有這種症狀後，可以改變飲食，限制食用苯丙胺酸含量高的食物，並藉此避免這種遺傳疾病的不良影響。因此，PKU可能由基因引起，但可以用環境方法因應。同樣地，兒童不睡覺可能是受到天生基因的影響，但可以透過行為介入解決。

雙胞胎讓我們知道許多個別孩子睡眠狀況不同的原因。當我們要解釋為什麼有些人睡得較久、有些人似乎天生就很好睡而有些人卻因為睡不安穩而深感苦惱時，[13]基因的影響非常強大。但是雙胞胎研究有沒有告訴我們環境對睡眠的影響有多重要？這種研究通常會強調，在解釋個人睡眠的差異時，環境可能比基因更重要。回頭看看倫敦大學學院研究人員做的雙胞胎研究。他們發現，雙胞胎的睡眠情況相似，但原因與基因無關。也就是說，是環境因素使同一個家庭中的雙胞胎有相似的睡眠模式。

哪個基因？哪種環境？

因此，我們知道基因和環境都可能影響睡眠，但是哪些基因、環境的哪些方面會有影響？首先，我們生來就具備的兩萬多個基因中，哪些最重要？這個問題或許聽起來很簡單，但現在許多對說明睡眠品質差異十分重要的基因，目前都還無法提有力證據證明其關聯性。有些人會覺得這聽起來很古怪，甚至被當成認定這類基因研究不可信的原因。進展緩慢的原因，是因為可能很重要的基因如此之多，每個基因又通常只能解釋一小部分的成因。

科學家歷來一直在尋找能說明個人睡眠差異的重要基因，但卻沒有用適合的工具——我們一直在用奶油刀切牛排，一次只著重少數幾個基因。其實，我們應該把範圍拉大一點，研究個人之間更多的遺傳差異，看看這些差異是否可以解釋為什麼我們的睡覺方式不同。我們也低估了進行這些研究需要的人數。現在我們已經很清楚，要辨識涉入複雜行為的基因，需要大量的志願者。科學家只是不知道他們必須要研究多小的影響。

為了理解基因對睡眠品質的影響，科學家之前可能已經採集了DNA，樣本人數相當於兩支美式足球隊的人數。如果一支球隊（姑且稱之為「打鼾之城」）睡得很好，而另一支球隊（「失眠聯盟」）睡得不好，科學家就可能會研究哪些基因變異可以解釋兩支隊伍間的睡眠差異，確認是不是因為某種基因變異（姑且稱之為「小睡時間」）在打鼾之城的隊員間比在失眠聯盟的隊員間更常見。這種研究方法稱為關聯分析。現在我們已經知道，許多關聯分析實施的規模都太小，沒有提供足夠的資料讓我們得以察覺關聯性。例如，這些研究無法提供太多關於睡眠品質遺傳學的資訊。此外，在這種研究中很難確定把焦點放在哪些遺傳變異上。為了不重蹈覆轍，必須蒐集比現有研究更多的DNA（可能是體育場內成千上萬的球迷），才有更多資料可供使用。我們還必須研究這些人整個基因組中的基因差異，而不是只著重小睡時間這種基因變異。

這些看了數百或數千種遺傳變異的新研究，稱為全基因組關聯分析（GWAS），並就睡眠的不同面向提供了資訊。針對二到十四歲兒童的GWAS整合分析側重睡眠持續時間，發現睡眠持續時間與二十三對染色體中的染色體十一基因變異有關。[14]然而，有兩個獨立的樣本沒有複製這項變異，說明可能其實基因變異並不真的有效，或者效力太小，如果試圖複製的樣本數量太少，會無法察覺。

其他GWAS研究著重各年齡族群睡眠的不同面向。由阿姆斯特丹團隊主持的研究檢視了超過十萬名成人（有些患有失眠症，有些沒有）的DNA，試圖找出與失眠有關的基因。[15]他們辨識出七個這種基因，其中五個由檢視另外一批樣本的DNA獲得進一步證實。

除了擴大研究規模外，還需要花更多的時間考慮無窮無盡、有時令人生畏的複雜性——我們現在知道它們確實存在。擁有某些基因可能不會導致睡眠問題，但當它們恰巧與其他某些基因湊在一起時，就會產生麻煩——就像某些朋友，只要跟他們在一起，我們就更有可能調皮搗蛋！

就像找出哪些基因可能對睡眠很重要外，環境中有許多面向也被認為十分重要。例如，以家有新生兒到五歲幼兒[16]的一萬多名母親為對象的研究發現，固定的睡眠儀式可能有所幫助。

研究人員詢問這些來自多個國家的母親，關燈之前會發生哪些活動，以及小孩的睡眠模式和品質。有固定睡眠儀式的小孩上床時間較早、比較快睡著、夜裡醒來的頻率較低、整體而言睡比較久；他們在白天的睡眠和行為問題似乎也較少——很顯然我們看到的是「劑量反應關係」，意思就是小孩愈常遵守睡眠儀式，就會睡得愈好。雖然有相關性不代表有因果關係，但這項發現或許可以這樣詮釋：每週遵循睡眠儀式一到兩次，可能比完全沒有好；而每晚都遵照流程的話，可能會讓小孩睡得最好。

育兒方法對孩子睡眠的影響並不一定直截了當，要解決困難也沒有萬靈丹。設想某個家庭中，父母會在晚上七點趕兩個孩子（就說是愛咪和碧雅好了）上床睡覺。愛咪天生就是早起的鳥兒、睡的時間又久，所以可能會很高興地立刻入睡，早上醒來時覺得神清氣爽。睡眠儀式可能對愛咪的睡眠品質產生正面影響。現在看看另一個孩子碧雅——碧雅是天生的夜貓子、睡覺時間短，可能會在上床前與父母爭吵，並在屈服於睡眠之前花時間在床上翻來覆去。同樣的睡眠儀式和育兒做法，可能會對碧雅的睡眠品質產生負面影響。同樣的育兒行為可能會對每個人產生不同的影響——只要有試過要訓練嬰兒睡覺的父母都知道這點。睡眠儀式必須因人而異。

環境的重要特徵包括的範圍，比常見可能有關的要素，像建立良好的儀式、創造寧靜、黑暗、無聲、溫和的環境等還要更廣，甚至在子宮中的經驗也很重要。我在一項關於產前經驗的研究做到一半時加入，整個二〇〇〇年代都在探討子宮內的經驗是否可能與出生後的睡眠問題相關。研究主持人是紐約州羅徹斯特大學醫學中心的科學家湯姆．歐康納教授，它的基礎源自對動物模式的知識，認為孕期受到的壓力讓我們得以預測幼獸的睡眠模式。為了看看人類是否適用於類似的規則，我們請母親說明她們在懷孕期間是否患有焦慮或抑鬱症。然後我們調查這種情形是否與父母呈報寶寶在出生後的睡眠情形有關。[17]和我們從動物身上學到的一樣，我們發現說自己在懷孕期間比較焦慮或抑鬱的母親，小孩據報也較常在夜裡醒來。這是在一歲半和兩歲半的小孩身上都看得到的。有趣的是，懷孕期間的焦慮和抑鬱，似乎與六個月大的嬰兒的睡眠無關；或許這是因為許多這個年齡的嬰兒有睡眠困擾。我們還發現另一件有趣的事情：產前焦慮、抑鬱與一般衡量睡眠問題的指標有關（包括難以入睡、夜裡或清晨醒來、惡夢），但與孩子睡眠時間長短無關。研究團隊為這種結果提出了幾種解釋。我們要看看是否能從母親身上找到原因，包括母親在生完孩子後感到抑鬱、大量飲酒、居住環境擁擠等等，是否可能導致問題——結果它們都不是原因。相反地，當孕婦接觸身體為因應焦慮、抑鬱而分泌的「壓力荷爾蒙」皮質醇，或許會影響胎兒的發育，造成睡眠問題。這些發現凸顯若孕婦感到焦慮或抑鬱，取得專業協助是非常重要的。

先天與後天

當我們這一行的人試著釐清基因與環境影響的頭緒時，發現自己捨棄了先天與後天這個簡潔的大車拚，取而代之的是建構對先天、後天兩者更加細緻的認識，這點很重要；更重要的是它們會互動。意思就是說，基因與環境是不能分離的。我們與生俱來的基因可能使我們更容易暴露於環境的某些面向（例如被大叫、勒令上床睡覺），以及我們對此的敏感度（我們是否在乎被大叫）。問題、技巧和理解都一直在發展。當我退休時，這個領域將與我今天參與其中的樣子截然不同。

什麼時候真的有問題？

我們知道每個嬰兒的睡眠情況可能各有不同，使父母的沾沾自喜或痛不欲生。但是，嬰兒什麼時候會真的有睡眠問題，必須解決？當然，很多家長自己認為孩子的睡眠有問題：當有新生兒或幼兒的父母被問到孩子是否有睡眠問題時，很高比例的父母會說有，[3]從泰國的百分之十一，到中國驚人的百分之七十六，證實了這一點。但是，定義嬰兒和幼兒的睡眠問題，不一定都很容易。設想一下：一個嬰兒除非有人抱抱否則拒絕入睡，還會在夜間醒來想要再抱一下

——這有問題嗎？答案取決於父母是否希望、預期這種事情的發生。[18]有些人可能可以接受、甚至喜歡這種哄嬰兒睡覺的方式。你問他們這套儀式是否造成了問題，答案會是響亮的「不！」其他人可能希望、預期他們把孩子放在嬰兒床上後，再見面就是早上了；他們會覺得孩子不願獨自安眠這點令人十分沮喪。第二種人可能會覺得這類經驗簡直是折磨，會向朋友、小兒科醫生聲明問題的嚴重性。然而，這兩種情況中，嬰兒的睡前偏好是完全一樣。對嬰兒睡眠的不同因應方式，可能與不同的育兒技巧有關，甚至與更廣泛的生活方式有關。這些討論演變成激烈的辯論。有些父母可能跟著本能走，有些父母則可能想利用現有的技巧加以補充。這兩種父母可能都是以自己認為對家庭最有利的方式在做決定。

文化在這件事上也很重要。文化造成差異的例子包括一起睡（或並排睡、或睡在同一個房間裡），這在某些國家比其他國家更常見。例如，在一項針對三歲以下兒童的研究中，不到十分之一的紐西蘭家庭會一起睡，而越南家庭則有八成以上會一起睡。[3]上床時間也會顯現出文化差異。紐西蘭兒童平均上床的時間大約是晚上七點半，而香港兒童則約在晚上十點十五分。據《大西洋》雜誌報導，連我們打鼾時發出的聲音，在不同的文化中也會以不同方式描述：日語中是gu gu，波蘭語中是chrrr，韓語中是de reu rung。[19]

在考慮睡眠這件事時，年齡也很重要。寶寶如果一覺到天明，當然是父母的美夢；但如果寶寶才剛出生，一覺到天明可能令人擔憂。小嬰兒當然需要醒來——他們的肚子很小，不起來喝奶的話，可能會變得虛弱、脫水。即使年齡較大的嬰兒和兒童也不需要連續不停的長時間睡眠；如果他們會這樣，有時可能表示有問題。關於人在不同年齡應該睡多久的指南，[1、20]明智地納入每個孩子需求各有不同的觀點。

不把嬰兒睡眠的某些面向當成好人或壞人，或許是有道理的。有時候嬰兒被放在床上卻不肯睡覺的原因，是合情合理的，應該讓嬰兒自己決定。某些理論著重於要先滿足對安全感的需求，才能睡覺，也就是一般認為當威脅不再存在時，我們就可以「再次入睡」。如果覺得不安全還睡，肯定是不明智的。睡覺使我們易受傷害——睡眠時，警覺性變低，不太可能發現獅子正匍匐靠近、天花板掉落，或者更可能的，是心懷不滿的兄姐伺機攻擊。雖然嬰兒無法顧及周遭威脅的複雜情況，但在這種環境中，避免被單獨留下可能是很明智的。同樣地，孩子堅決拒絕遵照睡眠訓練時間表的作息時表現出的堅持和決心，可能與孩子將來在奧運會上奪得金牌的基本精神是相同的。回過頭來看看基因研究，與某些問題相關的基因，同時也能提供某些優勢。如果焦慮的遺傳負荷高，可能代表我們更會為考試瘋狂K書，從進化的角度來看可能是有用的，讓某些人會特別注意、意識到環境威脅。

所以，寶寶不睡覺，不見得是壞事；孩子可能從某個時候起就不會在夜間吵醒我們。同樣地，當寶寶的行動力增強、翻身的時間比其他寶寶晚的時候，父母應該放寬心，因為寶寶總有一天能學會這些技巧，所以是三個月大時學會，還是五歲時學會，有那麼重要嗎？

然而，睡眠也要放在家庭的情境中考慮。一個孩子的睡眠模式、失眠情形，不僅影響他／她自己，還會影響父母、手足，甚至鄰居。父母的健康也很重要；如果我們自己的狀況不OK，就不可能幫助孩子。當我與倫敦頂尖企業的會計師、三十八歲的席雅談話時，很清楚地意識到這點。席雅決定離職，搬到南法當全職媽媽——她當得興致盎然，她的房子不僅看起來像雜誌中光鮮亮麗的場景，甚至真的被雜誌報導過。三個兒子一個個出生之後，她餵母奶餵到他們睡著，然後母子整夜睡在一起。然而，當最小的兒子喬治只有幾個月大的時候，席雅得了潰瘍性結腸炎，不得不離家動緊急手術。一想到要離開喬治，就讓她感到非常沮喪；不能搖他、餵他到入睡，讓席雅覺得自己似乎讓喬治失望了。然而，當她從醫院回來時，她的丈夫已經設法讓喬治進入席雅所謂的「完美儀式」中。雖然這是個有點戲劇性的例子，但考慮到嬰兒的睡眠時，家人有時必須互相平衡，設法顧及不同家庭成員中多樣的需求和壓力。

不同的技巧可以產生正面的結果。同一個家庭中，父母有時甚至會為不同的孩子個別調整讓他們上床睡覺的方法。許多人會選擇每晚慈愛地餵奶、擁抱直到孩子睡著。也有人可能會讓孩子哭一段時間，認為這有益於他們了解自己能在沒有外力介入的情況下睡著。因此，如果一個家庭盡其所能地鼓勵嬰兒在夜裡獨自睡覺對全家都好，那麼最佳的技巧是什麼？

睡眠安全

在討論有益於兒童睡眠的技巧前，必須優先考慮我們最關心的安全問題。我這一代英國人共同的可怕記憶，就是英國電視節目主持人安妮．戴蒙德的兒子塞巴斯汀，在四個月大時死於嬰兒猝死症。[21]電視節目主持人的身分，讓我們覺得他們和家人一樣——每天和他們一起吃早餐、早上起來在臥室或客廳第一個看到的就是他們。因此，全國為之哀慟。根據BBC報導，在這起悲劇之後，悲痛的母親安妮．戴蒙德在倡導嬰兒安全睡眠行為一事上，找回了力量。這場名為「仰睡運動」的宣傳活動，強調讓寶寶仰躺、背朝下地睡覺有多重要。這場運動預防了無數起死亡，有統計數字佐證：一九八九年、塞巴斯汀過世的前兩年，英國據報發生超過一千五百例的嬰兒猝死症（SIDS）；[21]這個數字在二〇一五年減少到兩百一十四例。[22]

SIDS的指南不斷根據最佳證據進行審查，因此會隨時間變化。最近的指南提供的各項建議，包括確保嬰兒每次睡覺都是仰躺、背朝下放在堅硬的表面上，例如通過安全認證的嬰兒床恰當的床墊上。[23]指南還建議嬰兒應該睡在自己的空間裡（例如自己的嬰兒床），但與照顧者在相同的房間。嬰兒睡覺時不會過熱也很重要，因此夜裡應該要避開柔軟的物品，如玩具、寬鬆的被子、枕頭、防撞床圍，或是放在遠離嬰兒的地方。*

為了幫助保護嬰兒安全，某些地區的醫院人員現在會送厚紙板箱給準備回家的新手父母。[25]這個主意起源於一九三〇年代的芬蘭，當時的政府會提供父母一箱裝滿各式各樣物品的箱子，好迎接新生兒。箱子還有額外的好處，就是提供嬰兒一個理想的睡眠地點。睡在箱子裡或許會讓人聯想起讓寶寶睡在衣物櫃抽屜裡的畫面——這種做法已經多年不建議採用了。儘管蘇格蘭、阿根廷、紐澤西州後來都採用了與芬蘭類似的方案，但並非人人都樂見這個方案。懷疑論者指出，該方案任何明顯的益處可能都是巧合，反映出來的是健康照護的普遍改善。慈善機構也對安全測試提出質疑，認為摩西籃和嬰兒床是嬰兒睡覺的最佳場所。[26]

---

*廣告商在推銷嬰兒床時，必須配合倡導安全的重要性，不再描繪不安全的睡眠環境，例如防撞床圍和鬆軟的被子。[24]儘管實寶在一片柔軟的玩具間呼呼大睡的畫面看起來很可愛，但這不應該是值得鼓勵的場景，因為可能造成意外窒息，根本不值得冒這個風險。

哄孩子入睡有什麼選擇？

確認安全無虞後，我們來看看哄孩子入睡有什麼選擇。我參與的一項專案，是由小兒科睡眠委員會主席喬迪．密戴爾博士主持，提供資訊放在大家可以任意取用的網站（www.babysleep.com）上。網站彙整了全球頂尖小兒科睡眠專家的意見，各位如果對嬰兒睡眠有興趣的話可以上網站瀏覽。內科醫生、心理學家、研究人員已經藉由影片或文字回答了數百個關於睡眠的問題。你會找到關於睡眠儀式、光線、溫度、睡眠轉換移情物體、夜間斷奶、小睡、尿布、書籍、假人、一起睡、睡前聽音樂等等各式各樣的訣竅。更了解這些資訊，對創造健康的睡眠儀式會有絕大的幫助；光是這樣就足以讓父母感到他們能應付哄寶寶睡覺這件事。

但如果父母想要進一步的建議，該怎麼辦？其實還有其他資源，書店裡堆滿了各種建議，說明如何處理孩子古怪又美妙的睡眠模式和問題。但哪項建議最好？當建議互相衝突時怎麼辦？要回答這些問題，想想科學說了什麼，會很有幫助。有時候有人會說，任何論點都找得到研究論文來佐證——這點在某種程度上是真的。高脂飲食習慣不是在一九九〇年代讓我們痴肥，但在二十一世紀初期卻又讓我們相當苗條嗎？因此，當科學家花費數月的時間，仔細閱讀、消化關於某個主題的所有現存文獻，並分享其發現時，總是讓人欣喜的。十多年前，美國睡眠醫學學會任命的小組就做了這件事，研究嬰兒與幼兒睡眠、夜間醒來的問題，如何以行為治療因應。[27]研究目的是了解這些家長在診問經常提出的問題，怎樣才能最妥善地管理。研究小組發現強而有力的證據，支持行為介入的有效性；在他們檢視的研究中，有百分之九十四認為行為介入能減少對睡眠的抗拒和夜間醒來的情形。

儘管多種技巧都有證據支持，但其中兩種在達成目的上獲得最強大的實證支持。第一種獲得強大支持的技巧，可以在孩子出生之前就使用，幫助全家在孩子出生後顧及寶寶的睡眠。這是**為人父母的教育**，讓父母更了解孩子的睡眠，以及讓孩子養成良好睡眠習慣、萬一問題發生時的處理之道有哪些選擇。例如，如果父母知道在寶寶想睡但實際上還沒睡著時，就把寶寶放上床準備過夜，嬰兒就較可能一開始就學會在沒有父母參與的情況下慢慢入睡。這項技巧不僅適用於把寶寶放上床準備睡覺，也適用於夜間。睡眠週期的意思是，我們夜裡本來就會翻動。如果嬰兒能夠獨自入睡，那麼夜裡醒來的時候，就不太需要照顧者幫助他們重新入睡。要辨識孩子想睡的跡象其實很快——全世界應該都知道打呵欠就代表想睡覺了。但跡象也可能是獨一無二的；我的一個兒子想睡時，會把頭髮弄得亂蓬蓬的，但另一個兒子則是會把右手放在左鎖骨上。

另一種在效力上具有強大實證支持的方法，是「**百歲派方法**」，有人也稱之為「哭泣式睡眠法」。這可能是最具爭議的方法，包括夜裡關燈，並儘量不回應孩子臥室中可能發出的任何聲音，可能是唱歌、咯咯笑、各種笑，或更實際的就是哭泣。孩子一開始可能會哭泣、尖叫，但終會學會獨自入睡。因為不經修改的百歲派方法，可能會對雙方都造成壓力，所以不建議使用。當然，如果父母決定採用這種或類似的方法，應該謹記嬰兒在出生頭幾個月夜裡還要喝奶，所以這種方法不適合非常年幼的孩子。其實，雖然臨床醫生可以建議如何預防幼兒發展出睡眠問題，但如果是年齡很小的孩子，例如不到六個月的嬰兒，他們就不太可能提供如何「修正」這些問題的建議。百歲派方法（包括修改後的版本「法伯法」，例如父母留在房間裡）在年齡稍長的嬰兒身上，可以有效地達到目標，但請注意：父母並不一定想使用這種方法，有些人覺得它很難實施。我在與一些父母討論這種技術時，有人會告訴我：「我是因為完全無計可施了才試了這種方法。女兒在入睡前哭了很久。隔天早上我發現她從頭到腳都溼了！」這個例子恰好提醒我們，如果使用這種方法，我們一定要注意孩子的需求，檢查他們沒有生病、是否被卡在嬰兒床欄杆間，或需要換尿布。

儘管其他行為技巧的實證支持不如上述方法充分，但也仍有理有據。有些人認為更具吸引力的一種方法，是**法伯法**：類似百歲派方法，只是父母會一直注意孩子的情形，然後慢慢降低頻率和介入程度。所以，就算孩子在尖叫，一開始我們還是要等一段時間（比如說五分鐘），才能去看他們的情形。一旦再次離開後，我們得等更長的時間（比如說十分鐘）才能回去。再有下一次的話，我們要等更久（比如說十五分鐘）。有位同事一絲不苟地執行這種方法，準時進房間確認孩子的情形。她坐在房間外面、戴著耳塞，避免聽到孩子哭泣時的壓力。從這次經驗得到的資料，她發現孩子每天晚上入睡需要的時間都會變短一點（正如我們在教導動物新技能時期望看到的情形）。大約一個星期後，當她把孩子放上床，他們就會安然入睡。

正面的睡前儀式和**調整就寢時間**也被認為是有用的技巧。正面睡前儀式是為了給孩子創造愉快的經驗，希望他們會開始將愉快的經驗與睡眠連結在一起。因此，大家經常建議的儀式都是為了放鬆，例如洗澡、平和的睡前故事。雖然有道理，但生命中從沒有什麼妙方可以萬無一失。我小時候不容易入睡，我還記得我的睡前儀式，就是和姐姐在樓梯頂端急切地等待，直到看到一個較暗的身影接近門口，然後我們爭先恐後地跑下樓，搶著要在爸爸工作回家時第一個擁抱他。爸爸年輕時在軍隊中服役，所以他會愉快地要求我們行軍禮，然後用一首古老的軍曲獎勵我們的服從，同時將我們當中一人或兩人都扛到他的肩膀上，上樓去睡覺。

但是，撇開各家特色不談，某些行為在就寢前特別常見。故事當然通常是睡前儀式的核心要素，孩子們經常要求父母一遍遍地讀相同的故事——這對父母來說可能很無聊，但對孩子有益。二〇一四年發表的一項研究發現，重複同一個故事後讓孩子在短時間內入睡，有助於幼兒學習生字。[28]

一個家庭遵循的儀式細節，取決於許多因素，也會隨時間改變。對於還在上學的小男生而言，晚上八點穿上燙得整整齊齊的佩斯利花紋睡衣，能為這個夜晚畫下完美的句點；但對於想找另一半的大學男生來說，就不是那麼理想了。

因此，雖然各家儀式不同，但正面睡前儀式的核心要素包括什麼，其實很明顯。那麼，調整就寢時間呢？這個方法是想辦法訂好睡覺時間，讓孩子在疲倦時上床睡覺。如果我們不讓嬰兒在早上睡晚一點，彌補他們晚上較晚的就寢時間，他們隔天晚上感到疲倦的時間會變早，就可以早點睡覺，以此類推。關鍵是起床的時間要一致，最後嬰兒就會在我們可接受的時間睡覺。

另一種技巧是**排定喚醒時間**。對於整晚都試圖讓孩子睡覺的父母來說，這個方法聽起來可能很荒謬，因為要在預期孩子自己醒來之前將他們叫醒。也就是說，如果孩子通常在晚上七點睡覺，但在晚上十一點醒來，我們就應該在晚上十一點之前將他們叫醒，並讓他們回到睡眠狀態。主動出擊！這個方法的邏輯是，與其讓孩子醒來然後大吵大鬧，不如我們來叫醒他們，然後讓他們重新入睡，不用搞得那麼戲劇性。

最近，研究人員利用整合分析統計技巧，從多項研究的數據中彙整出結論。[29]這項研究由國家猶太醫學研究中心的小兒科心理學家麗莎．梅爾澤博士主持，研究團隊觀察新生兒到五歲幼兒的失眠現象。顯然，行為方法可以幫助孩子更快入睡、晚上醒來的次數更少、醒來後更快地再次入睡。[29]也許孩子發現，晚上醒來時，不需要父母在身邊也能再次入睡。不幸的是，研究數量現在還太少，研究人員無從得知哪種行為方法效果最好，也還不清楚某些方法對特定年齡族群是否特別好。然而，很可能對學步幼兒有效的方法，對學齡兒童是無效的。睡眠訓練的效果是否可能不僅止於幼兒，甚至對照顧者也產生影響？一項研究發現，與對照組相比，七個月大的嬰兒接受短暫的睡眠改善介入，與母親在嬰兒兩歲時較不抑鬱相關。[30]但是我們也要注意，要完整了解不同的兒童睡眠選擇對家庭長期的影響，還需要更多的研究。[31]

至於行為方法有效的原因，是因為行為方法賴以為基礎的學習原則著重刺激與反應間的連結：利用制約的概念，強化行為得到增強，被忽視的行為消失。如果我們擁抱尖叫的孩子，他們就會知道如果大哭就會被撿起來抱抱。如果我們不理孩子，他們就會知道大哭不會造成反應，因此最終會停止。然而，並不是每個人認同這個想法。有人會爭辯，例如，我們必須需回應哭泣的嬰兒，他們才知道我們有在聽，而不是試圖讓他們放棄以這種方式進行交流。當我與澳洲中央昆士蘭大學小兒科睡眠研究主任莎拉．布倫登教授討論這個問題時，她說：「睡眠訓練的有趣之處在於，我們期望孩子、尤其是小孩，能夠區分他們夜裡得到的反應（可能會忽略）和白天得到的反應（因為其他事情，也許是痛苦或恐懼，而想得到安慰）。與其忽略，有人會爭辯說，父母要明白，嬰兒就是有一段時間需要全天候照顧，所以父母也許應該接受這個事實，而不是試圖根據自己的需要改變孩子的睡眠時程。然而，與短暫的育嬰假、缺乏社會支援、繁忙的全職工作放在一起權衡時，有些人認為這是不可行的。

在考慮睡眠訓練方法時，父母有時會擔心可能有負面影響。寶寶可以應付壓力嗎？他們作為父母可以應付壓力嗎？他們自豪能與寶寶建立的強烈依戀會被抹殺嗎？弗林德斯大學兒童與青少年睡眠診所的主任兼臨床心理學家麥克．格拉迪薩教授理解這些問題對父母的重要性，決定進行調查。他告訴我：「儘管有人聲稱睡眠訓練會導致父母與子女之間的依戀產生問題，但缺乏直接證據支持。這些說法的基礎是間接證據，取自生活在貧困、暴力環境中的兒童，或甚至動物研究（即老鼠）。我們想知道當支持性家庭進行睡眠訓練時，會發生什麼事情：對睡眠有益但是以家庭關係為代價嗎？」在一項小型研究中，格拉迪薩與其團隊要求父母以法伯法或調整就寢時間，讓孩子睡覺。另一組的父母則接受睡眠教育，但可以用自己想要的方式哄寶寶睡覺。[32]研究團隊在一年後聯繫這些家庭，發現睡眠訓練的似乎效果最好：法伯法或調整就寢時間（不包括受睡前教育那組）讓孩子比之前更快進入夢鄉。令人欣慰的是，當研究人員測量嬰兒體內的壓力激素皮質醇時，他們發現睡眠訓練組孩子的壓力似乎沒有隨時間大幅增加。許多父母主要關切的是他們與孩子的依戀是否會受到影響，或者孩子的行為、情緒是否會發展出問題。這兩個議題似乎都是杞人憂天：研究團隊在孩子一歲時進行追蹤，兩組在依戀穩固或兒童問題上並沒有差異。在另一項更進一步的研究、觀察嬰兒睡眠干預的長期影響（嬰兒須滿七個月大）中，來自澳洲的研究人員多次評估參與家庭，直到孩子年滿六歲為止。[33]該研究同樣沒有發現睡眠行為干預有對兒童或父母造成任何負面影響的跡象（儘管如此，與對照組相比，受試組也未見長期睡眠益處）。

討論這些結果時，莎拉．布倫登教授說：「證據表明，睡眠訓練沒有長期的負面影響，因為寶寶、父母都可以在最立即的哭泣階段過後慢慢適應……這點很好，讓人覺得安慰。但哭泣當下真讓人難以承受……這就是為什麼努力找到有效的、有證據支持的非忽視方法很重要；這就是我當前研究計畫要調查的。」

進一步研究結果卻與這些令人心安的發現相反，引起關切。該研究是在為期五天的睡眠訓練計畫中，評估嬰兒和母親的壓力荷爾蒙皮質醇。[34]母親和嬰兒的皮質醇量最初是同步的。經過一段時間的睡眠訓練後，嬰兒被放上床時不再哭鬧，但他們的皮質醇量沒有下降。相對地，不再目睹嬰兒哭鬧的母親，皮質醇量下降，與孩子的皮質醇變化不一致。

這項研究結果，乍看之下可能造成爭議，但不是人人都這麼認為。包括格拉迪薩在內的研究人員在看待這項研究時，指出了一些問題，例如使用百歲派方法（不推薦，尤其是不滿四個月大的嬰兒），[35]以及未呈現嬰兒的皮質醇量真的「高」，因為這個主題缺乏規範性資料高。在這場學術界的你來我往當中，該研究某些原作者發表了回應，[36]同意研究結果對政策或實踐尚無啟發作用，但強調他們提出了重要的問題，有待進一步探究。回顧整體文獻，可以明顯看到若要讓父母決定其育兒方法，最基本的是要有更多高品質研究。

照直覺養，敢嗎？

雖然還需要更進一步研究，但睡眠訓練似乎可以讓小孩在睡前不至於大吵大鬧，夜裡也比較不會叫爸媽。證據還表明，這種訓練與母親較低的抑鬱程度也有關。父母對使用這些技巧的某些擔憂，也可能是沒有根據的。但素來可靠有效的直覺呢？迄今的發現表明，如果我們不想只為哄孩子睡覺而載歌載舞，就得願意把他們放上床後轉身離開；而且在睡眠訓練時，這意味著即使他們大哭也要離開。然而，多數父母都會告訴我，他們會因此覺得不舒服，在某些情況下甚至會感到痛苦——他們描述的可能是一種「感到這樣不對勁」的直覺。所以，在睡眠一事上，我們真的應該忽略這種直覺嗎？真這麼做的話，就與育兒其他諸多面向背道而馳。寶寶還小的時候帶去看醫生，醫師可能會說：「你應該照直覺養。」經常會有人鼓勵、讚美我們照直覺行事——至於直覺到底是什麼？或許是對證據的反應，或許是我們發展出來的生存意識。在某些情況中，直覺當然是有用的。

當然，直覺也可能是錯的。某位家長回憶她如何遵循醫生睿智的建議「照直覺養」，結果尷尬、滿臉通紅地承認，在兒子第一次用奶瓶喝奶，並相當戲劇性地嗆奶之後，她叫了救護車——寶寶當然沒事。而且，如果我們遵循直覺留在家裡，而不是去面試，我們當中是不是就會有許多人失去工作機會？所以「直覺」有時可能只是一種情緒反應，而不是對證據的周全考量，不應該永遠盲從。我們應該以大腦思考，同時按照直覺反應，度過為人父母的最初幾年。

睡個好覺

在嬰兒期處理睡眠並不容易。採用法伯法的父母，因為一次假期或孩子生個小病可能讓他們前功盡棄，而感到憂心忡忡。有些父母擔心夜裡無視孩子的哭聲，可能讓孩子覺得需求不會得到滿足，最終導致他們在以後的生活中處於劣勢。不過，各家作風不同：精心規劃慢慢消除孩子不睡的問題，可能適合A家庭，但不適合B家庭。我的一個兒子在小時候偶爾會癲癇發作

（慢慢地就沒有了），讓我對他睡覺這件事有病態的神經質。沒人會主張拿孩子的安全冒險，將需要我們陪伴的孩子獨自留在房中。然而，一旦確認孩子狀況良好、沒有風險，有時我們會建議遵循睡眠訓練計畫的父母，讓孩子哭一會兒，從而學會在沒有父母介入的情況下睡著——但做到這點並不容易。

許多人努力訓練孩子的睡眠。但那些不想訓練孩子的人呢？也許他們不介意，甚至喜歡在孩子入睡時抱著他們——前會計師席雅就是這樣。這些不鼓勵孩子獨自入睡的父母，是否需要擔心會讓孩子在生活中處於劣勢？這是否會導致他們終生失眠？行為模式是否真的在我們這麼小的時候確實建立起來了？所以在睡覺一事上，孩子是「成人的父親」？相反地，睡眠會隨時間改變的說法，可能會讓父母覺得安慰。他們可能希望在嬰兒年幼、生病，或在假期時提供協助，但這不代表他們之後不能在孩子發育時採取不同的方法。幫助父母做選擇的基本問題，才剛開始有系統性的研究加以因應；待我們解答的問題，和已解答的問題一樣多。

多年前我與超音波師約診時提到睡眠一事，現在回想起來覺得很有道理。在那次約診之前，我對和睡眠相關的科學文獻瞭若指掌，但我對處理失眠嬰兒的現實一無所知。其他父母也深受這個主題吸引，大肆抱怨自己也沒得睡。寶寶夜裡醒來是有重要原因的，遇到這種情況要好好慶祝也是有許多原因的。這個孩子與那個孩子睡覺的情形不一樣，是有原因的，但不太可能是因為照顧者「做錯」了什麼事情才產生這種結果。這並不是說嬰兒的睡眠模式不能改變。考慮過安全性後，每個家庭所謂的正確方法可能都不太一樣；但我們的獨特性，無疑是值得慶祝的。

第三章　學齡前和學齡兒童：多采多姿的睡眠問題

學齡前兒童（三到五歲）建議每二十四小時睡十到十三小時
學齡兒童（六到十二歲）建議每二十四小時睡九到十二小時[1]

學齡前和學齡兒童如何睡覺？

「爹地，你躺我旁邊好嗎？」
「我做了個惡夢，我怕黑。」
「我快要睡著的時候，腦袋裡有好大一響。」
「我有看過鬼，我不想自己睡。」

睡不著的寶寶造成的挑戰，可能會被各式各樣的睡眠問題取代。從嬰兒到青少年時期，睡眠會發生巨大的變化，而且很多都可能往壞的方向發展，包括不寧腿和爆炸頭。我們對這個時期有多少了解？而且看到鬼，到底有沒有科學解釋？

隨著孩子的成長，他們花在睡覺的時間愈來愈少；一至兩歲兒童[1]建議每天十一至十四小時，到三至五歲時會減到十至十三小時。因此，父母自己享用晚餐的時間少了一小時或說把孩子的晚餐從廚房牆壁上清掉的時間少了一小時。孩子也不再午睡。雖然一歲的孩子照例會在早上和下午時小睡，但其中一個小睡時段經常會在孩子進入「可怕的兩歲」時停止。三到六歲時，小睡通常就是過去式了。隨著嬰兒長大、通常是三或四歲的時候，他們也可能會從嬰兒床畢業，搬到床上去自由移動。

等到孩子離家去上學的第一天時，父母可能終於覺得事情有轉機了。孩子白天在學校，讓照顧者有空閒時間打理房子，或重回難以捉摸的職場。運氣好的話，學齡兒童通常都已經能不間斷地一覺到天亮。達到這個重要的睡眠里程碑，通常是育兒經驗中的重大成就。

當然，睡眠模式的發展，部分取決於我們碰巧在哪裡成長。例如，某些住在西班牙的人就很習慣白天長時間地小睡。白天睡眠在世界各地都很常見，也可能有很多好處，從幫助改善情緒到提高警覺性和表現。然而，午休有時會造成夜裡晚睡，這一點可能會嚇壞居住在英國的某些父母。這不是說一個是對的，另一個就是錯的。相反地，這些長期存在的習慣可能難以撼動，或者某些模式在特定情況下可能比其他模式更合適。我最近談話的對象埃米利歐住在西班牙，是兩個孩子的父親，每年在英國度假一個月。他認為午睡在西班牙很有道理，但在英國或許不是如此。他告訴我：「西班牙真的很熱。誰想在白天四十度高溫下出門？不如睡覺。」他接著說：「但是同樣地，在英國，誰希望孩子在晚上九點還生龍活虎？所有的店都打烊了！孩子沒事可做。所以要在白天消耗掉他們的精力。」

在幼兒期，睡眠也會以看不到的方式發生變化，REM睡眠減少的趨勢也在持續，完成「睡眠週期」（就是度過REM和NREM睡眠階段的循環）需要的時間也愈來愈長。早產兒可能在足球賽踢到一半就可以完成一輪睡眠週期（某些寶寶需要約四十五分鐘），但青少年可能要到終場哨音響起才能完成睡眠週期（大約九十分鐘），然後終生一直保持這種長度。這種差異意味著在看待睡眠一事時，要切記嬰兒和兒童不僅僅是迷你成人。

孩子會遇到什麼睡眠問題？

當然，睡眠會出差錯的可能性很高。為睡眠障礙患者看診的臨床醫生，可能都很熟悉國際睡眠障礙分類標準，現行為第三版。[2]分類標準包含的睡眠異常類型，比多數人以為的更多。這些異常情形分成許多主要類別，特別是失眠、與睡眠有關的呼吸障礙、中樞性嗜睡症（包括白天嗜睡）、晝夜節律睡醒障礙、異睡症（特徵是在入睡和清醒之間轉換時，發生不必要的生理經驗與事件）、與睡眠有關的動作障礙和其他睡眠障礙。載入標準的障礙，從多數人肯定聽說過、甚至可能經歷過的異常，例如失眠，到多數人應該不會經歷的（後面會有更多「爆炸頭症候群」的說明）。雖然不同年齡的人可能會出現不同的睡眠障礙，不過還是都在本章中討論，因為某些問題可能是在我們年紀尚小時首次出現。

睡不著、不想睡：拒絕睡眠和失眠

談到失眠時，我們腦中浮現的畫面，可能是身受長期壓力的成人在床上輾轉反側。失眠會讓人無法入睡、保持睡眠狀態，或是過早醒來。然而，孩子的情況可能完全不同。定義兒童失眠的分類系統，包括拒絕在適當時間睡覺、拒絕獨自睡覺的描述。這些症狀相當常見，或許也說明了為什麼惡搞偽童書《你他媽的給我去睡覺！》（*Go the F*** to Sleep*）會一炮而紅，大受家長歡迎。

所以，如果孩子不遵守晚上七點的就寢時間，或者央求父母在他們入睡時躺在身邊，他們是否表現出失眠的症狀？當然，這些症狀本身並不構成失眠；如果這樣就算失眠，那全天下的父母都會群起為孩子的睡眠問題尋求解方。如果我們把失眠的診斷條件從頭看到尾，可能會無聊到睡著（例如，症狀必須每週至少發生三次，持續三個月）。在定義失眠或睡不著的情況時，研究人員在各項調查中的標準不一，因此當我們觀察兒童失眠的普及率時，各個數字間有很大差異。與所有異常一樣，問題發生的頻率、嚴重程度，都需要納入考量。當睡眠障礙對家庭生活產生負面影響時，臨床醫生開始會特別注意相關情形，例如兒童不守規矩。說也奇怪──至少對於我們這些成人而言有點奇怪──成人在疲憊時經常是癱軟在電視機前，但睡眠不足的孩子往往顯得精力充沛，一副坐不住的樣子。這可能會造成令人憂心的結論，就是孩子根本不累，也許應該讓他們更晚一點才睡。

睡眠問題不僅與許多其他問題有關（後面的章節會多加討論），而且某些類型的失眠，會讓孩子在其他人都睡著時醒來，使父母感到不安。這種情形可能只會導致孩子愉快地依偎在筋疲力盡的父母之間，而父母卻沒有得到應有的睡眠質量（並最後大肆抱怨他們怎麼只買了特大雙人床，沒有買超級特大雙人床）。但是，如果孩子醒來後決定去做別的事情，例如在無人監督的情況下自己玩兒，那麼夜間醒來造成的結果可能會更加令人擔憂。

那麼，為什麼某些孩子比較難以入睡（並且保持睡眠狀態）？如前所述，基因和環境的影響，對解釋兒童之間的差異可能十分重要。我們已經考慮過環境面向可能影響孩子睡眠的方式，但著重的是發生在家裡的事情。隨著孩子長大，通常花在家庭以外的時間會變多，家庭以外的經驗也會開始影響睡眠。這些經驗會使手足間的睡眠模式變得較不相似。研究顯示，被同學欺負的孩子，睡得比沒有被欺負的孩子少。[4]造成這種現象的原因可能很多，但被霸凌的孩子更可能在睡前擔憂、回想。躺在床上重溫恐懼、沮喪、憤怒的時刻，對酣然安睡一定沒有幫助。

與睡眠品質不佳相關的事件，不一定都是像霸凌這種有壓力的經驗，也可能包括花在運動上的時間太少，或者缺乏曬到太陽的機會。但是當然，這些事件也可能很嚴重。某些讓人讀了為之鼻酸的文獻指出，遭受創傷的兒童，無論是與戰爭相關的壓力、天災、虐待，在短期內、甚至往後的生活中，都很難睡得好。[5~6]

因此，顯然，在解釋人與人之間的差異時，基因和環境兩者都很重要——但為什麼會這樣呢？環境如何與我們「融為一體」並導致睡眠問題？嗯，首先，環境會影響思考的方式，而思考方式會影響睡眠方式。我們從成人身上對這點有諸多了解。有時候我們把睡不著「視為災難」，而這種念頭無益於入睡。[7]把事情災難化，涉及的是「如果」的思考過程。我們躺在床上，擔心如果睡不著，明天會發生什麼事情：也許我們會感到疲倦，可能導致工作表現不佳、因此被解僱、家裡財務出現問題、失去房子、失去孩子的監護權、壓力、健康狀況不佳等等。我們也可能認為，睡不著的時候，應該躺在床上更努力地試著睡著——這是無濟於事的。優良的睡眠應該自然發生，而非努力獲取。睡得好的人無須努力嘗試；他們很自然地就能一夜好眠。

相比之下，兒童失眠更像是一種謎團。不久之前我發現失眠的孩子被當成迷宮中的老鼠，讓我大感震驚：父母做了某件事，產生證物A（睡不好的孩子），或做了另一件事，產生證物B（睡得好的孩子）。但很少人考慮到孩子對睡眠的看法。因此，我在倫敦大學金匠學院最先展開的幾項研究之一，就是試圖更了解孩子對睡眠的看法。我和一群勤奮的年輕學生和研究人員，一起前往倫敦市中心的幾所學校，問孩子們許多關於睡眠的問題，以及他們的睡前在想什麼、對睡眠的看法。我們把重點放在八歲以上的學齡兒童——年紀更小的可能無法理解我們的問題。研究發現，我們對失眠成人思緒的理解，可能也與兒童有關，讓我們深感興趣。我們發現，睡得較差的孩子比較容易認為睡眠沒什麼作用，就像成人一樣。[8]我們還發現了其他許多有趣類比。例如，睡得最差的孩子有把睡眠災難化的傾向，[9]似乎與他們焦慮、抑鬱的感受有關。理解孩子在想什麼也十分引人入勝。一個小女孩向我們詳述她在睡不著時腦中的思緒流程：她認為睡不著會讓她頭疼，隔天在學校表現就會不太好。她擔心這樣會讓父母對她不滿意，因此拒絕買零食給她。另一個小男孩的回應更令人驚訝——他擔心睡不著會讓他成為吃蟲的摔角手食蟲人（Boogeyman）！我們還發現，睡得最差的孩子說，躺在床上的時候，腦中經常會有思緒不斷飛掠——這又是一個和成人相似的地方。[10]

知道這些資訊後，我們要採取什麼因應措施？良好的第一步，可能是幫助孩子在睡前放鬆。床邊故事往往沒有催眠效果，並且充滿了可能使孩子興奮的情節，效果就像成人在睡前收到一封有趣的 e-mail 一樣。漫遊太空、遇到怪物、與動物交談、在冒險樂園度過一天的故事，真的會讓人放鬆嗎？然後父母對於孩子沒有聽了故事後就入睡，有時又會感到驚訝或惱火。

但睡眠不是這樣運作的。兒童就像成人一樣，在進入夢鄉之前需要花一點時間放鬆。瑞典作家卡爾－約翰．厄林[11]巧妙地指出了這一點：他的暢銷著作《好想睡覺的小兔子》，旨在幫助孩子放鬆、入睡。書中包括「呵欠叔叔」和「重眼皮貓頭鷹」等角色，也鼓勵唸故事的人在讀某些段落時，速度要緩慢、聲音要平和，而且讀的時候要常常打呵欠。同樣從「孩子睡前需要放鬆」的大致概念出發，我和別人共同撰寫了一本睡前故事選集，名為《睡眠鵝卵石與其他睡前故事》（*The Sleepy Pebble and Other Bedtime Stories*），融入幫助孩子在晚上放鬆的技巧。在發想階段，我們和其他小兒科睡眠專家、心理學家、家有小小孩的父母、一些孩子討論過書中的概念和故事。接著我們想看看各個家庭對這些故事的接受度如何、他們是否覺得這些故事有用。我們邀請了一百個家庭，連續三晚為他們的孩子（三至十一歲）閱讀其中一個故事。讀完準備結束時，請他們完成一份有許多問題的問卷調查，例如對故事長度的看法、插畫應該怎麼畫效果最好。參與調查的家庭中，有七十個提供了回應。其中一個關鍵問題是：「整體而言，你認為這個故事會對孩子／孩子的睡眠產生什麼影響？」全部一百零四個孩子中，有八十位孩子（百分之七十七）的父母回答說，故事產生了「非常正面」或「略微正面」的效果。＊

大約在我開始研究兒童思考與睡眠間關係的同一時間，倫敦有一支完全獨立的科學團隊，也在研究類似的問題。團隊由心理學家坎蒂絲・阿爾法諾博士領導，而我當時還不認識她。阿爾法諾博士是休士頓的心理學教授。她以有焦慮症的孩子為樣本，研究睡眠與睡前激發（或睡前覺得高度緊張）間的關聯，發現睡得較差與更高的精神激發有關，尤其是有焦慮人格的孩子更為明顯。[12]我們針對不同族群的獨立研究也做出了類似的結論。我們在這個領域的初步研究讓我認為，孩子的思考方式對他們的睡眠非常重要。雖然我仍堅持先前的說法，即孩子不應該被認為是迷你成人，但兩者間有時還是比我們所認知的更為相似：和成人一樣，孩子的思緒也

＊父母回報的結果，包括一百〇四位中有二十一（百分之二十）位父母認為這本書似乎沒有效果；一百〇四位中有三（百分之三）位父母認為這本書似乎有略微負面／極端負面的效果／沒有評論。這些反應讓人覺得此書大有可為，但這只是為了進一步改善本書的初步調查，且仍有其局限（沒有對照組；使用主觀、回憶性的報告；透過社交媒體招募參與家庭，表示有些受試者認識作者）。

很重要。

當討論孩子拒絕在被叫去睡覺時睡覺，父母有時會笑笑然後翻白眼——多數孩子都不喜歡睡覺，這是不是很正常嗎？確實沒錯。也許正如同某些成人，孩子認為睡覺根本就是皇家級的浪費時間，干擾了生活中的重要事情。當然，睡覺不能與賽蝸牛、扮演超級英雄、假裝不倒翁從山坡上滾下來相比，對吧？為了更了解兒童對睡眠潛在、隱而未顯的看法，我與現任史雲斯大學講師的梅根．克勞福博士合作。她用內隱聯結測驗開發了一個巧妙的實驗，看人們對各種刺激進行分類時所用的時間，以察覺他們真實的想法。這種測試通常用來觀察某些人可能持有、但可能不願意承認的態度，例如有關種族或性別偏見的態度。這項實驗的本質是，和我們信念一致的事物相比，將違背我們真實信念的事物分類，需要較長時間。因此，如果我們真的相信睡眠只有壞處沒有好處，要將睡衣圖片與諸如「好」或「有趣」之類的正面詞彙配對，比與「討厭」或「壞」等負面詞彙配對需要更長的時間。克勞福利用這種方法，發現孩子將與睡眠有關的圖片（例如枕頭的圖片）與壞字眼配對的速度，比與好字眼配對的速度快。*

所以，當孩子告訴我們不喜歡睡覺，不只是說說而已——他們可能真的不喜歡。這可能很難理解，因為某些成人最喜歡的就是在漫長的一天之後，鑽進自家床上乾爽的床單裡。然而，他人的偏好可能出乎我們的意料。† 為了避免強化睡覺（或甚至只是臥室）是壞事的觀點，應該竭盡所能減弱這種聯想。例如，我們絕不應該告訴孩子，如果他們沒有乖乖的，就必須「回臥室」、「回床上」，或「沒晚餐吃就睡覺」。畢竟，睡覺是一大享受，對吧？是的，對某些人來說是享受。但遺憾的是，我不認為在近期之內，早點睡覺會成為對孩子良好行為的獎勵。

希望孩子上床睡覺的父母，對上不喜歡睡覺的孩子，可能會導致睡前戰爭一觸即發。當孩子拒絕上床睡覺或單獨睡覺時，前面討論的行為技巧，例如調整就寢時間，可能有所幫助。當孩子年齡稍長，嚴重的失眠可能需要認知行為療法——這是一種因應思緒和行為的談話治療，通常需要父母和孩子參與，並包括其他元素。可以提供有關於睡眠衛生的資訊，或說讓我們更有機會一夜好眠的做法，例如白天暴露在光線下，晚上則避免光線。可以教授放鬆技巧，例如呼吸練習。然後，還有睡眠限制，概念就是如果按照當前的時間表，孩子會睡不著，延遲就寢時間可能有幫助。刺激控制療法旨在確保孩子只用臥室來睡覺，以免他們將臥室與激發聯想在一起。最後，認知療法可以幫助管理父母對孩子睡眠的期望。我們已發現這種技巧可用於改善

＊這項研究成果尚未發表。研究發現是否可以複製，還有待觀察，尤其是對使用這項測驗的普遍批評，例如認為分數反映的可能是社會而非個人的觀點。[13]

†我老公最近的聲明讓我震驚不已，他說他很樂意用營養均衡的藥丸取代所有的食物。

五至十歲兒童的短期和長期睡眠行為。[14]

為了增加良好睡眠的機會，保持一致、堅定，並盡可能創造有利於獲得安穩睡眠的環境，都是有益的。首先，臥室中避免放置電視，可能是有道理的，因為研究表明，房間裡有電視的學齡前兒童，他們的睡眠品質比房間裡沒電視的學齡前兒童差。[15]回想我們提過的概念，創造一個讓孩子覺得安全的環境也很重要，因為如果我們覺得不安全，睡覺就沒有意義，因為我們會失去警覺性。電影《神偷奶爸》中的格魯雖然討人喜歡，但他讓孩子睡在掏空的炸彈裡這種育兒方法，可能不太符合上述的建議。

有個小技巧，可以讓孩子在上床前變得昏昏欲睡，就是調暗燈光。這個方法背後的科學原理，是強光會抑制褪黑激素分泌，因此調暗光線，可以使褪黑激素活躍地流動，讓身體知道睡覺時間到了。

聰明的生意人已經利用光線和褪黑激素間的關係，好好地賺了一筆：以這項知識為基礎的產品隨處可見。例如，行銷人員聲稱，某種夜光貼紙比小夜燈更不會抑制褪黑激素；動作感應燈可以照亮馬桶，還可以設定為產生柔和的紅光；以及許多其他產品。雖然在家中調暗燈光也可以幫助睡眠，但這種儀式可能會帶來風險，例如一不小心擠在牙刷上的就是運動腳霜，或是因為在光線昏暗的房間裡閱讀而出現眼睛疲勞的跡象。

因此，在家裡，有些事情是我們能做的，可以增加孩子入睡的機會；但在社會上，我們是不是應該做得更多？在遊樂場、托兒所、學校發起宣傳活動，目的是說服孩子睡眠有多重要，可能是很好的開端。也許父母可以告訴孩子，看重睡眠可能有助於讓他們跑得更快、與朋友玩得更開心、學得更多。但這些技巧會有效嗎？我們還不清楚。研究顯示，學校提供關於睡眠的教育可以增加知識，但不一定能改善睡眠狀況或減少相關領域的問題。[16]也就是說，孩子可能知道應該去睡覺，但仍然拒絕去睡覺。

與第二章中提到的莎拉・布倫登教授討論這個問題時，她說：「你不解的是：為什麼他們不改變睡眠行為？答案很可能是不想放棄他們認為比睡眠更好的事物，例如看電視、同伴、家庭互動。鼓勵他們改變行為的關鍵，是要跟他們同一國，與他們合作，而不是告訴他們該做什麼。給他們選擇、選項，幫助他們選擇更好的睡眠行為。孩子就像成人一樣，即使他們知道做某件事對他們有好處，他們仍然不想被告知該做什麼。但他們確實想做對的事，也知道這樣做會獲得我們的認可。我總是對與我合作的孩子說：『你累了嗎？你喜歡這種感覺嗎？你對自己的表現和感受感到滿意嗎？如果不喜歡、不滿意，你有能力改變這種情況，而我有資訊可以幫助你。』這是改變睡眠行為的強大組合。」

深夜巧遇：夢境和惡夢

人們喜歡談論他們的夢境，無論是做家務、養熊當寵物、飛掠開放水面，還是與哈利王子保持著持久的友誼。談論夢境的人通常都會從內容中汲取一些意義，或者認為它是未來的預兆。確實，有人聲稱亞伯拉罕．林肯認為夢境超乎尋常——這一點特別讓人於心不忍，因為他在自己真的被暗殺的幾天前，夢到自己被暗殺。[17]

其他人可能會聲稱夢境是「超自然經驗」，例如，他們夢見了一個朋友，並不久後發現那位朋友懷孕了（「你騙不過我的第三眼」，我的朋友米雪兒在下午茶時告訴我。她說的是那些喜歡在懷孕初期隱瞞懷孕的準媽媽。「我的夢總是會告訴我發生了什麼事。」）。並不是每個人相信夢境有更多意義。科學家受訓就是要質疑這種「證據」，並考慮出現在夢境中的人，有多少沒有懷孕。

金匠學院的同事、心理學教授克里斯．法蘭奇的研究，著重了解超自然信仰、經驗背後的心理學。他向我解釋了他對這種現象的立場。法蘭奇引用美國數學家約翰．阿倫．保羅斯的分析，指出當人們夢到某件事情，接著這件事情不久後就在他們清醒時發生，可能會讓人大為驚奇。尤其是如果發生這種情況、而且人們還要記住特定夜晚夢境內容的機率，其實可能只有一萬分之一，就更讓人印象深刻了。因為這聽起來極不可能，所以當它真的發生時，人們有時會把它當成超自然現象的證據。然而，當我們以數學計算這種機率隨著時間拉長會如何展開，會發現大約十九年就會出現一次這種類型的夢境。意思就是說，如果問一班大學生，他們是否做過這類預知夢，很多學生可能會說有。這些夢境很少見，但確實存在。沒有計算機率這點，可以說明為什麼大家傾向不加批判地相信這是超自然現象。

即使那些不相信夢境有更深遠意義的人，也可能有興趣知道夢境可以向我們展露情感或認知的發展。例如，由匈牙利科學家主持的一項研究，調查了四至八歲兒童所敘述的夢境，與其認知技巧之間的關係。隨著技巧發展，孩子所敘述的夢境類型有所改變，說明自己在夢境中的主動自我，也是技巧進步的跡象。[18]夢境也與心智健康的不同方面有有趣的關聯——最明顯的是創傷後壓力症候群，患者會不斷夢到其創傷事件。

還有惡夢呢？惡夢在青春期前的孩子身上很常見，讓人心情沮喪。惡夢可能影響全家人的睡眠，因為孩子醒來後心情不好，會想尋求別人的安慰。至於導致惡夢的原因，基因和環境當然很重要，但是是基因和環境的哪些面向呢？生活中有壓力的事件，例如上新的托兒所或學校，或經歷家庭環境的變化，都可能很重要。不僅如此，如果仔細想想孩子每天、特別是睡前接觸到的東西，可能會有所幫助。戲劇性的電視節目（包括看捧角手食蟲人！）、半夜打電動，甚至讀恐怖故事書，可能幫助孩子睡得好嗎？事實上，任何可能增加兒童焦慮的事物，都可能造成問題；已有研究公開指出兒童焦慮與惡夢之間的關聯。[19]但這可能是雙面刃，因為作惡夢的孩子也比較可能比其他孩子更焦慮。

討論睡眠，是讓醫療照護提供者與家庭建立融洽關係的好方法。多數人似乎很樂意討論這個話題，讓談話舒適地進行，直到討論到比較敏感的話題，比如憂鬱症。用「你睡得怎麼樣？」開啟評估，肯定比「你覺得悲傷、空虛或無助嗎？」更好。也許討論夢境和惡夢，也可能是讓父母更了解孩子正因為什麼事情而覺得有壓力、不開心的有效方法。聽到重複出現的惡夢，例如鄰居家看似天使玩伴的大狗，或者李歐叔叔飛走就再也不回來了，可能有助於開啟重要的討論。

父母對兒童潛在壓力的了解，可以轉化為幫助，協助他們面對讓自身掙扎不已的困境。開啟這類對話很有益處，因為某些壓力對成人而言可能難以想像。心懷仰慕的朋友送的情人節卡片，可能會讓成年男子喜極而泣，但是會讓七歲的小男生嚇到大哭。

一般而言，惡夢除了安慰、安撫，不需要特別處理；熊抱或至少溫柔的話語就很足夠。但是，如果情況嚴重，要取得協助也很方便。一般咸認《小兒科睡眠臨床指南》（*Clinical Guide to Pediatric Sleep*）[20]是處理兒童睡眠問題專家的必讀之作。指南中建議使用放鬆技巧，例如漸進式地放鬆肌肉，包括繃緊、放鬆全身肌肉，提高對每種狀態相關感覺的意識。意象排演也可能有用，讓孩子以較正面的方式演示出經常作的惡夢。例如，當他們從惡夢中醒來時，可以重演一次夢境內容，透過對內容有更多掌控或改善內容，讓夢境變得較正面。這種心理治療已證實可以有效降低惡夢頻率。[21]我自己關於父親死亡的惡夢已經被改寫，我記得的是兒時與父親一起去露營旅遊時，我那英俊、健康、快樂到不可思議，四十幾歲的父親——關於他的記憶永遠都會是這種狀態。

夜半驚魂：夜驚

夢境和惡夢主要發生在REM睡眠期間。我們在這個階段是癱瘓的，因此無法照著夢境行動。夜驚有時被誤認為是惡夢，但實際上兩者是完全不同；我們在夜驚時沒有處於癱瘓狀態。事實上，也正是因為如此，夜驚對他人而言顯得非常嚇人。經歷夜驚的人可能會跳下床、大喊、尖叫，一副驚魂未定的樣子。這種現象是當我們從NREM最深沉的階段被喚醒時，我們並沒有完全清醒。這種睡眠障礙最有可能在我們上床不久後發生。考慮到整個晚上睡眠週期的構成，這個時間非常合理。晚上剛開始睡覺的時候，我們大部分的時間都花在深度NREM睡眠中；而在夜色將盡時，有更大比例的時間是在REM中。

這一系列的診斷症狀（稱為NREM相關的異睡症）中，還有其他障礙，包括「覺醒混淆」——這與夜驚非常相似，但患者似乎困惑、糊里糊塗，而不是害怕——夢遊、甚至睡眠相關的飲食失調。這些障礙的主要特徵，包括很難將患者從某一次發作中喚醒，以及低複雜性行為，某種程度上會自動發生，而不是經過精心策畫。

患有夜驚的人往往迫切需要治療方案。雖然這些夜驚患者很可能早上醒來時，很幸運地不知道夜裡有多雞飛狗跳，但目睹事情發生的經過可能令人不快。了解觸發夜驚的原因，例如前幾晚睡得不好或睡眠中斷，或正身處壓力中，或許可以透過儘量降低這些誘發原因而避免夜驚再度發生。監測夜驚何時發生，並在發生前叫醒患者，也很有用。無論如何處理夜驚，也許最好的消息是，我們知道睡眠會隨年齡變化。當我們逐漸長大成人，NREM會急劇減少，經歷相關睡眠障礙的機率也會降低。

夜間漫步：夢遊

如果夜驚是半斤，夢遊就是八兩。這兩者相似的，都涉及在NERM睡眠期間被喚醒。有人夢遊時可能會從床上跳下來，或是以更悠閒的方式移動；行為可能很激動、激烈，有時也會相當放鬆。動作可能簡單或顯得複雜，而且通常很奇怪，例如在對著字紙簍小便。經歷一次夢遊的人，最終可能會回到床上睡著，仍然不知道發生了什麼事；或是可能在某個意想不到的地方醒來。

夢遊初次發生，可能是在年紀很小的時候。一旦我們會走路了，就有可能夢遊。事實上，甚至在會走路之前，有些寶寶就會開始夢中爬行！

夢遊者似乎不是從NREM睡眠中完全醒來，只是部分清醒而已。大腦中的某些與動作有關的區域是「清醒的」，而其他區域，例如那些與記憶有關的區域，則不是。[22]與夜驚一樣，夢遊事件往往發生在剛睡著的時候，也就是NREM睡眠最豐富的階段。夢遊並不罕見：高達百分之四十的六到十六歲兒童，至少經歷過一次這種干擾；經常性走動的可能性則小得多（僅影響百分之二到三左右的人）。[23]雖然夢遊還滿常見的，卻是一項隱憂。我們有能力移動，但卻沒有使用大腦更高層的功能保護自己的安全。家住紐約的記者華向我描述了她女兒玲的夢遊；玲似乎只有在疲憊時才會夢遊。華告訴我，在她記得的所有經歷中，去那不勒斯旅遊那次是最驚險的。「我們發生了可怕的事情：玲走到旅館房間的門口，開始打開房門。幸運的是我老公醒了，及時阻止她。那是我們到義大利的第一個晚上，所以她可能因為隔夜飛行而嚴重睡眠不足。雖然我們第二天晚上擋住了房門，但整件事還是相當驚悚。」會夢遊的孩子，可能會選擇避免到朋友家過夜等有趣的活動。但是與臨床醫生討論時，我聽到更多令人擔心的成人夢遊故事，比如某個推銷員開車到童年時的家，一路上卻都處於呼呼大睡的狀態。他還告訴我另一個案例，一個男人夢遊到最後，半夜跑進鄰居的公寓（鄰居已經報警了）；還有一個故事中的男人，醒來時在他房子的屋頂上，表示他是在夢遊時爬上去的。

儘管父母要求，醫生轉介患者至睡眠實驗室進行評估的速度可能還是很慢。部分原因是這些評估通常也看不出個所以然來。例如，當患者在睡眠實驗室中過夜，並且真的想要夢遊時，通常就不會夢遊——英國稱之為「索德定律」，美國稱之為「墨菲定律」。相反地，在家中裝錄影機、寫夢遊日記可能還比較值得。

夢遊的原因與夜驚類似，包括受到壓力或睡眠不足，但也可能與其他睡眠障礙有關，例如夜間呼吸困難；或可能由頭部損傷之類的生理問題引發。還有人認為外在刺激，例如手機在夜裡嗶嗶響，可能會干擾睡眠並導致驚醒。這只是為什麼我們應該效仿丹尼爾·克雷格或瑞秋·懷茲等皮膚光滑的名人，將科技從臥室中驅逐的眾多原因之一。[24]

為了因應夢遊，盡可能確保睡眠條件良好是很有用的。[22]也許最重要的是用螺栓固定前門，窗戶加裝兒童鎖，並安裝樓梯防護門，保持環境安全。[20]警報也有助於喚醒父母，讓他們可以平靜地鼓勵孩子在不醒來的情況下回到床上。情況比較嚴重的孩子可以開藥，每夜都夢遊的孩子可以在我們認為可能開始夢遊前叫醒他們。也許最令人放心的是，夢遊和夜驚往往到青春期或成年後都會解決。

打鼾的嬰兒！睡眠呼吸障礙

睡眠呼吸障礙也可能在年紀很小的時候就發生。呼吸停止持續數秒的窒息，在早產兒身上尤為常見；早產兒腦中的呼吸中樞可能發育不完全。新生兒可愛的小鼻涕或噴氣或許很討人喜歡但在某些情況中，它們反映的可能不僅僅是患上普通的感冒。某些嬰兒的生理機能，會使他們容易在睡眠時呼吸困難。童年是腺樣體和扁桃體最有可能擴大的時間，因此常會在生命這個階段造成問題。睡眠呼吸障礙的其他原因包括鼻塞，可能是過敏或家裡滿是煙霧而引起的；臉部異常，這可能由各式各樣的異常引起的，如唐氏綜合症；肥胖，多年來持續增加，可能有助於解釋睡眠呼吸障礙增加的情形。

睡眠呼吸障礙和問題行為之間存在令人擔憂的關聯，已經引起注意。[25]患有睡眠呼吸障礙的兒童，可能後來會遇到困難，因為他們在夜裡老是醒來，所以無法得到充足的睡眠。另一個可能的解釋是，氣體交換異常可能也有影響。睡眠呼吸障礙也與其他問題有關，例如神經認知困難和顎骨的非典型發展。因此，當睡眠呼吸障礙發生時，一定要告知醫生，醫生也應該認真看待。要採取什麼行動，取決於問題的原因，以及問題的嚴重程度。可能行動之一是醫生會告訴我們慢慢觀察，看孩子長大之後是否就會消失。畢竟，孩子的腺樣體正朝向成人後會毫無用處的方向發展，所以成年後腺樣體就再也不能作怪了。在輕微的病例中，患者可能會接受孟魯司特和鼻腔類固醇治療。在某些情況下，會建議患者接受手術，或試著減輕體重，因為這可能是導致問題發生的起因。

寂靜的夜

我們通常會將夜晚與寂靜聯想在一起，但對於某些人而言則完全相反。有些人在晚上會如同在賽跑一樣狂奔，或磨牙磨到牙根，或像在演唱會一樣瘋狂甩頭。

不寧腿症候群牽涉的是難以抗拒、想要移動腿部的衝動。與患有這種疾病的人談話時，他們可能會描述在坐下或躺下時的特殊問題，尤其是在夜間。他們也可能會形容，如果不能滿足想要移動的衝動，會深深地感到不舒適。儘管名字叫「不寧腿」，但這種症狀並非僅限於腿部，有些人回報說手臂或軀幹會有類似的、想移動的衝動。女性比男性更容易發生這種症狀，在孕婦身上很常見，且在老年族群中最常見，與帕金森氏症、類風溼性關節炎和多發性硬化症等疾病有關。[2]當兒童出現不寧腿症候群時，有時會被誤認為是「成長的痛苦」或注意力不足及過動症（ＡＤＨＤ）。

劇烈的磨牙是夜間的常見行為，可能導致牙齒損傷、下頜疼痛和頭痛。磨牙通常與壓力有關。有趣的是，有時候也有人說，那些積極主動、說做就做的人，也容易會夜裡磨牙。[2]我們有時會推薦放鬆方法或其他訣竅給患者；然而，這種技巧是否有效，證據顯示的結果並不一致。[26]

瘋狂甩頭、搖擺涉及夜間做出的節奏性運動，通常是寶寶試著要睡覺時會發生。目睹這些動作的人，可能是會很擔心，因為小傢伙會用頭撞擊枕頭、床墊、嬰兒床護欄或甚至牆壁。但這很常見，可能只是反映出他們試著安撫自己入睡的嘗試。一出生就遭逢不順的寶寶，可能會表現得特別明顯。例如，沒有與父母建立強健、正面的關係，或是在經歷高度無聊或壓力的情況下被撫養長大。

在我開始攻讀博士學位的時候，我參與了一項研究，名為英格蘭和羅馬尼亞收養兒童計畫，研究對象是居住在英國的收養兒童。在羅馬尼亞共產主義垮台之後，許多兒童最後進了託養機構。他們貧困不堪的生活被電視播出後，全英國的家庭都群起收養。參與計畫期間，我踏遍英國各地，結識許多參與研究、令人鼓舞的家庭；每一家都熱烈歡迎我，無一例外。

這項研究早期的報告，側重行為與在機構中被撫養間的關係。結果顯示，父母透過回憶呈報說，一百四十四名來自羅馬尼亞機構的兒童中，有六十七名在剛到英國時會晃動身體，[27]白天晚上——和現在的主題比較相關——都會。有些孩子沒有在機構中待太久，而且是在幾週大時就被收養了。有些孩子則已經在機構中待了很長時間，來到英國時都已經超過三歲。

孩子遭受匱乏的時間愈長，他們的養父母就愈有可能呈報說孩子會晃動身體。但當研究人員觀察兩組家庭、互相比較時，他們看到了不同的情形。從羅馬尼亞領養的兒童中，有一群沒有待過託養機構，這二十一名兒童中只有兩人會搖晃身體。此外，對照組中在英國收養的兒童、從沒有待過託養機構，都沒有以這種方式晃動身體。這項研究可能會讓我們更理解為什麼會發展出這種晃動的行為，以及它在特定情況中可能發揮的作用。

夢醒床單溼：尿床

青春期前普遍發生的另一個問題是尿床。[28]多數父母都會懷著可疑的榮譽感，寧可不睡也要處理溼答答的床單。尿床是正常童年的一部分，也應該要這樣處理。確保孩子在睡覺前有再上一次廁所，必要時可以穿尿布，都是解決問題的方法。半夜尿床，除非常常發生，或發生在我們覺得它應該停止時，才算是問題。習慣上的分界是五歲。如果孩子滿五歲後還經常尿床，請諮詢醫生。

持續性尿床常見於小男生，或是家庭成員中有人有相同情形的孩子。[29]所以如果你的孩子尿床，你或你的伴侶或許以前也這樣？這個常見問題的一種解釋，是人體成熟速度導致的問題，因為孩子在這個年紀，膀胱相對較小。其他原因也可能壓迫膀胱，例如便祕。會尿床的孩子，可能也特別難醒來，可能是因為另一個原因。例如，睡眠呼吸障礙可能導致睡眠不安，讓孩子把握任何可能睡覺的片刻；或者睡眠不足，導致更深層的睡眠更快到來，並持續更長時間。這些情況都會讓人較不可能在需要噓噓時醒來。雖然多數孩子長大就不再尿床，但有些孩子可能會持續發生這種情形。我最近和平面設計師尼爾談到他兒子凱尿床的情形。「我和妻子都尿床尿到約十歲，所以凱常常尿床，我們也不驚訝。然而，他已經十三歲了，但現在仍然每晚都尿床。」

某些孩子的情況是，尿床停止一段時間後，又再度發生。這種情況被取了一個很有學問的名字，叫「續發性尿床」，可能是由糖尿病等更讓人擔心的問題引起的，因此各位應該去找醫生諮詢。

至於如何處理尿床，關鍵在於父母應該避免任何因為睡眠不足而造成的脾氣暴躁，而是盡可能使孩子免於尷尬。畢竟半夜換床單對我們多數人來說，並不是什麼了不起的事；但相比之下，孩子感到尷尬，或避開童年時期的好東西，例如在朋友家過夜或校外教學時大吃宵夜，是更為嚴重的。這對凱而言當然是千真萬確的；他因為尿床而很少在外面過夜。尼爾解釋說：「如果有過夜活動，我和妻子會想出天衣無縫的藉口，在午夜時接他回家。我們可能會假裝隔天一大早要出門。」

尼爾繼續說：「我最近幾乎是強迫他參加校外教學，因為我不想讓他成為整個年級中唯一錯過校外教學的孩子。我們在他出發前就訂好計畫。我跟老師談，請老師把他和比較好心腸的孩子排在同一房。我還給他買了五套相同的睡衣，這樣必要時，他就可以一晚扔掉一套。我也給了他幾件有襯墊的穿脫型尿褲（雖然一些跟我們談過的醫生都不推薦這個）。原本的計畫是讓他外面穿睡衣、裡面穿尿褲，這樣其他孩子就不會注意到。不幸的是，他們還是注意到了——這對凱而言簡直是奇恥大辱。

尼爾是仁慈、採支持態度的家長，但並非所有的家長都會用這麼貼心的做法因應孩子尿床的情形。有些家長甚至因此懲罰孩子——這種做法大有問題，因為父母懲罰尿床行為，已經證實與兒童期的抑鬱和較差的生活品質有關。[30]此外，父母試圖藉由懲罰讓惹人不快的尿床停止，反而會適得其反，導致尿床情形更頻繁。懲罰尿床或許反映了對尿床情形缺乏理解。在一項針對兩百一十六名父母的調查中，發現有百分之二十六的人認為尿床的起因是懶惰，而百分之十的人認為是孩子不守規矩或行為有問題。[31]這樣的調查結果令人憂心，因為兩者都不可能造成尿床。

如果尿床持續發生，其實有很聰明的方法可以因應。最近開發出來的手機應用程式，可以幫助尿床的人寫膀胱日記，記錄一整天、白天到晚上飲水和排尿的習慣。[32]還有一些訣竅，例如確保孩子白天多喝水、晚上少喝水。也可以訓練孩子的膀胱，方法是喝很多水後，隔一段時間不要跑廁所。警報也很有用。襯墊和警鈴系統包括放在床中間的墊子。如果檢測到潮溼，會警鈴大作。這個警鈴是孩子搆不到的，因此必須下床才能關掉警鈴，同時應該去上廁所。這個概念是大腦最終會知道，裝滿的膀胱就是起床的信號，因此在排尿開始之前就要能警醒過來。獎勵表可能有益；孩子如果晚上沒有尿床，就可以得到貼紙或其他小禮物。這樣不僅鼓勵不尿床，而且有助於追蹤進度。在某些情況下，可以開減少腎臟製造尿液的藥物。在凱的案例中，他的父親告訴我：「我們試了所有方法。因為他尿床的事情，我們看了無數次醫生。最近醫生開了一種三環抗抑鬱藥，每天晚上服用，讓他夜裡保持乾爽。我現在跟你說的事情，簡直讓我大喜過望：凱已經去表兄弟家住了一個星期了。一年前他做夢都不會想到要這樣做。但是這種藥可能會產生副作用，所以我們必須密切觀察凱的情形。」

猝睡症

另一種可能為患者帶來挑戰的睡眠障礙是猝睡症。這種症狀很少見，據認每十萬人約有二十五至五十人發生。[33]猝睡症涉及白天有難以抗拒、入睡的衝動。它不像我們多數人不時經歷的困倦，比如午餐後出席一場讓人神經麻木的會議，或在睡覺前看套裝影音產品。這種困倦更為強烈，可能會在早上剛起床沒幾個小時，就出現講話講到一半睡著的情形。猝睡症發作通常伴有猝倒，即肌肉突然失去張力達幾秒鐘或幾分鐘，常在對憤怒、好笑或驚訝等強烈情緒反應時發生。有人可能正在與伴侶爭吵、看喜劇節目看得哈哈大笑，或意外地在街上看到名人——然後突然，他們發現肌肉變得軟弱無力：也許下巴會開開的，也許頭會朝前垂下。他們可能覺得膝蓋沒有力氣、會摔倒。而從頭到尾，他們對所有經歷都有充分的意識。

在許多個案中，猝睡症似乎是由於腦內化學食欲素過低造成的；食欲素對我們保持警覺有重要作用。食欲素過低，可能代表下視丘神經元不足；下視丘這個區域掌管腦內的視交叉上核（視交叉上核）。第一章已說明，視交叉上核對於我們睡眠、清醒的二十四小時節奏是非常重要的。是什麼原因造成這種異常？猝睡症似乎是一種自體免疫性疾病，也就是說，免疫系統可能會殺死自己體內產生食欲素的細胞。科學家仍在研究發生這種現象的原因，不過多項遺傳和環境因素都可能很重要。發作的誘因可能就像患上流感一樣簡單。二〇一〇年，芬蘭有五十四名兒童被診斷患有猝睡症。[34]雖然整體聽起來個案數量並不多，但卻比之前幾年多了十七倍，讓人大感訝異。我們試著了解這個不尋常的現象時，發現五十四名兒童中，有五十名在猝睡症發作前的八個月內接受過 Pandemrix 疫苗接種，以抵擋豬流感。或許疫苗助長了異常的發展，加上其他環境影響和遺傳弱點最後導致發病。因此，病毒感染和特定疫苗接種都與猝睡症有關，但整體風險仍然很小。當我考慮到疫苗接種的好處，並想起錯過疫苗接種的後果，例如小兒麻痺對我親愛的大姨媽埃索造成極大的傷害，我仍然會選擇把接種疫苗排定為我和我孩子的最高優先事項。

為猝睡症異常所苦的人，某些藥物（包括興奮劑）和生活方式的調整是有益的；還有許多優良的病友支持團體和網站。*了解某些症狀也會發生在沒有猝睡症的人身上，可能會有所幫助。這些症狀包括睡眠癱瘓症，就是患者在入睡或醒來時，短時間地無法移動或說話，伴隨而生的還有幻覺。猝睡症患者經常在睡倒時，發生睡眠癱瘓症以及作夢般的幻覺（下一節會討論），加上白天嗜睡與猝倒，構成猝睡症的四大症狀。

睡眠癱瘓症：清醒時的惡夢

英國鄉村深處一座有三百年歷史的小屋裡，七十歲的辛克萊太太孑然獨居。某天她醒來時，發現自己面朝下地躺在床上，她能感覺到有人把手放在她脖子，想要掐死她。她設法翻身，要與她猜想應該是強盜的人對峙。但她沒看到強盜，反而只有一個孩子般的小妖怪在嘲笑

*例如 www.narcolepsynetwork.org。

她。小妖怪開始推她的身體，用床單把她包起來。「我們剛剛幾乎勒死你了，現在我們要把你悶死。」牠挑釁叫囂的樣子，讓人想起約六十年前的小惡霸。她試著移動，卻發現自己完全「平癱在床墊上」，只剩眼睛可以轉動。雖然不信教，但動彈不得的辛克萊太太仍然開始在心裡默唸主禱文。

這可能聽起來像惡夢之類的玩意兒，但因為我研究過睡眠癱瘓症，所以這個故事沒有讓我感到驚訝。睡眠癱瘓症是指我們在入睡或醒來時無法移動，且通常伴有幻覺。許多人沒聽說過夢這個十分有趣的現象。雖然幾乎所有相關研究都集中在成人身上，但睡眠癱瘓症可能發生在任何年齡，所以我們應該把它和其他睡眠障礙一起放在本章討論。當孩子說他們被釘在床上、看到鬼怪時，我們應該認真對待。

那麼，導致辛克萊太太動彈不得的東西，可能是什麼呢？這種經歷通常被歸類為超自然現象。在辛克萊太太的案例中，她開始覺得她的房子裡鬧鬼。她告訴我：「有一次，我對鬼魂說：『如果你要待在這裡，我就要跟你收房租了。』」類似的事情每兩個月就會發生，但她沒有告訴任何人，擔心其他人會認為她「老年癡呆」了。睡眠研究和超自然心理學的交會，讓我和之前提過的金匠學院同事法蘭奇在午餐時談到睡眠癱瘓症的話題。他經常出現在像《今天早上》（*This Morning*）這樣的日間電視節目中，對所謂的超自然現象提供懷疑論的視角（他甚至是ＩＴＶ系列節目《鬼屋》（*Haunted Homes*）的懷疑論者固定班底）。法蘭奇告訴我，他已經算不清有多少撞鬼經歷，在他聽起來就是典型的睡眠癱瘓症——宣稱自己撞鬼的人通常拒絕接受這種解釋。由於我的研究領域是睡眠，因此我們不攜手一起研究這個主題，簡直說不過去。＊

如果不談超自然現象，睡眠癱瘓症還可以用什麼解釋？辛克萊太太在紐西蘭度假時也有類似的經歷，所以她開始挑戰自己的詮釋。「鬼魂跟著我到了紐西蘭？」她想著，然後認為這不太可能。因此她上網搜尋，在網路上首度見到睡眠癱瘓症這個詞。她帶著新學到的知識去看醫生，但醫生粗暴地否定她的意見，說他從未聽過什麼睡眠癱瘓症。

辛克萊太太接著就聯絡了我同事法蘭奇；她在電視上看過他。法蘭奇解釋說，她的經歷相當普遍，也就是睡眠癱瘓症發作時，就是ＲＥＭ睡眠的特徵，包括身體癱瘓、經常做夢，延伸到清醒的時刻。法蘭奇還提供了辛克萊太太一些我們合作研究的論文。

其中一篇論文旨在辨識睡眠癱瘓症的可能風險因素。我們在這項研究中詢問了八百多人

＊我覺得這是「命運」。但身為懷疑論者協會的註冊成員，法蘭奇應該不會贊同我的觀點。我們與其他許多人合作進行本研究，包括布萊恩．夏普勒斯博士和丹．丹尼斯博士（第一章中有提到他）。

（其中許多人是雙胞胎）他們經歷睡眠癱瘓症的頻率。[35]我們還問了其他和睡眠癱瘓症可能有關的事情，例如焦慮、睡眠品質、咖啡因攝取量以及是否抽菸。

整體而言，我們發現大約三分之一的參與者回報說，一生中至少經歷過一次睡眠癱瘓症。這個比例比高於預期，但不同研究的估計數值往往相差很大。我們還發現睡眠品質差、焦慮症狀、威脅生命的事件等，都與睡眠癱瘓症有關。雖然我們的研究沒有表明這些事件會導致睡眠癱瘓症（反之亦然），但如果未來的研究嘗試理解為什麼睡眠癱瘓症現象和這些事件有關，應該會很有趣。

然後我們比較了研究中的雙胞胎，試著更了解睡眠癱瘓症的基因和環境風險。結果發現，同卵雙胞胎對是否曾經歷睡眠癱瘓症的敘述，比異卵雙胞胎更為相似。我們用這些資訊進行估計，認為基因對睡眠癱瘓症有中度影響。從我們的研究來看，在解釋為什麼人們會有不同的睡眠癱瘓症經歷時，基因和環境影響似乎多少同等重要。

在強調基因對睡眠癱瘓症的重要性之後，我們檢視了某些特定基因；這些基因先前已被發現與我們的睡眠、生理時鐘的不同面向有關。我們發現PER2基因的一項變異與睡眠癱瘓症有有趣的關聯。*這項變異先前已知與我們的晝夜偏好——比較算是晨型人或夜型人——以及睡眠的某些面向（例如品質）有關。率先研究這一重要主題，讓我們都很興奮。從整個領域來看，壓力或任何打斷睡眠週期的事物，都可能會增加我們經歷睡眠癱瘓症的機率，再次凸顯一致睡眠儀式的價值。

當我問辛克萊太太，她是否仍然相信家裡有鬼時，她毫不猶豫地回答：「當然不是！我的經歷與壓力有關。過去幾年中我經歷了很多事情。」辛克萊太太自從與法蘭奇討論過後，就再也沒有發生睡眠癱瘓症的情形，所以尚不知道這項新資訊對於睡眠癱瘓症發作是否有幫助。然而，她仍然感到如釋重負：「我現在知道睡眠癱瘓症不會害死我。能與法蘭奇教授談一談，我覺得非常、非常、非常幸運。」

為了進一步幫助像辛克萊太太這樣的人，我們需要了解那些已證實可以有效讓我們放鬆、幫助良好睡眠的技巧，如正念，是否也可以發揮減少睡眠癱瘓症的連鎖效果。我們不僅需要知道誰可能會睡眠癱瘓症發作，還要知道何時可能發作。我們希望開展防止這些經驗的方法，或幫助人們因應這些經驗，希望睡眠癱瘓症不要那麼可怕——雖然有趣的是，某些患者表示根本

＊我們的結果應該當成是初步結果，因為我們的樣本特別小。此外，在考慮到我們還研究了其他遺傳變異後，分子遺傳學的結果在統計上並不顯著。我們的發現可能是碰巧的結果，必須要以更大的樣本數量進行複製。

不感到害怕。

沒錯。我採訪過的另一個人解釋說，她第一次發作是在火車上，母親就在她旁邊。她不知道自己發生了什麼事，但從未覺得恐懼；相反地，因為母親在身邊，所以她覺得很安心。之後每次發作，她都設法再次達到這種安心的感覺。其他人也呈報說，認為睡眠癱瘓症是幸福的，或甚至將之歸類為積極的超自然體驗。了解人們為何對這種無法移動的狀態會有如此不同的反應，可能可以提供資訊，讓我們可以用來幫助患者減少對睡眠癱瘓症經歷感到的恐懼。

關於這個主題的研究其實還處於起步階段。對於患者而言，知道這種普遍的經驗叫什麼、他們不是唯一會發作的人、睡眠癱瘓症常是家族遺傳的，就夠讓他們安心了。*媒體報導我們的論文後不久，我們收到了一封電子郵件，寄件者在赫芬頓郵報上看到我們的研究。他這輩子經常睡眠癱瘓症發作，他的父親和妹妹也曾提到自己會發作。他在信件的結尾寫道：「這可能與你們完全無關，但今天是我們首次可以用某個名字、某種描述來說明以前／現在發生的事情，讓我們如釋重負……我只是覺得我必須表達感謝之情。」

據說，睡眠癱瘓症也會發生在兒童身上：有些孩子發現自己動彈不得，醒著卻動不了。但是這個主題有什麼研究？我們缺乏對幼兒睡眠癱瘓症症狀的系統性檢視，而在青少年身上則稍有關注。在墨西哥市的高中，人們發現超過四分之一的受訪者曾經歷過睡眠癱瘓症（研究中稱睡眠癱瘓症為「屍體爬到我的身上」的經驗，並失去移動或說話的能力）。[36]這個主題必須在生命的不同階段進行系統性的研究，以讓成人患者已經開始接觸到的好消息，也可以傳達給孩子。

爆炸頭症候群

「多數時候都是『吉他』撥弦的聲音，好像把電吉他插上電，然後有重物落在弦上。……」

「爆炸……就像是爆炸，沒錯。好像槍……比較像電動的，像閃電一樣。好像會痛但其實不會，只會讓我醒來。然而我很害怕，腎上腺素奔流全身，心臟好像要停了。就像從馬上摔下來，很恐怖……」

這些真實描述的敘述者，經歷的是另一種鮮為人知的睡眠問題，稱為爆炸頭症候群——你讀得沒錯。它聽起來可能像某個聳動報紙標題中使用的字眼，但它真的是一種睡眠障礙。

儘管我對睡眠長久以來深感興趣，但我第一次聽到這種症候群，也是上述同事法蘭奇告訴

＊還有一些心理和藥物治療選擇，但還沒有強大的數據支持這些療法。

我的。法蘭奇寄了一封電子郵件給所有同事，詢問是否有人有興趣見見北維吉尼亞州阿格西大學的美國專業心理學學院副教授布萊恩．夏普勒斯博士；他也恰好是《特殊與罕見之心理障礙》（*Unusual and Rare Psychological Disorders*）[37]的作者，是這種症候群的世界級專家。在花了幾分鐘玩味身體其他部位爆炸（可能還有飛眼症候群嗎？）是什麼樣子後，我回信好把握住這次機會。

一週後，我坐在夏普勒斯對面，聽他說明關於這種神奇病症的所有情形。夏普勒斯注意到我對疾病的名字感到困惑，他告訴我：「爆炸頭症候群可能是醫學上最好的名字了，但它有點誤導的嫌疑，因為頭部並沒有真的爆炸；真的爆炸的話就是非常嚴重的疾病了。這種症候群確實廣受關注，但是〔夏普勒斯的教授同事〕彼得．高茲比和我一直主張將名稱改為『偶發性顱部感覺休克』，聽起來不那麼誇張，也提醒大家，患者也可能在發作時感受到視覺效果（例如，看到光線閃過或電視雜訊）。病症就像某些搖滾明星一樣，年齡漸長、成熟後，就需要換個名字。」

夏普勒斯接著告訴我更多有關於這種異常的資訊，包括在入睡或醒來時感受到巨大的噪音或閃光。[38]這可能類似看到閃電或聽到煙火，但沒有外部原因。我有問過，這不僅是外面有汽車回火或架子跌落造成的情況。爆炸頭症候群會讓我們很快驚醒，可能感到害怕或沮喪。然而，它是良性的，不會引起疼痛。話雖如此，有疑慮的話都還是應該去看醫生，醫生可能會想要排除更讓人擔心的疾病，例如癲癇。

至於導致這種古怪症狀發生的原因，儘管我目前正與好幾項計畫合作，目標都是要回答這個問題，但目前尚無定論。當前主流理論偏向認為慣常入睡的流程受到干擾。通常當我們入睡時，腦幹中的網狀結構開始抑制我們移動、看、聽事物的能力。在爆炸頭症候群的案例中，有人認為網狀結構非但沒有關閉聽覺神經元，反而還讓神經元全部一起運作。典型的響聲「砰」就是這麼來的。正如夏普勒斯說的，並非所有人都同意這種解釋。他告訴我：「我收到的電子郵件中，有些比較有趣的是來自有爆炸頭症候群的人。有些人會告訴我，我竟然會蠢到相信那些『醫學解釋』，因為他們早就知道原因是手機、主動式公用事業監控系統、邪惡的政府幹員。對他們而言，爆炸頭症候群是微波導向了腦袋，造成這些爆炸，而不是正常睡眠過程中的小小火花。」

多數有過這種經驗的人並不擔心，但有些人會擔心。夏普勒斯接著解釋說：「我和某些每晚都會發作五到七次的人合作。對他們而言，這真的是負擔。幸運的是，在我所做的研究中，只有大約百分之十五出現過爆炸頭症候群的人受到負面影響。對這群人而言，遺憾的是現已證實有效的治療方法很少，儘管有人認為，任何減輕壓力的技巧都可能有所幫助。

當我向夏普勒斯詢問兒童的爆炸頭症候群時，再次發現我們對此似乎知之甚少。他說：「我們對兒童的個別睡眠癱瘓症所知不多，對爆炸頭症候群的了解就更少了。」但是他正在研究相關題目，也建議未來可以合作以了解更多資訊。

幫幫忙！

顯然，兒童和成人都會經歷許多的睡眠困難和異常；這裡只討論了一小部分。有鑑於這些睡眠問題的頻率，很多人都在尋求幫助。那麼，外界有什麼幫助？醫生應該是最先求援的對象；但許多醫生在睡眠醫學方面的訓練有限。那麼，還有什麼建議可供參考？市面上有為兒童睡眠臨床醫生編寫的優質書籍，如《小兒科睡眠臨床指南：睡眠問題的診斷與管理》（*Clinical Guide to Pediatric Sleep: Diagnosis and management of sleep problems*）（前面提過這本書；本章提供的某些建議也出自此書）[20]和《小兒科睡眠問題：給臨床醫生的行為介入指南》（*Pediatric Sleep Problems: A Clinician's Guide to Behavioral Interventions*）。[39]與兒童睡眠困難纏鬥的照顧者，可能會對《法伯睡眠寶典：如何順利解決孩子的睡眠問題》[40]和《解決兒童的睡眠問題：給父母的步驟指南》（*Solving Children's Sleep Problems: A Step by Step Guide for Parents*）。[41]某些書籍在設計上煞費苦心，以利與孩子一起使用，例如《害怕床時該怎麼辦》（*What to Do When You Dread Your Bed*）。[42]還有專門為因應兒童睡眠問題設計的網站和手機應用程式，有些是由頂尖醫院中優秀的睡眠研究人員所開發。雖然這些手機應用程式的效力還必須受到研究檢視，但它們的潛力無窮。

我們應該也要覺得可以質疑醫生。為什麼我們大多數人似乎對於詢問二手車內部運作的問題更為自在，對自己身體的內部運作就不是如此？醫生有時會開藥，但可能不願意與你討論他是出於什麼思路或理由而做了這樣的決定。是不是因為行為治療是大勢所趨，因為許多睡眠問題似乎都是如此？*開藥時，不一定會討論可能的副作用，這點在褪黑激素上尤其值得注意。褪黑激素是一種本來就會產生的激素，許多專家認為它有益於特定兒童。[43]褪黑激素也很受父母的歡迎，認為它「自然」又能有效減少孩子的睡眠問題。[44]儘管如此，有人指出，還沒有研究真的追蹤那些長期服用褪黑激素處方的兒童，確認它的安全性，而且它也不是登記為兒童用藥。[45]然後，非處方藥的褪黑激素藥丸成分也讓人擔心。一項研究調查在加拿大藥局購買的補充劑，發現褪黑激素藥丸中的褪黑激素含量，比包裝上所寫的低了百分之八十三，或是超出驚

＊雖然某些睡眠障礙不適用，如猝睡症和睡眠呼吸暫停。

人的百分之四百七十八。[46]化學血清素的調查則發現，在三十一個樣本中，有八個是大量服用時會有危險的，令人擔心。總而言之，我們應該要覺得可以質疑建議，並遵循我們認為適合我們的建議。這種態度也適用於本書中提供的任何訣竅。

記住童年有多短暫也有幫助；今天覺得無法忍受的事情，明天就不是問題了。睡前戰爭或睡不著可能會維持一段時間，[47]也可能讓全家（還有飽受折磨的鄰居）吃不消，但問題是會消失的。澳洲一項研究的數據很完善地說明了這一點。該研究詢問了四千多位兒童的父母他們孩子睡覺的情形。相當多父母（百分之十三）回報說孩子在四至五歲時有中度或嚴重的睡眠問題。當兩年後再問一次孩子睡眠的情形時，之前認為孩子有中度或嚴重睡眠問題的父母中，超過四分之三不再覺得有這種情形。[48]

去睡就對了！

總而言之，發生在新生兒階段的睡眠挑戰，通常會隨著孩子長大、開始能睡整夜而減少。但隨著發育，孩子更可能遇到其他問題。睡眠結構的轉變，例如REM睡眠減少，使得某些問題更可能發生。對世界的理解增加，加上學習閱讀等技能的發展，可能意味著某些孩子會脫離情緒的保護殼，感受到焦慮，因此難以入眠。溝通技巧進步，讓孩子可以告訴我們夜裡可能發生的事情；我們之前很幸運地都不知道細節。所以與其想著**去睡就對了**，我們應該仔細聆聽；而且必要時，應該解釋看到鬼魂其實有非常合理的原因。

第四章　個個都是懶羊羊？青少年的睡眠

青少年（十三歲至十八歲）的建議睡眠時間：每二十四小時要睡八到十小時[1]

青少年有時候看起來懶洋洋的。真的有那麼懶嗎？

一九九〇年代初期、我十四歲的時候，迷上了附近大街上電子器材店進的高傳真音響系統，為它激動得情難自禁、晚上徹夜難眠。這套器材出自ＳＯＮＹ，有一個雙卡帶播放器、一個ＣＤ收納抽屜，上面有一個唱機。對還是青少年的我而言，這套系統代表嫻熟科技的顛峰之作，也是最酷的地位象徵。唯一的問題是，我必須存好大一筆錢才買得起這台怪獸。

因為年紀太小不能在店裡打工，所以我當起了送報生，拖著一大袋報紙穿梭鄰里的大街小巷。而且，由於倫敦西南聖瑪格麗特區的良好公民想一邊吃早餐、一邊看報紙，所以我必須早上六點之前起床以完成新工作。我維持了一陣子。而且因為我是送早報這一輪少數的女性之一，我吸引了兩位追求者；他們會在送完自己的份之後，騎著腳踏車來幫我。但一段時間後，青春期睡眠的需求，與我每週賺取女王陛下最珍貴的十六英鎊好買音響間的衝突，變得難以忍受。

最後，我躺在床上，求我媽接手一天的工作。我那善良、充滿社會意識的媽媽，一想到店主或要看報的人會失望，就無法忍受，因此毅然扛起了我那袋報紙穿街過巷。她到今天回想起那兩位追求者看到她拖著報紙袋時的驚愕，仍然覺得十分有趣（此外，對於他們完全沒有提議要幫忙一事，她也仍然有點介意）。

我們多數人都知道這種青少年行為；這類故事往往會使青少年顯得懶惰。然而其實，這個年齡的小朋友正在勇敢地因應最難以招架的生理和社會變化，努力要度過這個艱難的時期。

那麼，為什麼青少年會覺得早起這麼困難呢？嗯，簡而言之，對他們而言就是這麼難、難得要命。如果你要求青少年早上六點起床，不論是為了送報還是準時上學，對他們身體施加的壓力就好像要更年幼的孩子或成人在更早的時間、比如早上四點起床一樣。青少年的身體更適合維持在熟睡狀態。

對褪黑激素濃度的研究，讓我們得以理解上述的情形。褪黑激素就是第二章中討論的黑暗荷爾蒙，人體會在半夜時旺盛分泌。當比較青少年與其他年齡的人褪黑激素濃度時，會發現青少年褪黑激素濃度的高峰出現的時間較晚。這種現象足以證明，與生命中其他時期相較，青春期的生理時鐘較遲，或說時間往後移了。這種變化有助於解釋為什麼青少年睡得晚且早上起不來。

但是，青春期中褪黑激素動態，以及隨之發生的上床與起床時間延遲的變化，是什麼造成的呢？這種時段延遲，長久以來都歸咎於因為青少年事情太多，所以不能早點上床睡覺。他們有作業要寫、有工要打、有派對要參加，現在還有無數的社交媒體網站要看，以免錯過任何社交動態。他們努力工作、努力玩樂。最重要的是，父母開始賦予青少年更大的自主權，自己決定何時上床睡覺。這些因素加起來，意味著他們上床的時間開始變晚、然後更晚，最後他們的生理時鐘和褪黑激素濃度，會與他們明顯的行為選擇變得一致。

但如果更深入地檢視，會發現情況似乎更為複雜。[2]尤其青春期生物性變化的迸發似乎比年齡變化更重要。例如，研究發現生理發展愈成熟的青少年，愈喜歡晚點上床睡覺。研究也指出，睡眠模式的改變，是青春期荷爾蒙異常變化造成的其中一項結果。

太亮了

科學家絞盡腦汁，試圖找出青少年生理時鐘延遲，是由什麼原因造成的。這麼多青少年在如此異常的時間睡覺，到底怎麼回事？不論他們住在哪裡、喜歡做什麼，不論是住在紐西蘭[3]、日本[4]、芬蘭[5]還是其他地方，不論他們身處的是工業化之前還是之後的文化，[6]多數青少年都會出現這種睡眠模式；甚至在其他哺乳動物身上也會發現這種轉變。

解釋這種延遲的主要觀點，著重光的影響。人體內二十四小時晝夜作息的生理時間，能與周圍世界保持同步，最重要因素就是光，因此人在不同年紀對光敏感性的變化，可能很重要。有人認為，隨著年齡增長，年輕人可能對夜間的光線變得更加敏感。如果他們覺得晚上比較亮，可能會更加清醒，有可能會影響他們早點入睡的能力。美國的科學家做了一次周詳的實驗驗證這項假說。他們讓處於青春期不同階段的青少年暴露在光線中，根據他們體內褪黑激素的分泌來觀察他們的反應。[7]研究團隊預期發展愈成熟的青少年，晚上對光會愈敏感，褪黑激素分泌高峰的抑制也會愈強大。因此，他們要等更久才會接收到身體需要入睡的信號，上床時間因而延遲。但有趣的是，實驗結果與預期恰恰相反：發展最不成熟的青少年，晚上對光最敏感。研究人員因此修改了假設，認為生理時鐘的延遲，可能是因為年齡較大的青少年暴露在光線中的時間較長，而不是對光線本身較敏感。或許年齡較大的青少年有更多的自由，晚上較常看電視或上網，或大致上而言比年齡較小的青少年更常待在光線充足的環境中。這種解釋，說明行為選擇以及出於基本生理狀態的變化都很重要。整體而言，當兒童進入青春期、對光變得較為敏感，使他們的生理時鐘開始延遲，導致較晚上床睡覺和晚上行為的改變，增加了夜間暴露在光線中的時間。

漫長的一天

對於時間變化的另一種解釋，著重認為人體生理時鐘的步調，可能會在不同年齡產生變化。我們體內的生理時鐘天生就以約二十四小時為週期而運作，但不同人肯定會有不同的（時鐘）節奏；每個人的一天有多長，其實因人而異。有人認為當青少年年齡漸長，他們「體內的一天」也可能變長，由此可以解釋青春期獨特的睡眠時間。這種觀點的轉變乍聽之下很有吸引力，也可以巧妙地說明為什麼青少年慢慢地愈來愈想晚點上床，但要透過實驗支持這種觀點，頗具挑戰性。

各位或許會好奇，我們到底如何評估體內時鐘的步調，畢竟體內時鐘會不斷根據「時間線索」（德文為 zeitgebers），或說不同的環境面向而調整。例如，光線有助於體內時鐘與周遭世界維持同步。這類評估確實不好做。如果允許我們把一群青少年鎖在漆黑的洞穴中，不與任何可能干擾他們體內時鐘的人或東西接觸，會獲得非常有用的資訊，說明青少年的生理時鐘運作得有多快。但這種做法好像不是很妥當，也絕不會見容於道德委員會。

所以，研究人員開發了其他技術，調整我們感受世界的方式，以了解生理時鐘天生的速度。其中一種技術叫做「強迫不同步」，通常會邀請受試者待在實驗室，提供他們迥異於平常的光明與黑暗模式。這項實驗的重點，是「人造日」必須比預期的短得多或長得多（差異要長達幾個小時），否則身體會適應新的光照時間表，我們就無法衡量實際情形。因此，受試者可能要忍耐二十或二十八小時的週期，每天光照時間約占三分之一，其餘時間是沒有光線的。

這種調查必須在無窗的實驗室中進行，才不會洩漏外面世界的時間。我在賓州的睡眠實驗室工作時，有幸參觀類似實驗的受試者情形，條件是我絕不可以洩漏現在到底是白天或晚上幾點的任何線索。我獲准進入受試者要待一週的小臥室後，很快地環顧四周，看到了吉他、成列的書本和跑步機，讓受試者可以打發時間。我是在工作了漫長的一天後抵達實驗室的，覺得很疲倦，已經準備晚上要好好放鬆一下，身體慢慢沉入睡眠的狀態。但受試者卻認為現在才大清早。

我無法確保自己不會打哈欠，或突然脫口說出「我得回家睡覺了」之類的話，所以我讓對話一直處於讓人痛苦的生硬狀態。一開始受試者明顯地希望有人陪，但很快就覺得乏味。在選擇要跟倫敦來的、出奇無趣的G博士聊天，或是繼續他一板一眼的實驗室生活，他選擇了後者。看到他其實無處可去也沒有要赴約，還得找藉口結束對話，其實有點尷尬；連「我突然想起還有事先走了掰」這種理由都無處揮發。

強迫不同步的研究，使研究人員能夠估算一個人內在的一天有多長，例如二十八小時的一天，對受試者的生理時鐘而言就太長了，無法按照這種週期運作。研究人員測量各種生理參數，推斷受試者的身體認為現在幾點。例如，他們可能把重點放在褪黑激素和核心體溫這兩項由體內時鐘控制的反應（通常稱為時鐘「產出」）。

寫到這裡，研究人員為什麼重視褪黑激素應該很明顯了——要知道生理時鐘的指針現在指向哪裡，沒有比褪黑激素分泌模式更可靠的指標了。由於褪黑激素通常是身體在夜幕降臨時開始分泌（在夜間達到高峰），因此研究人員會在昏暗的光線條件下進行評估，避免光線干擾褪黑激素分泌的可能性。

核心體溫是科學家重視的另一項產出。就像褪黑激素分泌是可以預測的，體內生理時鐘對體溫也會施加不偏不倚的控制。體溫的變化範圍很小，且從不會偏離平均的攝氏三十七度太多。在這個範圍內，體溫在傍晚時最高，在清晨或習慣醒來前的幾個小時內最低。

在一九九九年的一項研究中，美國的研究人員邀請十名平均年齡十三歲半的青少年，在實驗室中生活約兩週，以評估他們體內的運行節奏。[8]受試者每天按表操課，包括下午的手作活動、晚上看電影等娛樂時間。他們的生活轉為以一天二十八小時的週期運作，並進行數次唾液中褪黑激素和體溫的監測。研究人員發現，研究中的每位青少年體內的一天都超過二十四小時，平均時鐘週期為二十四點三小時。聽起來不特別誇張，但論文作者認為，這比一般成人呈報的數字稍長一點，*並據此論證最初的假設，認為這證明了青少年體內的一天可能比其他年齡的人更長。對雄性老鼠的研究也發現一致的證據（雄性老鼠的發育會導致和人相似的晝夜作息變化）。[9]不過也有人爭辯說，一九九九年研究中發現的變化，可能與青春期無關。總而言之，目前尚難斷言在青春期，生理時鐘週期是否延長，並因此使睡眠時間發生變化。

還不想睡？

解釋青春期睡眠時間變化的理論，最後一種值得考慮的說法，著重「睡眠體內平衡」。各位可能記得，我們在第一章中提過，睡眠體內平衡相關研究認為，動物清醒的時間愈長，想要睡覺的驅動力量就愈強。以青少年而言，有學者認為，當人類進入青春期的發育階段，必須維持清醒較長的時間後才會感到困倦。所以，如果兒童在晚上十一點上床睡覺，清醒的時間就夠他們覺得筋疲力盡並很快入睡；但對於青少年而言可能沒這麼簡單，因為他們清醒的時間就是還沒有長到讓他們想睡覺。因此，當青少年發展愈成熟，會愈晚上床睡覺，是很合理的。

美國科學家的研究驗證了上述主張。[10]他們邀請了一群兒童、青少年參觀他們的實驗室。

受邀者中大約有一半尚未進入青春期，處於十一歲左右的過渡階段，是準備脫離童年並成為青少年的交界時期。另一半受邀者發育得比較成熟，約十三歲，身體開始展現出成年人的樣子。研究人員要求所有受試者坐在床上、維持清醒達三十六小時，並與多頻道睡眠紀錄儀相接——這個系統可以測量腦波和其他生理變項，準確偵測受試者是否睡著。每隔兩個小時，會有人提醒這些年輕人安靜地坐著、眼睛閉上，然後用二十分鐘的時間試著入睡。各位可能覺得，太好了；但如果他們真的睡著了，又會被叫起來。如果各位曾經在坐飛機時想打個小盹，隔壁的乘客卻因為機上酒吧而過於興奮的經歷，這項實驗就是很類似的感覺。

研究人員對年輕人是否能夠入睡、如果能的話多久時間能睡著很感興趣。受試者入睡的速度愈快（當然，**如果**他們能睡著），就愈能斷定是睡眠體內平衡驅動受試者入睡。

夜裡不算太晚、大約八點半的時候，兒童和青少年群體間沒有差異。不過更晚一點，從晚上十點半（距離上次睡覺的時間已經十四個半小時）到凌晨兩點半，研究人員發現兒童比青少年更容易入睡，而且入睡的速度更快。因此，和一開始預期的相同，青少年似乎需要比兒童更長的清醒時間，才會覺得想睡覺並且入睡。這項理論也獲得其他研究的支持。[11]

＊使用類似方法評估時更接近二十四點一。[6]

回顧過去所做的大量研究，會發現似乎許多不同過程的交互作用，造就了所謂的「完美風暴」。[12]青少年在慣常的就寢時間不想睡覺，因此上床時間愈來愈晚；而光線在幫助他們適應由社會、社交因素驅動的時程上，又有所不足。這些因素都導致早上起床無敵困難。

夜貓子青少年是怎麼演化的？

當我們想理解導致青少年變成夜貓子的原因時，不禁要問：讓青少年與社會上其他人都不同步，有什麼演化上的優勢？直覺上，這種不同步似乎可能阻礙他們融入社群，導致衝突和傷害。研究人員有時會從演化的角度，討論青少年和家人疏遠、卻與同儕親近的原因。[13]或許，青少年彼此的時程較相似，且與其他人的時程都有所不同，是否促進了這種疏遠家人、親近同儕的過程？或許，在他們特定的時程中，其他青少年是唯一還醒著且在活動的人，那麼唯一可以一起鬼混的對象，不就只有其他青少年嗎？或許，讓青少年在夜間維持清醒，可能讓他們得以保護整個群體；這在過去可能尤其重要。如果人類在不同年齡，會按照不同時間睡覺，那所有人都可以輪流保持清醒，守望整個群體。[14]睡眠使我們脆弱，因此隨時都有人保持清醒，可以增加生存機率，讓我們具備演化上的優勢。年輕而強壯的青少年，值的可能正好是最危險的班——夜班。

演化出這種特定的睡眠時間，也可能是要讓青少年更容易在夜間這個浪漫邂逅最常發生的時間醒來。[15]夜晚也可以降低群體中年齡較長者的競爭，因此較容易找到伴侶。在青春期這個人類發展的關鍵時期中，這種模式還能助長更高的自治與獨立。

也有人不賴床

但是那些參加划船隊、每天清晨五點起床也輕鬆自如的青少年呢？他們是否推翻了青春期睡眠時間變化的理論？並非如此。當我們向非科學背景的人提出科學論證時，人們有時會指出某些例外來「推翻」一項陳述。一說「吸菸會致癌」，就可能有人反駁：「我阿媽每天抽四十支菸，一抽就是八十年，她可是活到了一百歲。」懷疑論者在這些討論中沒有抓到重點。我們沒有宣稱說每個抽菸的人都會生病，而是強調兩者間的關聯性。因此，我們說的不是所有抽菸的祖母都會得癌症，而是完全不同的意思。假設有兩間祖母俱樂部，一間限定只有抽菸的祖母才可以加入，另一間則是不抽菸的祖母專用的，那麼抽菸俱樂部的會員中，可能有百分之十二會被診斷出罹患肺癌，而另一間俱樂部的比例可能僅為百分之一。

那些基因差異

就像不是每個老菸槍阿嬤都會罹癌一樣，不是每個青少年都會晚睡或早上起不來。青少年中也有許多人打破常規、覺得熬夜非常困難。這種青少年間的差異非常重要，因為夜型人可能比其他人遭遇更多的困難。例如，一項針對兩千多名十二至十八歲青少年的研究發現，夜貓子與較差的自我規範能力有關，例如容易忘記指示或行事衝動。[16] 其他研究也提出偏好夜晚與其他多項事物間的關聯，包括更常尋求刺激、濫飲、濫用藥物、採取攻擊性行為。[17~19]

若要解釋人與人間在時間偏好上的差異，基因和環境仍然是很重要的原因。科學家已經探索了不少基因，想要找出哪些基因可能與此有關。這些基因包括「時鐘基因」或「晝夜作息基因」，例如CLOCK、PER1、PER2、PER3。這些基因在不同人體內可能是不同的版本，而具備某些類型的人則較可能在早上精神最好。這不是說，我們可以看著你的DNA，就知道你比較喜歡早起還是熬夜，而是代表說，具備恰當技術的實驗室人員，如果手邊有一萬名晨型人和一萬名夜型人的DNA資料，他們就可以分辨出哪些DNA樣本來自哪組人；他們預期某些版本的基因，在一組出現的可能性會高於另一組。

「時鐘基因」之中，PER3的某種變化型備受關注。人類在基因上非常相似，僅有細微的差異。DNA部分片段會重複是正常的，而人與人之間有所差異的原因之一，就是某些DNA

片段重複的次數。以PER3為例，這個DNA上的特定部分，會重複四或五次。這種次數差異與我們喜歡在什麼時候活動有關；與重複四次的人相比，重複五次的人更可能是晨型人。*雖然我們現在還不能真正了解箇中原因，但這種基因差異，可能影響PER3所製造的蛋白質數量與類型，而這些蛋白質也可能回頭影響我們體內的生理時鐘。[21]我與薩里大學的分子生物學教授賽門．亞契討論這件事時，他說：「PER3重複的序列變異，似乎是靈長類特有的現象，讓靈長類得以進化，更能適應晝夜變化的生活方式。因為這種差異還與不同的晝夜偏好有關，例如晨型人或夜型人，所以也可能有助於早期的人類社會個體，能在一天內不同的時間進入活躍、警覺的狀態，增加生存的機會。」所以就像青少年跟社會中其他族群的生理時鐘略有不同一樣，PER3多型性有四次重複的人，可能與有五次重複的人，具備不同的生理時鐘。

我們彼此間許多古怪的差異，例如想要什麼時候起床、什麼時候工作或運動的表現最好、什麼時候上床睡覺，顯然受到多重基因的影響；每個基因在造成差異上，都起了推波助瀾的效果。先前（第二章）已經說明，對基因的初步了解，已經使研究人員更加投入，著重人與人間

＊我們這項由牛津大學尼可拉．巴克萊主持的研究中，沒有辦法在某項小型研究中複製這種特定的關聯性。[20]

許多基因差異（進行全基因組相關的研究）。這類研究近期已經確定，偏好早起與許多鄰近時鐘基因的基因變異有關（例如包括最著名的PER3），[22~23]與先前設想相去不遠。

我要追劇！沒時間睡覺！

談完基因，接著來看看環境中有哪些面向，會造成我們睡眠時間的差異；許多因素都可能造成影響。本書其他章節會討論某些可能因素，包括攝取太多咖啡因——不僅咖啡含有咖啡因，能量飲料也含有咖啡因。研究發現，下午或傍晚攝入的咖啡因確實會讓生理時鐘延後，[24]酒精也有類似的效果。[25]最近的研究重心則是使用電子媒介對青少年的影響，原因有二：第一，就算不是專家也看得出來，電子產品已經無所不在、大行其道，再不情願的人都無法擺脫其掌握。美國知名機構國家睡眠基金會二〇〇六年進行了一項研究，一部分目的是要教育大眾，眨眼四十下對安全健康有多重要；這項研究連帶發現了電子產品驚人的數量。研究人員召集一千六百多位父母或青少年照顧人員，問他們孩子的臥房中能找到哪些電子產品。[26]幾乎所有的孩子（百分之九十七！）房間中都有至少一項電子產品，足稱驚人。多數典型產品都是電子音樂設備，超過百分之五十的孩子房中有電視，將近一半的孩子有手機。*周圍有這麼多東西，只意味著根本沒時間睡覺；就算有時間，孩子也會因為太興奮而難以安靜下來入眠。[28]為了進一步了解科技對睡眠的影響，國家睡眠基金會二〇一一年做了更進階的調查，著重十三至六十四歲者[29]在科技使用與睡眠間的關係。調查發現，三十歲以下的族群中，有百分之九十六的人會在上床前一小時內使用電子產品（百分之七十二的青少年會在這個時間用手機）。

電子媒體使用成為研究重點的第二個原因，與某些產品放射的光線有關。「電子媒體」涵蓋了各種東西（包括音樂播放器、電玩主機、電腦），而其中某些產品，例如手機或平板電腦，會因為他們放射的光線類型而造成更多問題。光的顏色是根據波長而定，人眼可見光的範圍，包括從波長最短的紫色到最長的紅色。藍光是光譜中最靠近短波那一端的可見光，是我們在夏日晴空萬里時在室外看到的那種光，也是許多手機和平板電腦發出的光。但這種光有個問題——它可能是最會影響睡眠的光線。在調節體內時鐘與外在世界同步、決定身體何時要分泌褪黑激素這種黑暗荷爾蒙上，光線扮演關鍵的角色。因此，下次在睡前看手機或平板電腦時，應該要提醒自己，我們其實正在告訴身體現在是白天，正在指示身體延遲分泌褪黑激素，而可能因此覺得不想睡。除此之外，還有研究顯示，就算不考慮晝夜作息系統，光線會直接影響大

＊國家睡眠基金會在二〇一四年進行的最新調查發現，百分之七十五的兒童臥室裡至少有一項科技裝置。讓裝置在就寢時間後還維持開啟狀態，與較差的睡眠品質有關。[27]

腦，大腦會敏銳地警覺到光線的存在。[30]例如，電子媒體的使用不僅會延遲睡眠，還會影響睡眠的其他面向，導致睡眠整體時間縮短。[28]電子媒體對生活中其他時間也會造成問題。已經有研究發現，每天都使用觸控螢幕的嬰兒或幼兒，睡得比其他寶寶少。確切地說，他們每多用一小時的平板電腦，就會少睡十五點六分鐘。[31]

要如何因應這種情形，答案很明顯：我們應該避免在睡前使用電子媒體。國家睡眠基金會建議，在睡前至少一個小時關閉所有電子裝置。哈佛醫學院顯然建議，就寢前整整兩到三個小時內，應避免暴露在藍光中。[32]另一項建議是，在準備進入夢鄉之前，應限制暴露在藍光中的時間。有些研究發現，暴露在螢幕前僅一小時，可能在臨床上不足以嚴重影響我們的褪黑激素或睡眠。[33~34]然而，整體而言，我們暴露在強光中的時間愈長，似乎對褪黑激素的抑制就愈強，時間延遲得也愈多。[35]*雖然科學家對於多長時間才算太長並無共識，但是整體訊息非常明確：如果各位堅持在睡前使用電子裝置，務必要限制使用時間。

如果我們就是喜歡在半夜看搞笑推文，或在WhatsApp上和密友聊天，現在已經有人設計出橙色調眼鏡以抵擋藍光對眼睛的影響。[36]要這些網路鄉民戴眼鏡，或許饒舌歌手威廉與U2主唱波諾戴眼鏡的時尚形象，能讓他們起而效尤。但撇開眼鏡不談，也許最佳的解決方式是讓電子大廠正視問題，這也是研究人員持續呼籲的。蘋果和亞馬遜這類科技巨頭，終於承認了藍光的問題，並改變了某些產品在夜間的發光模式。現在，許多手機都可以轉為夜間模式，發出較不具干擾性、聽起來更誘人的橙紅色光。[37]鑑於優質睡眠對於生活各個面向都至關重大，加上我們使用手機和平板電腦的程度，這種改變想必對參與其中的睡眠研究人員來說，是值得慶祝的一刻。我們只希望這些努力不會有反效果，這些光線的變化不會被用來當成半夜推文、在 WhatsApp 上聊天或熬夜工作的藉口。限制對科技產品的使用可能很有效，例如採取「工作時間以外不發送電子郵件」的政策，或是買個家庭保險箱，每個人在睡覺前可以把手機放進箱裡充電。[38]

僅僅忽略手機或改變手機發出的光可能還不夠，最好能將所有的電子裝置隔離在臥室之外。在檢視十二萬五千名六至十九歲兒童的睡眠與手機／平板電腦使用間的關係時，研究人員發現，臥室中的裝置即使不使用，也會干擾睡眠。[39]我們不希望上床時還想著，重要的 email 回覆會不會在我們睡著時「叮」地一響，或是夜裡醒來時有想檢查簡訊的衝動。就像我們購物時會考慮要不要把三層糖霜的巧克力蛋糕放進購物車一樣，避免誘惑是最好的做法。研究人員

*有趣的是，研究人員還發現，如果以分鐘為單位評估影響，在光線中暴露的時間較短，對晝夜作息和褪黑激素的影響更大。[35]

若要取得更多進展，了解為什麼有些青少年可以輕鬆地關掉手機和其他裝置，有些青少年卻難以與科技分離，是重要課題。

表觀遺傳學：基因組之外的影響

當我們七拼八湊地想要了解基因和環境如何影響睡眠偏好的複雜議題時，會接觸到表觀遺傳學（意思是「在遺傳學之外」），讓複雜程度更上一層樓。各位可能在大眾媒體中聽過表觀遺傳學一詞。簡而言之，人類天生的DNA序列會終其一生都維持一致，且在幫助我們成為各不相同的個體上，扮演關鍵角色，這是長久以來大家都知道的事情。DNA序列在體內幾乎每個細胞中都是相同的。某項把重點放在表觀遺傳學的研究有較新奇的發現，就是我們如何控制基因的開關，或是在不需要某些基因運作時，把效用減弱，就像使用調光開關調整光線明暗一樣。表觀遺傳的影響是動態的，意思就是可能會受到環境影響，例如我們是否抽菸。它們也會在我們生命中不同階段改變。根據我們對青春期會發生的各種生理變化的認識，這個時期也是表觀遺傳變化特別有趣的時期。表觀遺傳學運作的方式之一，是透過所謂「DNA甲基化」的過程。「甲基」（碳氫化合物）可以與DNA結合在一起，導致DNA再也不能傳遞訊息，或是可以表達的字數變少。[40]把DNA想像成是嘴巴，把甲基當成襪子。如果有人把襪子塞在你嘴裡，則無論你有多少進行優雅對話的潛能，都無法表達出深刻的訊息。當然，這是一種將實情過分簡化的類比，而且在分子的層級上到底發生了什麼事，還有許多面向待釐清。因此，儘管我們可能擁有使我們在晚上比較有活力、或比較沒精神的基因，這些基因能運作到什麼程度也很重要。

為了更理解表觀遺傳學對於晝夜偏好的重要性，我參與了一項計畫，與表觀遺傳學學者克羅伊・汪博士和艾瑪・鄧普斯特博士一起合作。我們集中觀察一小群同卵雙胞胎的樣本，兩人在日間活動和夜間睡眠時間上有不同偏好。[41]選擇同卵雙胞胎，這樣我們就知道兩人間的差異並非源自於基因（他們的基因就像複製的一樣）；表觀遺傳差異反而可能有助於解釋他們不同的睡眠時間偏好。換句話說，也許雙胞胎兩人所處的環境有所差異，影響了他們ＤＮＡ的表達方式。我們著重全基因組ＤＮＡ甲基化的模式，意思是檢視雙胞胎在所有ＤＮＡ中的ＤＮＡ甲基化差異。研究結果讓我們很高興：偏好在不同時間活動的雙胞胎之間，甲基化確實有所差異。同卵雙胞胎間表觀遺傳學的差異，似乎可以幫助解釋為什麼某甲會比某乙更喜歡早點上床、早點起床。*隨著研究繼續深入，我們必須找出哪些環境差異會影響基因表徵，並影響睡眠。

---

*請注意，這些結果可能另有解釋。整體而言，參與這項計畫、向傑出的表觀遺傳學家學習，非常讓人著迷。儘管我們可能幫助推動了這一研究領域的發展，但未來仍需要更大規模、更完備的研究。

社交時差

回頭來談青春期睡眠時間的常見變化。這些變化會讓我們想到社交時差。雖然它聽起來像是青春期的例行消遣，但其實完全不是這麼回事。當我們的生活方式與生理需求不一致時，就容易產生社交時差。例如，青少年的身體可能瘋狂希望主人可以午夜上床、早上九點後再起床；但在現實中，學校上課的時間命令身體要比這個時間更早起床，作業、運動和其他校內活動也讓早起更加困難。所以青少年可能得早上六點起床。週末時，社交壓力和補足上學期間睡不夠的時數，可能讓青少年更晚上床，然後睡到中午才起來。週末晚睡會讓生理時鐘往後延。[42]這種睡眠時間的波動會導致體內時鐘與外在世界之間失去同步，讓人老是覺得有時差。當週日夜幕降臨，青少年基本上得往回跨越好幾個時區，才能應付週一早上的起床時間。調整時差需要一些時間，讓人更為困擾——因為當青少年正要開始適應早起時，又是週末了，所以作息時間又會開始變化。

應該不會有比這個更糟的情況了吧？但有研究指出，每週都以時差開始就算了，這種時差還是最恐怖的時差，就是我們每天上床和起床的時間都得比前一天更早，[43]就像向東飛行（從舊金山飛到紐約，而不是從紐約飛到舊金山）造成的結果一樣。更糟的是，現在還有人提出，社交時差可能與一大堆讓人不樂見的行為有關，例如吸菸、飲酒、罹患抑鬱症。[44]最近一項研究也確實發現，美國高中生中的社交時差預兆著隨後的濫飲。[25]社交時差也與大腦對獎勵的反應降低有關，[45]可能表示當青少年有社交時差時，他們需要更高的愉悅才會產生反應。這種睡眠中斷也可能為先前討論的某些異常，例如夜驚、夢遊、睡眠癱瘓症等埋下隱憂。

不久前，我有機會就這個有趣的主題進行研究。計畫主持人馬克．帕森斯博士，是我博士班的同窗，超級聰明，現在在藥廠擔任研究科學家。我們與其他幾位學者一起研究從紐西蘭「丹尼登跨領域健康發展研究」（第五章中會討論）的參與者那裡收集的資料，尤其想更了解社交時差與體重、代謝功能障礙的關係。過重但相當健康，或是過重加上有代謝失調跡象（例如腰圍肥大、高血壓，和「好膽固醇」含量少）之間，是有差別的。

帕森斯選擇這個主題，是因為任何擾亂晝夜作息的事物，都有可能破壞我們體內能量的平衡，這是眾所周知的。早期研究顯示，如果藉由改變老鼠的夜晚／白天週期，破壞老鼠的晝夜作息，會導致體重增加、與飢餓和新陳代謝有關的荷爾蒙上升，即瘦素和胰島素的濃度升高。[46]這項動物研究成果發表在著名的科學期刊《美國國家科學院院刊》上，學者似乎不費吹灰之力就可以參閱這本期刊。

我們在研究中，觀察了八百多人的社交時差。[47]雖然我們的重點是成人（三十八歲），但社交時差通常發生在青春期，也因此放在這一章討論。我們確保受試者中沒有需要輪班的人，因為我們感興趣的社交時差，是不受輪班型態影響的時差。

社交時差的定義是，人們可以自由決定時間的日子裡睡眠的中間點，與他們必須工作的日子裡睡眠的中間點之間的差異。例如，如果某人在週末從午夜睡到中午（睡眠的中間點就是上午六點），平常日則從晚上九點睡到早上五點（睡眠的中間點就是凌晨一點），此人的社交時差就是五小時（凌晨一點到早上六點之間的差距）。

研究結果發現，若評估受試者在過去一個月中有較嚴重的社交時差，會與肥胖、代謝功能障礙相關，和我們的預期一致。而且，當我們比較代謝健康的過重受試者，和那些代謝不良的過重受試者時，發現後者的社交時差更為明顯。媒體注意到這個結果，宣稱說週末賴床有害健康。[48]所以，這是否代表即使維持睡眠時間一致可能造成睡眠不足、日子難熬，青少年仍然應該作息正常？我想不是。週間日程安排才是造成這些麻煩的主因，或許週末賴床其實是在幫助身體恢復[49]。*根據我們迄今所知，好好想想怎樣才能降低社交時差（包括考慮延遲青少年上學的時間、讓成人可以有彈性工時，甚至節約日光時間），可能對公共衛生帶來極大影響。

該怎麼辦？

青少年睡到中午、徹夜狂歡的刻板印象，看來部分是因為生理機能造成的。大家都知道在睡飽前就被叫醒那種昏昏沉沉的感覺，因為身體尚未準備進入外在世界發揮作用。這其實不足為奇，因為人體的機制十分精細，而睡眠時的生理狀態又與清醒時大不相同。早上醒來時，我們的體溫會升高，壓力荷爾蒙、皮質醇的濃度也會上升——這些由晝夜作息控制的反應，可以幫助我們的身體應付新的一天。當我們在想起床之前就被叫醒，身體會抗議，說我們應該要處於睡眠狀態。所以，強迫年輕人起床趕公車、去學校考試，真的是最佳時機嗎？

科學家長久以來都知道青少年的生理時間與社會時間不一致。多年來，各方不斷呼籲學區、行政人員，希望說服他們把上學時間延後。這種改變會使上學時間與生物時間保持一致，[†]畢竟睡眠對於學習、記憶、情緒調節以及許多其他重要流程至關重大，這些流程可以支持學生，

＊某些專家建議，週末時可以允許自己比週間中晚兩個小時起床，可以幫助身體彌補睡眠不足，並減少社交時差。

† 電視名廚傑米・奧利佛，為了改善英國學校營養午餐所做的驚人貢獻，是個很明顯的類比。

在學校保持良好的學業表現和行為。

一九九九年提交美國國會的一份報告中，討論了一項早期進行的計畫，名為「從Z到A的法案」。早上九點前開始上課的學校會獲得高達兩萬五千美元的補助，以幫助學校改變上課時間至早上九點以後。計畫目標本是要鼓勵學校晚點開始上課，讓學生睡久一點、打出更多ZZZ的呼，可以轉化為更多A的分數。遺憾的是，儘管其他類似提案取得了更大的進展，該項法案並未施行。

其實，在該法案提出之前，還發生了很多事情。一九九七年，明尼亞波里斯市公立學區宣布，學生不應該在早上七點十五分上學，將高中上學時間推遲到早上八點四十分。這項改變影響了整個學區中上千名學生，是一次明智且勇敢的作為。想想更改週間上課時間可能的壞處，就會知道這有多不容易。大家第一個想到的都是，將孩子的上學時間推遲八十五分鐘，可能會影響父母和保母自己的工作時間，他們可能必須晚點才能開始工作，或安排額外的安親服務，不然就得冒險讓青少年在家繼續睡，信任他們會自己準時起床。在下班時間，則必須重新安排社交活動、改變用餐時間。除了家庭混亂之外，其他人也會受到影響，因為老師得想辦法安置自己的孩子、導護老師要在黑暗中阻擋夜間的車流、運輸系統的使用時間也會發生變化。人們當然注意到此一決議引起的爭議。明尼亞波里斯市勇敢的決定，究竟帶來什麼後果，一位參與釐清過程的研究人員指出，自從初步研究以來，贊成採用類似政策的學校董事遭到其他人反對，隨後就被革職。[50]人們不喜歡改變。

從較積極的角度來看，這項改變發揮了預期的作用。分析明尼亞波里斯市在變革後四年以來的資料，可以發現延遲上學時間的孩子與沒有延遲上學時間的孩子相比，上學的可能性更高。[51]學生還報告說自己覺得沮喪、在課堂上想睡的頻率都變少了。但有人仍會擔心，認為推遲上學時間會導致孩子上床時間變晚，產生相應的問題。事實並非如此；研究還發現上學時間延遲的孩子，比其他孩子睡得更多。更確切地說，與其他學校的孩子相比，這些孩子每週多睡的時間高達五小時。新制之下，每個人都是贏家：許多老師和家長回報說，孩子更開朗、情緒更穩定，更容易教、更好相處。

這是大好消息。但在支持改變上學時間的所有證據中，最有力的可能是一項研究，發現自從延遲上學時間後，青少年駕駛發生車禍的機率隨之降低。[52]決定幾點上學，實際上可能也是決定生死的關鍵。最近一份系統性的文獻回顧提出結論，認為迄今為止的證據，都支持推遲上課時間以改善睡眠的決策，並指出這項政策是解決青少年睡眠不足問題的可能答案。[53]當然，還有許多面向尚待探索，論文作者也告誡我們必須在這個重要問題上進行更審慎的研究。

蘭德公司二〇一七發布的報告顯示，早上八點半或更晚上學（在英國是標準上學時間，但不幸的是在美國很少如此）也可能會帶來經濟利益。[54]有人指出，成本可能最初會增加，例如要在運動場提供夜間照明。但是在十年間，美國經濟可能會因為交通事故減少、睡眠增加使學業成績改善，而獲得八百三十億美元的收益。

改變上學時間可能有助於青少年度過複雜的階段。但是，如果正在讀本書的你，還是個每天要在破曉起床的青少年，或是家有青少年的父母，你要怎麼辦？你能做什麼來改善情況？知道有些事情確實可能有用是很重要的。首先，你可以設定就寢時間。多年來，家庭似乎已放棄這種習慣，尊重孩子長大後的自主權——但也許這不是很好的做法。研究顯示，有父母在週間設定就寢時間的青少年，睡得更早、更久，白天也比較不會想睡覺。[55]

其次，早睡是個值得考慮的做法。一項針對一萬五千名青少年的研究做了就寢時間的調查，結果發現，如果父母讓青少年午夜後才睡，與父母規定就寢時間是晚上十點或更早的青少年相比，前者更可能出現抑鬱或自殺的念頭。[56]這其中的關聯似乎受到青少年睡覺時間長短的影響；較晚上床的人睡得較少。儘管有人解釋，早睡可以減輕抑鬱，但這兩者間的關係還有其他原因。例如，考慮到偏好晚上活動與抑鬱之間的關係，憂鬱的青少年較難早點睡覺，使父母更加難以實施特定的睡眠儀式。

有人會爭辯說，規定較早上床睡覺，可能與生物學上對青春期睡眠時間變化的解釋背道而馳。確實，你不能叫青少年早早就躺上床，指望他們能夠毫無困難地入睡。然而，就寢時間的逐漸提前，對睡眠與相關領域的運作都有益處，[57]其他有用、具保護性的因素可能還有很多。整體而言，規定青少年早點就寢，保障的不僅是他們在夜間的安全，還讓他們可以得到所需的睡眠。

其他訣竅也常見於其他年齡的人，包括鼓勵大家培養一致的睡眠、清醒習慣，避免攝取咖啡因，並移除臥室中的科技產品。第九章會詳細討論這些訣竅和額外技巧。

青少年睡眠還會發生什麼？

本章大部分內容強調了青少年時期睡眠時間的變化，但整件事情不只如此；青少年的睡眠還有許多其他面向，也仍然與我們在第三章中提到的各種睡眠障礙（以及其他許多可能導致我們的睡眠出現問題的東西）相關。

某些面向可能與在兒童身上所見的形式略有不同。以失眠為例，小孩的失眠可能包括拒絕入睡、拒絕獨自入睡，但青少年的失眠可能與成人的失眠更為相似，可能包括長時間躺在床上、翻來覆去地睡不著。事實上，據報約有五分之一的青少年要躺在床上半小時以上才能入睡。[58]發生這種情況時，就和成人失眠一樣，著重思緒和行為的治療方式，例如認知行為療法和正念療法，可能有所幫助。[59]

青少年經歷的睡眠類型也會發生變化。回想一下睡眠的階段以及腦中發生的事情——我們已經知道某些類型的腦波常見於兒童睡眠更勝於青少年，包括頻率最低、振幅最大的「δ波」和「θ波」（兩者都發生在「慢波睡眠」期間）。一般咸信，這些類型的腦波在青春期會下降百分之五十以上，且這種變化被認為與大腦的發育密切相關。[60]相較之下，青少年淺眠的時間比兒童長。[61]

友誼效應

到目前為止討論的許多研究，都涉及生理變項的測量。但是，某些針對青春期的研究，科學家會向參與者詢問他們生活的不同面向，例如他們的感受。但這種做法會有問題：當青少年亟欲打動看起來是重要人物的成人，他們合情合理的答案可能只能讓我們略窺青春期豐富多彩世界的一角而已。一般青少年真的會向西裝筆挺的傢伙透露他們最隱密的思緒和活動嗎？這並不是說青少年（或其他年齡的人）提供的所有答案都是有問題的。然而，考慮到社會期許，或是某些參與者可能試圖打動研究人員，當我們在檢視回應及資料是從何種大環境蒐集而來時，很明顯必須有所保留。

與上述情形相關的，是最近的研究已經邁出明智的一步，體認到朋友在青春期中的重要性，並邀請他們參與研究。同儕團體在青春期的重要性是無庸置疑的。青少年所做的某些最為重要的決定，例如選擇哪一個課堂主題、要不要在班上搗蛋、要不要如實告訴父母去了哪裡、要不要抽菸喝酒嗑藥……都有朋友一起同行。[13]甚至社群媒體上的影片也讓我們知道，某些獨自一人時絕不會考慮的行為，只要有朋友支持，就會讓人覺得完全合情合理。青春期的許多時間都是與同儕一起度過。有趣的是，青春期的睡眠行為甚至可以「傳播」到社群網絡中，[62]*就像某種醜惡的謠言或令人不快的病毒一樣。如果我們想要了解青少年的睡眠、睡眠不足時如何運作的全貌，似乎就必須考慮將同儕納入研究對象的構成中。

匹茲堡大學的研究人員最近進行了這種類型的研究，由黛娜・麥克麥金博士、彼得・弗蘭岑博士和其他人合作完成。研究人員想知道睡眠時間長度對青少年的感受、情緒有什麼影

---

*在這項研究中，藥物使用也表現出「傳播」的能力，且睡眠與藥物使用相關。因此，當某人說他睡眠不足時，他的朋友就較有可能發生使用藥物的情形。

響。[63]他們和平常一樣，邀請青少年與幾位朋友一起進入睡眠實驗室。受試者每次在實驗室待兩個晚上，共來兩次，間隔約一週。在實驗室過夜的其中一次，受試者的睡眠受到限制，第一個晚上只能睡六個小時，第二個晚上只能睡兩小時。另外一次過夜時，睡眠時間拉長（連著兩個晚上都可以睡十小時）。第二天的下午，研究人員要求一同受試的朋友討論先前某次意見不合。當青少年睡眠受限時，他們在討論中表現出的負面情緒（例如沮喪、衝突、退縮）比長時間睡眠後多。但有趣的是，這兩種睡眠條件對正面情緒的影響沒有差異；研究團隊取得的其他結果也支持這些發現。我與弗蘭岑博士討論結果時，他告訴我：「在同一研究、兩個獨立樣本中，當年輕人睡眠受限時，他們對負面聲響的生理反應更大，與朋友討論衝突時，也更容易有負面的情緒行為。兩個樣本放在一起看，結果表明充足的睡眠對於情緒調節至關重要。青春期間的情緒往往高低起伏不定，而睡眠不足會使情況更糟。睡眠、晝夜作息如果被打亂，會提高諸如藥物濫用、衝動行事、抑鬱、自殺等問題的風險，這可能是一部分的原因。」

青春期：關鍵時刻

毫無疑問地，青春期經常會有情緒高漲至頂的情形。隨著年齡的漸長，同樣程度的激情和憤怒通常會漸漸消散；溫和的成人身上可能只帶有他們青少年時的影子。為什麼會這樣呢？青春期間的大腦常被形容為具有「法拉利的引擎加上飛雅特的煞車」。[13、64]科學家解釋，「法拉利引擎」指的是腦中涉及處理獎勵與情緒的系統在發育，可能會讓我們衝得太過頭。「飛雅特煞車」是指前額葉皮質中，負責決策、計畫、讓我們保持理智的認知控制系統，發育相對較慢。這種比喻過於簡化實情，也不是每個青少年的大腦都是這樣運作。但這是一個充滿機遇和風險的時期。青春期的經歷確實是人生道路的分水嶺，有可能更好，也有可能更壞。

回想一九九〇年代初期，我對自己無法起床，只好拜託媽媽拖著一大袋報紙在街上跋涉，覺得比較不內疚了——這都是生理機制造成的！我上床時間較晚，體內的一天也可能比以前都長。我周圍環境中的燈光，或許也沒能發揮預期的作用、幫助我早睡早起。我的社交生活精采豐富，也想在考試中好好表現。但同時，我又試圖比以往更早起床。藉由通力合作，我很高興能夠如願以償、存到足夠的錢，最後終於買下了電器行裡那組高傳真音響系統。它駐紮在我的臥室裡，提供了多采多姿的娛樂——儘管我不確定它對我的睡眠到底有多大的作用。

第五章 未成年人的睡眠：睡眠、非典型發展、心智健康

小學生（六到十二歲）的建議睡眠時間：每二十四小時要睡九到十二小時
青少年（十三到十八歲）的建議睡眠時間：每二十四小時要睡八到十小時[1]

二〇一五年一月十七日晚上，我和老公癱在沙發上看套裝電視影集。我每次看電視不到五分鐘，就會屈服於自己的衝動，又開始看 email 信箱。那天晚上一封 email 引起了我的注意，標題是「您的研究！」。寄件人是住在北美的黛比。她發現我的科學論文說明了睡眠、行為、情緒問題之間的關聯，所以想與我分享她的故事。她的兒子是十歲的班，表現出某些令人心生警覺的行為。他會攻擊其他孩子，並經常有自殺的念頭；他的功課很差，態度更差，討厭所有人、所有事情。班的老師已經瀕臨崩潰邊緣，學校也威脅要把他隔離。班的家人絕望地想要理解發生了什麼事，因此黛比設法做了幾次諮商。最後，班被診斷出患有對立性違抗症（ODD）。故事本來可以到這裡就結束了。但當班在睡眠實驗室進行評估時，有了意外的發

現。他睡著時，呼吸會有奇特的停頓，導致血液中的氧氣減少；因為急需氧氣，所以他會驚醒。醫院因此判斷班患有睡眠呼吸障礙（第三章中已有說明），導致睡眠極不安穩。為了讓人設想這種疾病具有多大的破壞力，專家有時會比喻這種病就像夜裡有人每隔幾秒鐘就戳你手臂一樣，[2]讓你無法獲得規矩行事、感到快樂、有效學習所需的深沉、平靜的睡眠。在採取各種可以減少睡眠呼吸障礙的辦法（例如移除腺樣體和扁桃體*）後，班的睡眠獲得改善，行為和情緒調節的問題也有所進展，在校成績也變好了。黛比現在到處宣傳這個故事，因為她覺得她是運氣好，偶然碰到了正確的診斷，解開這個小兒科醫生、心理諮詢師、心理學家、家庭和學校調解員長久以來不得其解的問題。黛比認為我們應該定期評估睡眠，確保類似班經歷過的這種問題，不再造成其他孩子在行為或學習上的困難。黛比積極在家長、老師、健康照護者間推廣相關知識，強調睡眠對兒童的重要性，以及睡眠失調可能造成的嚴重後果。

毫無疑問地，睡眠對許多事情都很重要。我們清醒時的生活中，幾乎每個面向都受睡眠影響；而且，這些面向也會倒過來影響我們的睡眠，就像永無止境的螺旋一樣。難怪當班的睡眠被殘酷地打斷時，他會在生活的各方面苦苦掙扎。兒童需要良好的睡眠才能正常運作。但睡眠除了是問題的原因，有時候睡眠不足也可能是精神健康和行為異常的後果。

精神健康問題極為普遍，影響人數極多。[3]如果你問一群青少年他們的思維方式和行為方式，也許四分之一的人會透露說，他們已經經歷過某種精神疾病，對他們生活中造成極大問題。[4]這些都與睡眠有關。[5]

就算有少數幸運兒在人生中避開了嚴重的精神苦悶，他們仍然會遇到一些困難。我們現在已經知道，這種問題多數都互有關聯，代表我們所有人都至少有各種精神疾病的某些症狀。畢竟，誰能說自己從未感到過焦慮或沮喪？因此，這一章和我們所有人都有關。

腦部發育障礙兒童的睡眠

思考精神健康障礙的問題時，《精神疾病診斷與統計》是很好的起點，現在已經出到第五版（DSM-5）。[6]這本書將各種精神健康問題分類，有時被臨床醫生用作問題診斷的基礎。當我們與醫生討論精神健康問題時，他們的腦袋裡很可能就在想著這本書的內容。

DSM-5 列出的一類疾病是神經發育障礙，包括許多問題，例如智力障礙、自閉症類群障

＊並非每個打呼或有睡眠呼吸暫停的孩子都需要動手術。是否要動手術，應該由醫學專家根據每個個案的情況決定。

礙、ADHD、妥瑞症。這些疾病可能會有深遠的影響，其中幾種也很常見。進入任何一間普通教室，可能就會有一個或多個孩子患有像是ADHD[7]的疾病。

撫養患有某些缺陷的孩子，有時頗具挑戰性。有些案例會有無數次醫院門診，為有障礙的孩子安排保母也會需要考慮更多事情；這些情況有時會讓持續工作或參加社交活動極為困難。父母會覺得自己永遠在值班，日夜不間斷。為了研究這本書，我跟米契討論他六歲兒子查理的情形。查理被診斷患有整體發展遲緩，有聽覺處理障礙、某些自閉症的症狀。米契說查理需要的睡眠比家裡其他人都少，晚睡早起。他也向我描述查理晚上醒來時的情形：「查理時不時地會在凌晨兩點醒來，然後就一直醒著，維持一到六小時不等。如果家裡有人和他一起躺在床上，他就會安靜地躺著，不然他就會起床。如果他下床了，他就會把書從書架上拉下來、把衣服從櫥櫃裡拿出來，或者爬上窗台；這表示我們必須盯著他，自己不能睡覺。所以像這種夜晚，我們的睡眠會被打斷，有時甚至完全沒得睡。而在一夜無眠後，查理似乎不需要『補眠』，所以我們也完全沒有機會補眠。」米契接著更詳細地說明查理的睡眠對其他家庭成員的影響，他說：「我們每天不需要陪孩子的時間很少。如果查理晚上九點才睡，而我們想在十點上床，我們就只有一個小時的時間不用花在孩子身上。或是如果我們晚點上床、多爭取一點不用陪孩子的時間，我們會因此睡眠不足而疲倦。兩種選擇都不是很好。其他孩子也會受影響……其他孩子醒著的時候，查理也都醒著，因此，舉個例子，我會沒有時間一對一地在晚上聽我大女兒唸故事。」米契接著談到不在兒子身邊的挑戰。「我們也不能真的晚上放著查理不管。要找人照顧晚上可能好幾個小時不睡覺的孩子，非常不容易。我們現在或許勉勉強強可以應付睡眠不足、夜晚混亂、缺少夫妻二人的時間。但當我們五十歲、六十歲、七老八十的時候呢？查理的終生殘疾，是我們一輩子的問題，確實讓我們感到憂心忡忡。」

我與神經發育障礙專家妮莎分享這個故事。妮莎的兒子被診斷出患有ＡＤＨＤ，我的故事完全不讓她感到驚訝。她還告訴我，她經常會從客戶那裡聽到類似的故事。這種經歷，或許為其他父母打開了新的視角：許多父母在孩子還小時，夜裡總免不了要沮喪地起來三十分鐘。這種經歷也強調，家中若有神經發育障礙的孩子，父母必須能取得支持，讓他們在睡眠不足後能夠恢復活力。

儘管要面對各種問題，米契仍然很積極，並指出「殘疾」一詞固然有時指的是缺損或弱點，但我們不應忘記人生的意義遠不只於我們所經歷的困苦。「撫養有學習障礙的孩子，當然有辛苦的地方，但查理帶來的歡樂卻讓這些辛苦不足為道。」他甚至告訴我查理的睡眠障礙有什麼優點。「如果我們在婚禮時或飛機上需要他熬夜，他一定會好脾氣地、充滿活力地接受。不論是白天或晚上，他清醒時的活力和熱情，是他性格的根基，也是我非常欣賞、珍惜他的地方。查理熱愛生命。」

腦部發育障礙兒童的睡眠情形，與他們的特定疾病有很大的關係。以唐氏症為例，與唐氏症相關的某些生理特徵，例如喉部的肌肉張力低，可能會導致夜間呼吸困難。因此，睡眠呼吸障礙常見於唐氏症患者，[8]造成令人擔憂的睡眠中斷。

其他大腦發育障礙與睡眠的關聯可能以完全不同。自閉症類群障礙（ASD）是一種腦部發育障礙，最根本的問題是難以社交互動、溝通、重複性行為和興趣等等。患有ASD的兒童可能特別難以入睡、維持睡眠，睡眠時間可能也比其他人短。[9]目前我們還不清楚原因是什麼。但是整體而言，這些睡眠模式反映出孩子正以不尋常的方式發育。其中一種有趣的可能性是，某些自閉症患者會分泌低到異常的黑暗荷爾蒙褪黑激素，或是他們的褪黑激素晝夜作息不正常；[10]意思是患有這種疾病的兒童缺乏這項叫他們上床的重要生理訊號。

然而，還有其他解釋。想想會被診斷為ASD牽涉到什麼。[6]當然，沒有哪兩個有ASD的孩子會完全相同，但ASD的典型症狀可能會干擾睡眠，[2]其中一種症狀就是可能對某些刺激非常敏感，如噪聲。某些患有自閉症的孩子會用雙手緊緊地摀住耳朵，試圖擋住他們周圍難以承受的聲音。半夜狐狸的嚎叫或飛機從頭頂隆隆地呼嘯而過，可能不會打擾多數人的睡眠，但對那些對聲音特別敏感的人來說，這些聲音可能轟然鳴響到無法忍受。無數的臥室裡都有時鐘悄悄地滴答作響，但對噪音敏感的人，會覺得指針走一次，聲音就會在他們腦海中迴盪一次，使他們無法入睡。睡眠專家的例行建議，都是人們應該要維持「如此這般」的環境，才能睡個好覺。例如，我們應該減少噪音並維持最佳溫度。如果做不到，當外面有很大的聲音，或者夜晚特別熱時，對這些事情特別敏感的人，他們的睡眠可能會受到最大程度的干擾。

然後，也有人堅持要一切都一樣。有ＡＳＤ的孩子可能每天一定要以固定的順序著裝，例如總是從襪子開始。或是這個孩子每天上學路上一定要在相同的地方過馬路，固定是第二個紅綠燈那裡。很容易想像這類患者也可能希望自己的臥室維持「如此這般」，然後才入睡。或許泰迪熊必須以某種順序排列，小隻的要被圍在中間，或是按照皮毛的顏色排列。他們可能還偏好讓百葉窗固定在窗框的某個高度上，讓恰好一公分的光線進來。父母可能會想努力地、精準無誤地重現這種場景，隨之而來壓力和失眠可能會變得非常普遍。

但是我們不應該總是把睡眠問題歸咎給這些疾病。腦部發育障礙患者遇到的睡眠問題，有些可能與他們的疾病無關。拒絕單獨入睡可能並不一定是因為疾病，而是因為還沒有學會在無父母陪伴的情況中入睡，就像許多其他孩子一樣。

躁動的白天後，躁動的夜晚接續而來

當我們看ＡＤＨＤ時，會透別明顯地發現腦部發育障礙和睡眠障礙經常併發出現的其他原因。ＡＤＨＤ好發於兒童時期，特徵是注意力不集中和／或過度活躍。儘管每個人的症狀不同，但ＡＤＨＤ患者在課堂上通常難以專心，或是寫作業時錯誤百出。即使直接與他們交談，他們也可能沒有回應，似乎已經神遊到其他地方去了。有ＡＤＨＤ的孩子幾乎坐不住，可能會不合時宜地在座位上扭來扭去或站起來。他們可能會不停地講話、插嘴、幫別人把話說完。而且他們還會有睡眠問題——躁動不安的白天過後，躁動不安的夜晚緊隨而來。

是的，患有ＡＤＨＤ的兒童可能會失眠或有其他睡眠障礙，比別人更容易出現睡眠呼吸中止，就是睡覺時呼吸會暫停數秒，讓人心驚肉跳。週期性肢體抽動障礙也很常見。[5]這種疾病常見的症狀包括重複、典型的肢體運動，例如大腳趾的伸展，可能伴隨踝關節、膝蓋、髖關節甚至上肢的關節彎曲。由於這一切都是在我們睡著時發生，可能會干擾睡眠。憑直覺判斷，我們也會認為ＡＤＨＤ的特徵會導致睡眠品質不佳，因為「老是動個不停」的感覺，不太可能有助於平靜地閉眼睡覺。

但是還有其他解釋。孩子睡得不夠、感到疲憊時表現出來的，可能會是加倍的活力和興奮情緒，類似ＡＤＨＤ的症狀。[11]這些發現甚至讓人開始懷疑，在某些個案中，看起來是ＡＤＨＤ症狀的行為，反映出來的是否可能是睡眠障礙。[12]然而，醫生經常輕忽睡眠問題導致過度活躍的可能性。神經發育障礙專家妮莎告訴我，她自己的孩子在五歲時被診斷出患有ＡＤＨＤ，在這之前從沒人問過他的睡眠情況。她認為這是一大問題，因為解決孩子的睡眠問題，可能會對孩子白天的行為和注意力，產生不可思議的正面連鎖反應。文獻也支持這個論點。切除扁桃體使兒童在夜間呼吸順暢，或是固定的睡眠儀式這類簡單的非侵入性方法，有時也有幫助。*

ＡＤＨＤ睡眠難題，還有額外的面向，因為用來治療ＡＤＨＤ症狀的藥物，有時會擾亂睡眠。有些孩子會服用興奮劑，幫助他們應付自己的症狀。雖然這聽起來是一種不太可能的治療方法，但是它的概念是，ＡＤＨＤ患者的大腦可能無法產生足夠的神經傳遞質多巴胺。†這種療法可以將多巴胺增加到最佳程度，有效促進腦中負責注意力、控制行為的區域。然而，這些藥物常見的副作用，是睡眠困難。這可能是因為興奮劑仍在體內作用，抑制睡眠；或者是因為

＊這不代表所有類似ＡＤＨＤ的行為都是由睡眠問題引起的。
†多巴胺會參與各種不同的流程，包括對愉悅和痛苦的感受。

藥效逐漸消退，在孩子準備睡覺的時候，身體回到了ＡＤＨＤ的狀態。妮莎自己的經歷肯定是如此。她告訴我：「我兒子開始服用派醋甲酯之前，沒有睡眠問題。儘管這種藥物在幫助他集中注意力、專心上非常有效，但我們所有人都必須忍受缺乏睡眠的副作用。運氣好的時候，他在週間晚上可以在凌晨一點自然入睡。作為一個通常喜歡睡覺、而且要睡到十至十一個小時精神才會好的孩子，他必須在早上七點起床、上學，真的非常辛苦。我們有試過保持良好的睡眠衛生，但當他服藥之後就完全無效。唯一的折衷之道就是讓他吃褪黑激素。但我對這種做法非常不安，因為它尚未在兒童身上試驗過。」

妮莎建議，有些家有過動兒的父母會與她合作，我可以與這些父母談一談。她聯絡了這些父母，其中有三家回應了。他們的故事與妮莎的故事不同，但彼此都很相似。三家的父母都說，孩子從很小的時候就深受嚴重失眠所苦。其中一位家長說一位過夜保母在他們家待了一週後，「舉手投降」。另一位家長描述了一個晚上試著要讓孩子入睡達二十七次的經驗。三家的家長都說他們在發現褪黑激素後，大大鬆了一口氣，因為褪黑激素可以有效地解決他們的問題。*這可能是因為患有ＡＤＨＤ且難以入睡的兒童通常是夜貓子。與其他孩子相比，褪黑激素發揮作用的時間較晚，[14]因此在睡前服用褪黑激素可以讓他們的身體知道該睡覺了。但這不是故事的結局——問題仍然存在。例如，一位家長提到褪黑激素效用消退後，孩子會在半夜醒來。另一位家長說孩子現在已經是青少年，開始質疑他的診斷並拒絕服用褪黑激素。她告訴我：「我曾經在凌晨四點被前門的摔門聲吵醒。兒子留了一張紙條給我，說他要出去踢個球；但我一打電話他就回來了，真的運氣很好。他現在拒絕上學，部分原因是疲倦，因為他通常要到凌晨五點才躺下睡覺。如果我只能改善他ADHD的一種症狀，我要改的就是睡眠。」

為何患有ADHD的兒童可能會出現睡眠問題，還有其他解釋，其中一種可能是某些兒童同時也有抑鬱症，強化了兩者間的關聯。畢竟在精神病學的領域中，睡眠與抑鬱之間的關係被認為是牢不可破的；睡眠障礙甚至被用作診斷患者是否有抑鬱症的特徵之一。[6]

在解釋為什麼有ADHD的人會深受睡眠及其他因為ADHD而來的諸多困難所苦時，抑鬱症可能很重要，那我們對睡眠和抑鬱症究竟了解多少？

＊最近的文獻回顧指出，褪黑激素（以及其他藥物）的功效、最佳劑量範圍和使用相關的其他問題，需要進一步的證據確認，讓被診斷有ADHD的人得以解決睡眠問題。[13]

情緒低落，無法入睡

很難想像孩子會覺得抑鬱，因為抑鬱似乎與童年多數的情況大相逕庭：伴隨美好時光和樂趣而來的，是無盡的熱情與世上諸多美妙的事物。但與學校朋友吵架，或足球練習時罰球踢偏了，都會使童年的光芒變得黯淡。再設想生命可能加諸的最殘酷的事物——所愛之人過世、父母醜陋的離異、霸凌、社交排擠——某些孩子會每況愈下到發展出抑鬱症，也就不足為奇了。

不是每個孩子遭遇這些事件時都會發展出抑鬱症。有些孩子堅強向前邁進、幾乎沒有不良影響，但其他孩子可能會苦苦掙扎。某些孩子在基因上對於發展情緒困境本來就比較脆弱，但這只有在他們直接面對世上的問題時才會發生。亞利桑那大學的家庭研究教授布魯斯・埃利斯，有時會引用瑞典諺語，說有些孩子是「蘭花」，有些孩子是「蒲公英」。[15]蘭花孩子對環境極為敏感，無論好壞。壓力過大的生活經歷可能會導致他們生病，但他們也可能會對專為支持他們的療法有極佳的回應。種過蘭花的人都很能認同這些特質：種對了，我們就有美麗的花朵可以欣賞；但是種錯的話，蘭花將無法茂盛生長。另一方面，無論在什麼情況，蒲公英孩子的盔甲似乎都堅不可摧，還可以長得欣欣向榮。強壯的蒲公英可以在任何陳舊的環境中生長，為孩子們帶來無盡歡樂、為園丁帶來無盡沮喪。

悲傷和易怒是抑鬱症的主要特徵。其他症狀包括對周遭的世界缺乏興趣或無法得到樂趣、食欲或體重發生變化、感到毫無價值。除了這些主要症狀，還包括睡眠問題。如果我們幾乎每天都為失眠或嗜睡（過度想睡）所苦，可能就得在框框中打勾，表示我們更可能被診斷有抑鬱症。

當我們與有抑鬱症的孩子談話時，許多孩子會說他們有睡眠問題，其實是在意料之中。這些睡眠問題可能有多種形式，有些孩子甚至告訴我們他們睡太多了。我和一起合作的艾瑞卡．福布斯教授討論這個問題；她在匹茲堡大學任教，與我同樣對兒童睡眠和情緒問題之間的關聯深感興趣。她告訴我：「我聽過有嗜睡症的人說，睡眠讓人心滿意足，而清醒時的生活卻如此困難；他們只有在睡覺時才覺得美好。」然而，睡太多並不是常見的模式。一再被提起、重複發生的問題，是失眠。有抑鬱症的孩子晚上也會難以入睡。到目前為止，這之間的關聯似乎很直接，但是深入探究，會發現情況其實讓人十分困惑。雖然有抑鬱症的孩子會說他們無法入睡，但是當我們將他們接上儀器、在實驗室觀察他們的睡眠時，有時很難找到這些睡眠問題。換句話說，抑鬱症兒童說他們睡不好，但是多頻道睡眠紀錄儀（第一章中描述過這種用於監測睡眠的技術）的生理證據並不一定支持這種說法。[16]

這種情況特別有趣，因為當我們看被診斷患有抑鬱症的成年人時，通常不會發現這種差距。成人抑鬱症患者經常說自己睡不好，在睡眠實驗室中也會得到證實。實際上，實驗室中發現的某些異常睡眠模式，在成人抑鬱症患者之中非常普遍，甚至被當成是確診某人患有抑鬱症的生物性證據。傾向REM的壓倒性趨勢為某些關鍵的變化做了很好的整理。抑鬱症患者入睡後，REM睡眠通常會以非比尋常的速度降臨，且他們的睡眠時間中，REM也可能占更高比例；REM期間的快速動眼頻率也會增加。這代表更深層的睡眠必須稍微讓步一點，也就不足為奇了。

那麼，說自己無法入睡、但在實驗室評估中似乎睡得完全正常的孩子，發生了什麼事呢？也許他們其實沒有睡眠問題？還是感受到抑鬱的孩子極度渴望睡眠，以至於身體設法找時間偷睡？正好相反。孩子的陳述和表現出來的跡象之間有所差異，可能是由於抑鬱使孩子覺得什麼都不好（包括睡眠）。另一個可能的解釋是，我們現在用來測量睡眠的技術還不夠靈敏，無法記錄這個問題。

抑鬱會導致睡眠問題，睡眠問題也可能導致抑鬱。這個領域的專家認為這種情形特別可能發生。設想當某人晚上睡不好時有什麼感受——可能會感到疲倦，較不可能外出玩樂。一夜無眠後，我們可能會取消健身課程或與朋友的約會；這種做法就等於移除可能有助於防止抑鬱、非常正面的活動。[17]

其他說明失眠和抑鬱為什麼是床伴的解釋，包括它們出自同一個基因簇。意思是說，這些疾病可能是一起遺傳的；我們天生就容易抑鬱和有睡眠障礙。我自己的研究[18]、其他人的研究[19]都得到了相同的結論。

其他解釋把重點放在睡眠不足的大腦，認為大腦在這種情況中可能會以非典型的方式運作，更容易發展出抑鬱症。一夜睡眠不佳可能影響的腦部區域之一是杏仁核，是位於腦部深處、杏仁狀的結構。據信它在我們的情緒和會感到何種程度的焦慮上，扮演關鍵的角色。研究發現，當受試者缺乏睡眠達約三十五小時的時候，與不缺乏睡眠的對照組相比，他們的杏仁核對負面情緒的圖片反應更大。[20]睡眠不足會導致腦部的情緒反應更大。此外，受試者似乎也比較不能控制自己的情緒；從杏仁核與調節這一區的腦部之間關聯變弱就可以看出來。

其他解釋睡眠與抑鬱關係的理論將重點放在免疫系統上。研究發現，當我們干擾睡眠時，體內會發炎，就像身體正在抵抗感染或治癒傷口一樣。[21]也就是說，如果從睡眠不足的人體內抽血，可能會發現高濃度的發炎標記，例如C－反應蛋白，適合用於抵抗感染。這是否有助於解釋，為什麼那些有抑鬱症風險或正面臨抑鬱症的人，也會表現出很高的發炎程度[22]？因為我們已經知道，發炎與許多精神病理現象相關，所以這種理論的解釋範圍不僅限於睡眠與抑鬱症之間的關聯。[23]

睡眠和自殺

自殺是與抑鬱症相關、眾人深切關注的問題，也是與睡眠有關的問題。如果觀察一群患有抑鬱症的青少年，回報有嚴重睡眠問題的人，與沒有睡眠障礙或輕微睡眠障礙的人相比，更可能想到死亡和自殺。[24]成員來自曼徹斯特大學與牛津大學的研究團隊，試圖揭開睡眠與自殺的關聯。他們採訪了十八位曾罹患嚴重抑鬱症、經歷過自殺念頭或行為的成人，[25]想更了解睡眠與自盡念頭或意圖間的關係。研究中發現了一些解釋。在晚上，朋友和家人都無法即時干涉危機狀況，而且普遍缺乏其他支持，會使自殺行為增加。睡眠不足也會讓人心生恐懼，進而使日常生活更加困難。最終的原因是，睡眠可以讓人暫時脫離現實，所以失去這種舒緩方法可能令人無法忍受。睡眠在人生最困難的時候，提供了避風港。艾瑞卡．福布斯教授在我們討論這篇論文時說：「我忍不住會想，這種情況是不是也能用晝夜作息的理論解釋。大家都知道疼痛程度、衝動、藥物使用和其他事情，會隨著白天和黑夜波動。這也可能有助於解釋睡眠與自殺間的關係。」

睡眠與自殺相關的另一面向是惡夢。經常想到自殺的年輕人，會比沒有這種念頭的同儕更常作惡夢。[26]這種關聯有很多解釋。一種可能性是，白天經歷的沮喪會延續至夜晚，就像有創傷後壓力症候群（ＰＴＳＤ）的人，與創傷事件或情緒有關的夢境會反覆折磨他們一樣。這種情況可能會讓人束手無策。人人都有睡不好、作惡夢的經驗，但很少有人會想到自殺。沒有人會認為青少年若僅是睡不好，就等於他們有自殺的風險。然而，睡眠情形相關資訊，加上審慎考量青少年生活中發生的其他事情，可能可以讓醫生和其他人在某人特別需要幫助時，更有信心迅速採取行動。有自殺傾向的人，在夜間可能特別需要幫助，要有人帶領他們安然度過最黑暗的時期。

怕到不敢睡

焦慮是常與抑鬱一起發生的疾病。感到緊張、完蛋了、焦慮，絕對無益於睡眠。有人有時會回報說，當伴侶不在時，他們就會睡不好，即使他們的伴侶比較像荷馬·辛普森而不是杜夫·朗格；這些身形遲緩的伴侶在讓人恐懼的情況中可能怎麼反應，著實難以預測——可能會鑽到被子下面躲起來？但有時候，僅是有人在旁邊打呼，就可以讓我們卸除責任感、讓我們放鬆，允許自己更加高枕無憂。

兒童也是如此。當他們感到焦慮時，通常都會睡不好。孩子到了六歲左右，當他們的思維程序讓他們開始處理抽象概念、理解現實世界時，惡夢就會經常發生，可能出現孩子不願獨自睡覺的高峰期。運氣不好的家庭成員，床上可能夜夜都會有不速之客。

席雅是我們在第二章中遇過的前會計師。她現在身體健康，她的兒子逐漸長成健全快樂的孩子。他們偶爾會遇到問題，就和大多數的孩子一樣。席雅向我描述她六歲的長子威廉患有焦慮症的困難，焦慮症使他難以入睡。她提到有一次廣播開著，威廉無意間聽到查理週刊大屠殺的新聞，報導說十二人死亡、十一人受傷。她告訴我：「他好幾個星期都無法正常入睡。常常都是準備上床的時候，憂慮就來了；他會問許多和槍、巴黎有關的問題，還有無數的『為什麼』。」

深入研究文獻時，兒童焦慮症和睡眠問題之間的關聯，乍看之下似乎很清楚。第三章中提到的坎蒂絲．阿爾法諾教授是這個領域的主要研究人員，職涯多數時間都在幫助有焦慮症的兒童。她通常把注意力放在臨床情況嚴重的案例上。許多孩子在要上新學校或參加「看東西說故事」時，都會感到擔心，但這種擔心和那種讓孩子只要一出門就會極為沮喪的擔心，是不一樣的。阿爾法諾在一份報告中說，她有驚人的發現：研究中，十名焦慮症兒童內就有將近九名兒童的父母或臨床醫生，說孩子有某種類型的睡眠問題，例如難以入睡、作惡夢、睡太多或太少。[27]

我自己的研究也會處理兒童焦慮和睡眠之間的關聯。我合作的進行的計畫中，有一項由艾瑞卡·福布斯教授主持。[28]已經完成的工作顯示，說自己會焦慮的孩子，通常也會說自己睡不好。但是，福布斯教授希望觀察這些孩子在實驗室中睡眠的情形，好更理解兩者間的關聯。她比較了三組兒童和青少年：第一組有焦慮症，第二組有嚴重抑鬱症，第三組沒有任何精神疾病的紀錄。睡眠實驗室的資料出來時，結果的模式並不直接。與先前研究一致的地方是，與健康的對照組相比，抑鬱的青少年沒有太多「客觀」的睡眠差異（或說用多頻道睡眠紀錄儀評估後發現的差異）。但是，焦慮組有一些差異。例如，她發現焦慮症患者的慢波（深層）睡眠比其他組的受試者少，也比抑鬱症患者更常在夜間醒來，似乎處於高度警戒狀態。這代表有焦慮症的兒童不僅和別人不一樣，連睡眠模式都與他人不同。

但有些研究人員認為，情況可能比上述情形更複雜。回頭來講阿爾法諾，她的團隊在二〇一六年以焦慮症兒童的惡夢[29]為題，發表了一篇論文。團隊指出，先前有關焦慮和惡夢的研究，多數都把重點放在父母對於惡夢的描述上；阿爾法諾想知道孩子是否也會回報這些惡夢。研究小組問父母孩子有沒有作惡夢，也問孩子本人有沒有作惡夢。結果發現，與沒有焦慮症的兒童相比，焦慮症兒童本人與其家長都比較可能回報作了惡夢。至此，情況應該很清楚了：焦慮的孩子比不焦慮的孩子更常作惡夢。但事情從這裡開始變得模糊不清。團隊試圖獲取即時資料。他們沒有讓父母和孩子回報久遠以前發生的惡夢，而是每天都問孩子前一個晚上睡得如何、尤其是有沒有作惡夢，連續問一週。研究人員驚訝地發現，以這種方式採集資料，焦慮和非焦慮兒童之間完全沒有區別。當我最近與阿爾法諾談話時，距離她研究這個題目已經超過十年。她似乎深信，睡眠和焦慮間牢固的關係，至少某種程度上可能與焦慮症兒童回報情況的方式有關。她總結說：「我們從資料中一再看到這種差距，讓我們不得不認為，焦慮的孩子只是『自我睡眠效率』低落，意思是他們就是認為自己對睡覺這件事情不在行。」

所以，面對焦慮的孩子，不論是真的睡不好或是認為自己不擅長睡覺，該怎麼辦？父母用來支持、讓孩子安心的行為，其實可能會讓睡眠品質更差、讓焦慮更嚴重——與我們的直覺正好背道而馳。[30]在孩子入睡時躺在他們身邊，也許有安撫作用，但成人龐大的身體不斷翻動、翻動發出的聲響，也會降低他們的睡眠品質。當孩子入睡時陪在他們身邊，也可能被詮釋為以某種方式證實了他們的信念：黑暗是可怕的，必須要有保鏢才能幫助他們平安度過漫漫長夜。比較好的做法包括為焦慮的孩子量身打造的小技巧，例如提供「下床特許」，准許他們關燈後可以下床一次。即使不使用，持有特許也可以讓孩子安心。[2]

以席雅的兒子威廉為例，他在焦慮時會拖延就寢時間。席雅告訴我，她覺得自己處理這些情況的方式不一定都是對的。她說：「某個晚上他無法入睡的時候，我犯了一個錯誤——現在回想起來是很愚蠢的錯誤——說隔天不准他做他想做的事。我很快意識到這只會讓他更焦慮、讓情況惡化。當我調整自己的反應，變得完全放鬆、輕鬆時，他會開始恢復到比較好的模式中。」

睡眠不足，覺得要發神經

睡眠障礙、焦慮、抑鬱之間的關聯，是精神病學領域各項議題中最完備的。相較之下，睡眠不足與思覺失調症（舊稱精神分裂症）這種數一數二嚴重的心理健康症狀間的關係，卻少有人著墨。大家對這種疾病有所誤解，且似乎會把它與《化身博士》的行為混為一談。但實情並非如此；思覺失調症是一種精神病性疾病。與其說它會分裂人格，不如說它的特徵是患者難以分辨現實，不知道某樣東西是源自自己的想像或外在世界，或是他人與自己的邊界在哪裡。思覺失調症患者會深陷妄想、難以自拔，儘管有證據駁斥他們的信念，依然固執己見。妄想可能有各種類型。思覺失調症患者可能認為，在快餐店咳嗽的孩子，是在發送訊號暗示外星人即將進攻；或者等他們找車票的公車司機愛上了他們。與精神病發作的人交談，就會知道這些經驗有多可怕。有人可能受到極大驚嚇，很容易會因此覺得他們有生命危險。幻覺也很普遍，指的是感覺到根本不存在的東西。思覺失調症患者可能會聽到某種聲音，指示他們去做某件事情。這些聲音、東西都不存在，但非常真實，以至於很難相信它們不存在。這種疾病可能讓人極為沮喪、心力交瘁。

這個領域的多數研究都集中在成人身上，因為成人階段是最可能出現思覺失調症狀的。與沒有思覺失調症的成人相比，成人思覺失調症患者似乎睡得較少、需要更長時間才能入睡、更可能在夜裡醒著睡不著。[31]但這些關聯也會發生在年輕人身上嗎？以年輕人為對象的研究，程度尚不及成人；這些研究發現，說自己有睡眠問題、難以覺得想睡的年輕人，也比沒有睡眠障礙的同儕更常經歷類似思覺失調的症狀。[32]

其他夜裡發生的事情也可能與思覺失調經驗有關。大家理所當然地會想到惡夢，因為幻覺有時被認為在本質上和夢境一樣。調查這種情況的研究，向母親詢問了孩子兩歲半到九歲時的惡夢。母親回報常會做惡夢的孩子，到了十二歲時，會比其他孩子更可能經歷如幻覺或妄想等思覺失調的症狀。[33]

因此，我們的睡眠方式似乎與思覺失調經驗有關，但原因是什麼呢？幾年前，我與倫敦大學伯貝克學院、牛津大學的研究人員合作，以大量的十六歲雙胞胎樣本為資料，檢視睡眠品質和思覺失調經歷。[34]研究結果似乎表明，這些困難會同時發生，是因為它們是一起遺傳的，環境經驗也有影響。解開謎團的下一步，是要了解基因和環境因素是藉由什麼途徑影響睡眠品質和類似思覺失調經歷的。例如，基因和我們的生活經驗如何影響發育中的大腦？它們如何影響兩側視丘的發育？（兩側視丘是大腦中掌管睡眠的區域，在高思覺失調風險的青少年身上似乎較小）[35]

避免休息：睡眠不足，行為不良

睡不好的人會發現很難調節自己的情緒。[36]儘管這項關聯主要是用來解釋為什麼睡眠障礙會與焦慮和抑鬱同時發生，但是這也可以說明，睡不好的孩子可能會大喊大叫、揍其他煩他們的孩子；說好聽點就是行為太奔放了。研究也證實，睡眠不足和行為不良間確實有關聯。[5]

但行為不良和「不良行為」可是不一樣的。多年來，心理學家一直在努力以不同方式深入理解。大眾最感興趣的理論，可能是表現出挑釁、違反規則等破壞性行為的人，會被稱為「心理病態」。儘管有些成人可能被診斷有心理病態，但它不是個應該適用於兒童的標籤。但是，某些孩子也有成人心理病態患者的人格特徵，有發展出心理病態風險。他們的舉止比其他人更殘酷、不帶感情、不體察人意。他們最關心自己，對他人的苦惱沒什麼反應，不太會覺得內疚。行為不良且內心對此感到不安的人，和行為不良但心安理得的人，是有區別的。

我對睡眠和心理病態特質的興趣，源自於我在倫敦國王學院攻讀博士學位時的經歷。有短短一段時間，我與同學埃西．維丁共用一間辦公室，她現在是倫敦大學學院的教授。維丁的研究重點是兒童的殘酷、無情特徵發展。雖然她不對個案發表評論，但她描述研究中的某些孩子，說當事情如他們的意時，他們極為可愛；但如果有人不讓他們稱心如意，他們會表現出難以置信的殘酷。這些孩子對於他們所傷害的人，似乎沒有一絲一毫的同理心；看待東西的態度，都是從對自己是否有利的角度出發，讓她感到毛骨悚然。

我們對具有高度心理病態特徵的人，已經有相當的了解。這類兒童身上有個驚人的特徵，就是他們通常不太焦慮。如果我們能一窺他們的腦內活動，可能會看到，當他們遇到會引起一般人強烈情緒反應的事物（例如某人感到非常痛苦的照片）時，他們的大腦就是不會以相同的方式回應。他們腦中涉及情緒反應的杏仁核，在其他人的杏仁核已經超高速運作時，仍然相當放鬆。[37]但是，他們的睡眠情形如何？多年以來，我常常與維丁討論這件事。儘管她似乎相當確定她研究中通常招募來的受試者，都不曾經歷失眠的夜晚，但我們對此所知甚少。這個假設十分有趣，因為在精神病理學領域研究的所有其他特徵，無論是自閉症類群障礙、焦慮、思覺失調，幾乎都與睡眠品質較差有關。

其他研究的努力，代表我們花了多年時間才得以齊心協力檢驗這個假設。即使如此，這個計畫能有所進展，都要歸功於一群出色的學生帶頭努力。眾多問題中，我們最想進一步探討睡眠與反社會行為之間已知的關聯，並想了解冷酷無情特質到底是怎麼回事。

因此，我們看了一千五百多名年輕成人的資料，包括他們的睡眠品質、破壞性行為、冷酷無情特質。我們沒有把注意力放在極端的案例上，而是研究從英國各地蒐集而來的典型資料。我們並不是預期參與者具有特別高的冷酷無情特質，但正如人人其實都在焦慮光譜上，只是有人很少焦慮、有人經常焦慮一樣，冷酷無情特質也是如此。只要想想朋友和同事，就會知道這是不足為奇的；有些人顯然就是比其他人更有同理心、更容易感到內疚。

在研究中，我們發現睡眠品質不佳與行為問題是有關聯的。這點之前就已經有人發現了，但看到我們可以重現，讓人安心，代表我們的樣本與其他研究所用的樣本相似。相較之下，睡眠和冷酷無情特質間沒有關聯。若有人被認為缺乏情感、相當冷漠，不代表他們會睡不好。這與我們最初的設想是完全相符的。

在發布這份研究前，我們想看看我們的發現是否只是偶一為之的特例，或是可以重複。因此，學生蒐集了更多資料，成為我們自謙稱呼的「終極睡眠研究」。[38]團隊詢問了三百三十八名成人生活各方面的許多問題。和先前的研究一樣，自稱有更多破壞性行為的人，也聲稱自己睡得較不好。然後，我們檢查自稱有更多冷酷無情特質的人，睡眠品質是否較差。這次的結果略有不同。這回我們發現，將可能影響結果的東西——就是參與者的年齡、性別——納入考量後，較高的冷酷無情特質實際上與較好的睡眠相關！我們要求一部分樣本（四十三人）配戴一個長得像手錶的裝置一週，這個裝置叫「活動記錄器」，記錄人們何時移動，因此可以用來提供另一種睡眠方式的資料。大致的概念是，當我們很活躍、四處移動時，我們可能是醒著的；當我們不活躍、靜止不動時，我們較有可能是睡著的。已故的阿維·薩德赫教授來自以色列特拉維夫，他是我們親愛的同事，也是活動記錄技術的創始者，是證明活動記錄器提供了有效方法以測量睡眠、甦醒模式的先驅科學家之一。他親切地來倫敦拜訪我們，教我們如何使用手錶、詮釋資料。儘管維丁在好幾年前就提出預測，但當我們看到據報有高度冷酷無情特質的人，似乎睡得比其他人更好時，仍然再次感到震驚。他們躺在床上時，翻動的時間比其他人少，在床上大部分時間裡都在熟睡。這些發現與精神病理學其他面向的典型發現，形成鮮明的對比，也讓我們朝答案更進一步，更有機會知道據報有這些特質的人到底怎麼回事。

我第一次在某個會議上報告這項研究時，一位女士在我演講結束後，偷偷摸摸地走到我身邊，對我說：「你知道，你真的很了解睡眠和冷酷無情特質這些有的沒的。我的前夫總是睡得很香，結果證明他是個徹頭徹尾的心理病態患者。*」

問題如何隨時間發展？

我一直很感興趣的另一個問題是，睡眠問題是否可能構成其他困難的警訊。睡眠問題是否可以讓我們預測，睡不好的人將在生活中的某些面向上繼續掙扎？我在整個職業生涯中不斷自問。為了回答這些問題，我用了丹尼登跨領域健康發展研究（第四章中提過）的資料。[39]丹尼登研究的時間背景，正是化纖長褲和厚底鞋當道的年代；更確切地說，是一九七二年開始的。研究人員招募了在紐西蘭丹尼登出生的一千零三十七名嬰兒的父母，作為研究對象。所有的寶寶都出生於一九七二年四月一日至一九七三年三月三十日之間。當時可能沒人知道，但這項研究已成為世上最偉大的流行病學研究之一。自從一九七〇年代招募這些家庭以來，這些嬰兒（現在是中年成人）經歷了一次又一次的後續調查。參與者對這項研究似乎極為投入，多年來幾乎沒有人退出。事實上，當最近對三十八歲的參與者進行評估時，百分之九十五仍活著的參與者都參加了研究。任何曾經進行過這種研究的人，都會覺得這簡直不可思議。這項研究已經

＊儘管我不認識她的丈夫，但她是對的。我很想知道其他團隊是否有進一步探討這之間的關聯，或許甚至是看看不同年齡的參與者表現出來的是否相同。

發表了超過一千多篇科學論文和報告，向世界介紹人體各領域如何隨時間發展，包括心智、口腔、性健康，還有大腦、心血管如何運作。

雖然我與丹尼登研究驚人的成功毫無關係，但在不感到與有榮焉的情況中我仍極為稱許其成就。包括阿夫沙洛姆．卡斯皮、泰瑞．墨菲特、里切．普爾頓等教授在內的研究人員，多年來爭取經費，審慎考量研究的每個細節。他們允許像我這樣的研究人員使用他們的數據檢驗假設，並在職業生涯中獲得了無數獎項。

在攻讀博士學位期間，我可以與卡斯皮和墨菲特討論我的想法。我迫切想問的幾個問題之一，就是睡不好的孩子是否可能長成患有焦慮和抑鬱的成人。先前的研究尚未全面檢視這個問題，但是從文獻中，我認為這種關聯的存在是合理的。我讀到父母回答孩子五歲、七歲、九歲時的睡眠情形，然後去看這些回答是否與兒童成年後，表現出自身的焦慮和沮喪有關。

在分析中，我們考慮了參與者小時候的焦慮或沮喪程度。加入此一考量後，我們發現，與在童年時不曾經歷睡眠問題的人相比，那些父母曾回報說有持續性睡眠問題的孩子，長大後較有可能成為焦慮的成人。[40]我們急著想看抑鬱症是否也是如此，但出乎意料地發現抑鬱症不是這樣。自從我們發表研究成果以來，已有更多類似研究。然而，我們在睡眠與焦慮之間發現的特異度（睡眠與抑鬱間無特異度），沒有廣泛在其他研究中重現。相反地，睡眠障礙似乎預示著焦慮和抑鬱兩者。[41]整體而言，孩子睡不好，可能是未來人生中會有焦慮或抑鬱這類問題的警訊。

那些苦於睡眠的孩子，未來比其他人更有可能發展出焦慮和抑鬱的症狀。其他研究還提出更多的關聯：睡不好或是睡不夠的孩子，未來更可能出現精神病症狀、雙極性病譜疾患、成癮行為和ADHD等問題。[5]*

治好一個，另一個也好了

多年的研究表明，除了少數例外，睡眠和心智健康是缺一不可的。睡眠問題可以預示心智健康問題，睡眠障礙似乎可以預測、引導出一系列心智健康的難題。這些疾病的清單遠不止於本章所列的範圍，包括創傷後壓力症候群和強迫症。[5]

睡眠問題有時也可能是看不見的風險。就像在學校被霸凌一類的事情一樣，父母可能會忽

*當然，這並不是說睡眠有困難的孩子都會繼續發展出其他問題。睡眠問題在兒童之間很常見，許多案例中都與其他困難無關。不過，如果你很擔心務必和健康照護人員談一談。

略孩子所經歷的危險。「幸好，」有些讀者可能在想，回想起親愛的小寶貝，只要他們的大腦察覺一點點要醒來的跡象，他們就會趴趴走到父母的臥室。但設想一下青少年的狀況——很少有青少年會半夜擠到毫無警覺性的父母之間。所以，成人真的知道小孩睡覺的情形嗎？

我們知道睡眠問題可能預兆未來的問題後，該怎麼辦？下次孩子在床上頑強不屈時，我們應該驚慌嗎？不，完全不必。不同問題顯然有多種風險因素。以抑鬱為例，沒有人會說每個睡不好的人都會發展出抑鬱症；比較好的說法是，睡眠品質不佳是使抑鬱更容易發生的眾多因素之一，與身為女性、年紀漸長、經歷生活壓力、感到孤獨並列。我們不會花時間擔心變老的「風險」，因為我們對此無能為力。此外，伴隨這些「風險」而來的是某些優勢。身為一位較年長的女性，我或許比某些人更可能患上抑鬱症，但較不可能當街打劫或挾持本地的報攤。

與其因為這些資訊而擔心失眠，或許我們可以利用它們而有所作為？與我們無法改變的風險因素相對，睡眠障礙是可以解決的風險因素，如本章開頭討論過班的案例所示。班和家人都因為他的睡眠呼吸障礙而大吃苦頭，而這個問題一旦解決，他們的生活就大為改善。這是這一派研究如此重要的原因之一。

研究也在探索改善睡眠是否有助於心智健康問題。牛津大學教授丹·弗里曼及其團隊正在不懈地推動研究，檢視睡眠問題是否可能引起類似思覺失調的經驗。他們想看看改善睡眠是否對類似思覺失調的症狀有積極意義。[42]這項工作可能具有重要意義，因此，收到弗里曼團隊的電子郵件、問我是否願意幫助他的研究時，我非常高興，毫不猶豫地同意了。研究團隊招募了有失眠問題的學生，然後這三千七百五十五名參與者，一半的人參加為期六週的線上失眠認知行為治療，一半的人則照常過日子。[43]接受CBT-I（失眠認知行為治療）的人，比研究中其他人有更正面的結果。他們經歷的失眠、偏執、幻覺，還有諸如焦慮和抑鬱等問題都有所下降，且效果可以維持一段時間。

與上述研究形成鮮明對比、且有點違背直覺的是，有人發現另外一種幫助重度抑鬱症患者的方法，就是剝奪他們的睡眠。[44]阻止抑鬱症患者睡覺，他們可能會覺得異常愉快。[45]這項令人驚訝的建議，幾百年前就有人提出。一七七三年出生的精神醫師約翰・克里斯蒂安・奧古斯特・海因洛特，在觀察睡眠和抑鬱之間雙向的關係時，思考剝奪睡眠是否可能有效治療「憂鬱」；他在自己的研究中應該沒有實際嘗試過。[46]儘管這個辦法出奇有效，但現在卻沒什麼價值，因為一旦患者又可以睡覺——總有一天得讓他們睡覺——他們的抑鬱症狀通常都會很快地復發。這項知識讓人興奮的地方是，它可以發展出長期降低抑鬱的方法。要做到這一點，我們必須了解這個技巧的運作機制。例如，它的效用可能與重整生理時鐘有關。進一步了解牽涉其中的神經傳遞質，可能有助於未來開發治療方法。

這項重要工作應該可以長久地進行下去，因為這種研究潛力無限，可以幫助許多人，也讓我們更有希望，相信了解睡眠可能是改善心智健康的途徑。只要我們盡力為夜晚做好準備，應該不至於為了做研究而犧牲睡眠。

第六章　長大成人：一天睡一覺，工作、休息、玩樂全包

年輕成人（十八到二十五歲）的建議睡眠時間：每二十四小時要睡七到九小時[1]*

敏銳的大腦對我們有無窮的益處。成年早期可能是我們的大腦前所未見的運轉高峰。我們可能會進入職場，或參加考試而得以進入職場。也許我們在摸索脫離家庭安全網之後如何照顧自己、保持身材、展現自己最好的一面？我們可能在學著驅動、協調複雜的關係。趕上這些快速變化可能很艱難，而不幸的是，這些成人的責任並沒有與大腦的成熟一起發生。青春期將要結束時，我們的大腦仍在發育，尚未達到成熟狀態；[2]腦部仍然脆弱，睡眠仍然很重要。所

＊美國國家睡眠基金會對於人需要睡多久的準則，是由一群專家參考睡眠時間對健康影響的文獻後訂定出來的。有人指出，在某些案例中，個人的需求可能不在建議範圍之內（但與這些準則大相逕庭的需求其實也很少見）。這份報告同時也提供嬰兒、兒童和青少年的睡眠指南。不過，小兒科睡眠研究人員通常比較注意帕魯第及其同事（二〇一六年）的評論。本書前面的章節也引用了相關文獻。

以，當我們轉大人時，睡眠有什麼變化？

睡著的大人

這麼晚才放棄自以為是船長（我們的睡眠驅動力）和（身體）時鐘，實在太粗魯。關於睡眠驅動力，在這個階段，我們要花比以前更長的時間才會想穿上睡衣。更準確地說，青少年需要清醒大約十二至十四個小時，才會想睡覺；成人則需要十六個小時。[3]然後，時鐘也不一樣。前面的章節中大肆說明青春期如何改變青少年的生理時鐘，因此成年期的特徵之一，就是上床和起床又移回較早的時間，也就不足為奇了——徹夜狂歡到此為止。這種在二十歲左右睡眠時間突然的變化十分常見，甚至被當成是某種生物學證據，表示「青春期結束了」。[4]

成年期還有其他普遍性的變化，隨著年齡漸長，我們需要的睡眠時間可能會略微減少。青少年八到十小時的建議睡眠時間，到成人時可能會減為七到九小時，[1]讓人能滿足這一階段無止無盡的責任。完整的睡眠週期，通常從頭到尾需要九十分鐘，而在這一個半小時內發生的事情有了變化。例如，最淺的淺眠所占的比例，會隨著時間略微增加，而大家最喜愛的、能讓我們完全休息的深層慢波睡眠，以及常讓我們作夢的REM睡眠則會減少。[5]最讓人沮喪的是，很明顯地，當年齡漸長，睡眠品質也會逐步下降：入睡所需的時間更長，夜裡也更常醒來，[5]讓人不勝其擾。成年後，年少時期悠長、深沉的睡眠就只能追憶了。

睡眠和大腦功能

睡眠與大腦功能有何關係？回想一下睡眠的主要功能。我們知道睡眠有助於讓身體和大腦復元，清除腦中的毒素，讓大腦以最佳狀態面對未來的一天。睡眠也有助學習和資訊處理，建立新的連結、移除不重要的連結。睡眠還可以幫助我們重新調整情緒，使我們能夠應對考試和生活的壓力。所以，我們可以愈睡愈聰明嗎？

某種程度而言，可以。資料證實睡眠對於學習和運作良好至關重要。以年輕成人為對象的研究發現，那些回報睡眠品質不佳、睡眠時間不足、要使用藥物助眠的人，在評估注意力的測試上表現得也較差，[6]在執行功能上也有較多問題。執行功能指的是一系列心智流程，使我們能良好運作；例如在我們必須完成的不同任務間維持平衡。其他研究則證實不同的睡眠習慣與機能間有所關聯。以十六至十九歲的人為對象的研究發現，睡眠品質較差、睡眠時間較短，以及週末和週間作息差異最大的人，平均而言課業分數會較低。[7]

但另一方面，我們似乎也可以在睡眠中「消除所學」。[8]在美國研究人員的研究中，參加者接受訓練，旨在消除隱而不顯的社會偏見，以性別和種族歧視為主。性別偏見可能包括認為女性在藝術方面的表現，會比她們在科學方面的表現好。培訓中會讓參與者看女性的照片，並在看到照片中附加與藝術相關的字彙（例如「劇場」）時，不要回應。相對地，當他們看到照片中附加的是與科學相關的字彙（例如「數學」）時，要求他們按下按鈕。如果他們反應的速度夠快，就會響起特定的旋律。以減少種族歧視為重點的測驗，則會有另一段旋律。在研究的下一階段，參與者會聽到第一階段訓練中的旋律，並被要求據此分類資訊。例如，當他們聽到消除性別歧視訓練中搭配的旋律時，他們就要把女性臉孔與一個和科學相關的字彙配對。然後給參與者九十分鐘的時間小睡，小睡時會在慢波睡眠期間重複播放兩段旋律中的一段，以重啟對於訓練的記憶。先前固有、與睡眠期間播放的特定旋律相應的社會偏見，似乎有所減少。這種效果在剛睡醒和一週後都可以看到。睡眠似乎鞏固了藏在訓練中的學習，降低了偏頗歧視。

因此，睡眠對於學習和消除學習似乎很重要。沒睡飽會影響表現，但會影響到什麼程度？有人嘗試量化缺乏睡眠對表現下降的影響。當我們睡眠不足時，表現到底會差多少？一九九〇年代一項整合分析的作者做出的結論，認為睡眠不足者的效率，只達沒有睡眠不足者的百分之九。[9]聽到這裡，大家都應該聚精會神、牢記在心，因為在人生這個階段，表現出色才能為未來打下基礎。

儘管本節討論的是年輕成人睡眠與表現間的關聯，但也有其他人研究其他年齡的睡眠與心智表現關係。例如，對兒童和青少年而言，瞌睡兮兮、睡眠品質、睡眠時間長短，都與學業成績有關。有趣的是，在對不同睡眠面向所做的整合分析中，瞌睡兮兮與心智表現有最強的連結，[10]睡眠時間長短的連結則最弱。這可能是因為要多少睡眠才能有效運作，每個人都不同；但如果常常覺得想睡，應該就是睡不夠。這項分析的作者還提出了其他有趣的結果。例如，這些連結在較年輕的受試者身上似乎尤其強大，或許是因為睡眠在這個年紀特別重要。相較之下，年齡較大的兒童和青少年，可以清醒較長的時間而不需要睡覺。有人認為是大腦前額葉皮質的關係（前額葉皮質與規劃和解決問題有關），因為缺乏睡眠，對年紀最小的受試者影響最大；而年紀小的兒童，前額葉皮質也可能最不發達。男孩身上的連結也比女孩的連結強，可能是因為與女孩相比，男孩的生理發育速度較慢。例如，男生較晚才進入青春期。如果有人懷疑的話，可以去翻翻學生時代的舊照片。

所以，睡眠和心智表現，在各個年齡都有所關聯。童年時期的睡眠問題，是否會預示我們大腦日後運作的方式？我和同事在我們的研究中想要找出這個問題的答案。我們採用丹尼登跨領域健康發展研究（第五章中說明過）的資料，檢視睡眠與神經心理學功能之間的連結。[11]我們看了父母對孩子睡眠問題的回報，並調查這些問題在孩子成為青少年後，與他們的腦部功能有什麼關聯。

我們使用了各種測試，探究大腦不同部位的內部運作方式。多數部位沒有什麼差異，但我們注意到某種讓人驚奇的現象。分析資料後，可以很清楚地看到，睡眠不良者在兩項測驗上表現特別差。其中一項測驗是要繪製複雜的圖案，並以受試者的策略和準確性進行評分。這項測驗看的是他們是否能審慎規劃，以及視覺空間處理的能力。

第二項測驗是各種點對點任務，受試者要把連續的數字和字母連起來；不是像兒童圖畫書裡的1、2、3這樣連下去，而是要數字和字母交錯，像1、A、2、B、3、C這樣。第二項任務特別有趣，因為需要某種程度的工作記憶與心智靈活度。這項任務的表現可能反映出前額葉皮質的功能；童年時有睡眠問題的人會覺得這項任務特別困難。我們認為這項發現十分引人入勝，因為其他人的研究，也會把工作記憶標注為特別容易受到睡眠不足影響的區域。[12]

儘管兒童時期的睡眠問題，可能已造成青少年大腦中出現某些困難，但因為還有許多同樣可信的解釋，因此我們不急於下此定論。例如，從最基本的層面來說，睡不好的孩子，他們大腦運作的方式可能經歷過輕微的困難，這是我們當時沒有評估的。這些困難或許沒有隨著時間消逝。考慮到我們保守的發現可能被渲染的程度，看到媒體沒有以這種角度報導研究結果，讓我們鬆了一口氣。

整體而言，睡眠、表現、大腦運作之間似乎確實有所關聯。所以，也許我們真的可以愈睡愈聰明。好吧，即使不能真的變聰明，或許可以看起來變聰明！這是二〇一六年發表的某份報告提出的主張。科學家評估臉部，想要找出是否有某些特徵能讓人看起來比別人更聰明，[13]調查的重點之一就是眼瞼張開的程度。科學家設想的是，人累了的時候，眼瞼會開始下垂；卡通裡疲倦時眼瞼下垂的刻板印象，是有憑有據的。眼瞼的狀態與一個人多清醒或多疲倦有關。在一系列實驗中，作者提出的（諸多）發現，就是當眼瞼愈張開，看起來就會愈聰明。這篇論文進行的一項研究，是在受試者睡眠不足之前和之後拍照；睡眠不足會讓眼瞼自然產生變化。一如預期，眼瞼張得比較開的人（因此不太可能睡眠不足）被認為比較聰明。因此，要變聰明、或看起來聰明的第一步，就是好好睡覺。同理可證，多睡一點的話，可能會讓你立即成為名偵探柯南！

美容覺

睡個好覺不僅讓我們看起來更聰明，也可能更有吸引力。外表並不是一切——這是我們常常提醒孩子的——但在成年早期，當戀愛關係準備要固定下來時，外表的吸引力可能就顯得特別重要了。無論我們是否重視自己的外表，研究外在吸引力和睡眠關係的研究確實十分有趣。斯德哥爾摩的睡眠實驗室進行的一項研究，會在受試者正常睡眠以及睡眠不足之後為他們拍照。[14]然後有另一組受試者會在類似「Hot or Not?」網站的情境中，評價照片人物的吸引力。有趣的是，睡眠不足的人得到的評價是較沒有吸引力（也較不健康、更疲倦）；或許也再次證明我們疲倦時，並不是最好看的時候。另一項從這種觀點衍生出來的研究，受試者為睡眠品質佳和睡眠品質差的兩組人，比較兩組間皮膚老化差異。[15]研究發現睡眠品質佳的人，皮膚比另一組人好，膚況比較年輕，暴露在紫外線後，也顯示出更好的恢復力。充分休息後更有吸引力，不只是他人這麼認為，受試者對自己的外表也會比較滿意。在第二項研究中，睡眠品質佳的人，也比睡眠品質差的人自認為更有魅力。

因此，當我們預期有重要日子將來臨、要展現最好的一面，應該把「睡眠」加到美容清單中。但我們也要花點時間起床。熱愛自拍的人都知道，剛醒來時的狀態不一定很好；體液可能在我們躺著睡覺時，聚集在眼睛周圍，讓眼睛看起來浮腫。只要站起來，地心引力就會把體液帶走。睡覺、起床、等一會兒，就可以上鏡了。

沉睡

我們或許可以愈睡愈好看，但是睡眠與我們的體型有什麼關係？近年來，睡眠和體重的研究受到研究人員和媒體的廣泛注意。令人著迷的部分原因，可能是睡著睡著，我們就有機會看起來像吉吉．哈蒂德或泰森．巴盧。這肯定比低熱量飲食更吸引人吧？

睡眠的許多不同特徵，包括是否打呼、睡眠品質、睡眠時間長度、規律性，都與我們的體型相關。當然，體型沉重可能會導致某些睡眠問題。例如，體重過重、脖子粗大，可能會增加睡眠呼吸中止的風險。然而，對多數人來說可能不太直觀的是，還有另一種相反的情形：我們的睡眠方式可能會影響體型。舉例而言，睡眠時間短暫的人似乎有體重增加的風險；這不僅適用於成人，嬰兒、兒童和青少年都是如此。[16]那麼，這要怎麼解釋呢？有各種假設。[17]

首先，睡眠不足時，我們可能會消耗更多卡路里。最近以成人為對象的整合分析支持此一觀點，顯示睡眠不足會導致每天食物和飲料消耗量增加三百八十五卡路里。[18]這點卡路里雖然還不夠你吃一條我最愛的雙層巧克力棒，但也相當接近了。在一年的時間內，這點卡路里可能導致體重顯著增加，大腿明顯變粗。

至於為什麼會消耗更多卡路里，可能是因為當睡眠時間不足時，會打亂與飢餓（飢餓素）

和飽腹感（瘦素）有關的荷爾蒙。尤其是飢餓素增加，會讓我們覺得餓；瘦素減少，所以我們不太會覺得飽——難怪我們想吃。卡路里消耗的增加，還可能是因為我們有更多的時間醒著，可以消耗卡路里。畢竟很少有人會邊睡邊吃東西（儘管有人確實這樣做）。也有人認為，我們缺乏睡眠的時候，可能偏好不同的食物，會吃更多對身體不利的東西。髒兮兮的小貨車上買來的油膩小吃，應該只有深夜筋疲力盡的時候，才會看起來吸引人吧？有趣的是，研究腦中可能的情形，也有助於理解為什麼我們想吃不健康的食物。如前所述，當我們疲倦累時，腦中涉及複雜計畫的區域（例如前額葉皮質）似乎會變得有些遲鈍；[19]相反地，大腦的其他部分、負責動機和報酬的區域（例如杏仁核）則似乎在超速運轉。難怪油膩速食帶來的立即滿足，在深夜看來是合情合理的。

對於睡眠不足和體重增加之間的關聯，第二種解釋是，不睡覺的時候消耗的卡路里其實沒那麼多。可能是因為我們的體溫被打亂，或是因為太累了，醒來了也無法起身活動。大家都知道那種筋疲力盡的感覺，除了癱坐在電視前，不想做任何事情因此卡路里消耗很少。更糟的是，如果這樣久坐時，手邊還有一大包洋芋片或餅乾，等於結合各種少睡會讓體重增加的原因——我們增加了卡路里攝取量，卻減少了消耗量。

運動後睡眠

失眠會使我們感到疲倦，醒來時神清氣爽的可能性變低。但對於睡眠和活動程度間的關聯、或是和運動時間安排間的關聯，我們還知道什麼？

本章提到睡眠和運動，是因為成年早期也常是打破體育紀錄的時期；許多精英運動員的體育生涯，似乎會隨成年早期的消逝而畫上句點。[20]這個年紀通常是我們的高峰——所以運動和睡眠如何相輔相成？兩者看起來似乎十分契合，就算只是在溫和地慢跑、做瑜伽、在公園裡踢球，感覺上都會對睡眠有神奇的效果。

努力工作，努力休息

這種印象也獲得評論和整合分析的大力支持。[21]運動後，睡眠時間會更長、睡得更好。固定運動也會影響睡眠結構，儘管會讓REM睡眠減少，但會讓我們享有更長的慢波睡眠時間。[22~23]運動對睡眠的積極影響，可以解釋為什麼睡眠專家建議我們白天抽點時間運動。

有人一度爭辯說，應該避免在臨睡前運動，因為運動各種神奇的益處，就是增加警覺性，也讓我們體溫上升；這些生理特徵都與睡覺所需的相反。然而，最近的建議並沒有這樣告誡，

反而只說明傍晚可能是忙碌的生活中唯一運動的機會，提出的數據也不支持夜間運動對睡眠有害的主張。[24~25]

至於為什麼固定運動有助於睡眠，可能有多種我們尚未完全理解的機制。[26]運動對晝夜作息節奏、免疫功能、其他路徑都有積極影響，從而改善睡眠；也有某些影響可能是間接的。例如，運動有助於改善情緒，鑑於抑鬱與睡眠之間已知的關聯，這點會很有幫助。運動還可以幫助控制體重，可以預防因為體態沉重而發展出的疾病，例如睡眠呼吸中止。

那麼，長跑之王莫．法拉、網球名將小威廉絲、足球先生梅西這樣的超級運動員，又是怎麼睡的呢？頂尖運動員的睡眠一定是破紀錄地好，對吧？其實，不對。精英運動員的研究經常發現，他們的睡眠品質比普通人差；[27~28]過度訓練可能導致睡眠品質下降。[29]過度訓練與睡眠不佳之間的關聯，已經十分穩固，睡不好甚至有時會被當成指標，說明某人訓練的強度太高。所以這到底是怎麼回事？嗯，首先，莫．法拉這種等級的運動員，他們的運動時間表可能與多數人不同。如果以統計數字來看，普通人一天能運動三十分鐘就很不錯了；但法拉清醒的人生中，可能多數時間都在伸展、跑步。運動強度可能也不同。法拉在公園慢跑時，應該不太可能會被別人超前！我們多數人訓練的方式，會溫和地使我們的身體呈現出如同睡著般的愉悅狀態，但精英運動員的身體承受的卻是最難以置信的壓力。他們的免疫系統可能會減弱，肌肉筋疲力盡，體內的壓力荷爾蒙皮質醇濃度也可能很高。[30]此外，近期以老鼠為實驗對象的研究，發現老鼠奔跑時，大腦某些部位的活動實際上可能減少，[31]就像進入自動駕駛模式一樣。人類是否也適用這種情況？這是否意味著在某些情況下，當我們準備就寢時，大腦的某些區域實際上較不活躍，因此較不需要睡眠？即使是運動員，入睡後也可能因為需要上廁所而在夜間醒來，因為他們在訓練中、訓練後，可能一直喝很多水以確保身體不會脫水。[32]

想像一下精英運動員的生活方式。運動員經常參加國際賽事，國際賽事就代表要出國旅行。所以他們可能有很多時候都在不同時區間穿梭，這會讓他們的身體搞不清楚現在是白天還是晚上。我們體內的時鐘無法與外面的世界同步時，就會產生時差，身體彷彿在另一個時區運作。所以當體育官大聲嚷嚷著要大家上起跑線就定位，我們的身體卻可能叫我們去睡覺。更糟的是，身體不同部位的時鐘也會變得不同步。這要怎麼辦？與新時區和諧共處有助於調整，例如，確保我們感受到晨光和暮色，會相當有效。每跨過一個時區，身體會需要約一天來適應。[33]就像讓大船轉彎一樣，這種事情急不得，因為晝夜作息限制了大腦主要時鐘受光線調節的步調。正如科學家羅素．福斯特、萊昂．克雷茨曼所描述的，時差造成的體育表現問題並不僅限於人類，時差對動物造成的影響也要考慮，例如賽馬。訓練員有時會在出發前調整飲食和鍛鍊時間，試著減少時差問題。[33]這些技巧或許可以減少時差的困擾，但對於馬兒在飛機上空間有限的問題，可能無濟於事！

即使沒有時差，某些體育賽事的時間也意味著提早就寢是不可能的。以西班牙甲級足球聯賽為例，據報有時會晚至晚上十點才開球。[34]雖然這個時候才開球似乎有點晚，但在夜間舉辦體育賽事還是有某些道理的，例如要避免白天的高溫。而且，當體溫隨著晝夜作息逐漸升高，我們的體能似乎也是愈晚愈強大。體溫最高的時間通常會落在晚上五點到七點之間，或許也可以解釋為什麼打破賽事紀錄的情況經常發生在晚上。[35]但對小明有效的模式不一定對小華有效，且我們個人的最佳表現，可能部分取決於各自獨特的生理時鐘。早上表現最佳的晨型人，可能會比夜型人更早達到體能高峰。[36]

睡在陌生的環境中，會發生其他問題，大家都經歷過：離家後的第一個晚上，大腦似乎整夜都處於半清醒狀態。嗯，雖不中亦不遠矣。當我們身處新環境時，一半的大腦會保持某種程度的警戒，與（第一章中討論過的）海豚的睡眠相當類似；不過海豚又更進一步，一次只讓一側腦半球處於睡眠狀態。雖然人類的睡眠通常是兩個腦半球都會發生，但某研究團隊進行了一系列研究，邀請三十五名健康的年輕成人至實驗室，比較他們第一晚和第二晚的睡眠情形。[37]研究人員發現第一晚發生了令人難以置信的事情，是第二個晚上沒有的。第一晚睡覺時，受試者的左腦似乎有部分是保持警覺的（與右腦相比，睡眠程度較輕），且左腦對環境中的聲音較有反應。這種情形暗示當我們身處陌生環境時，或許大腦的這個區域正在當守夜人，確保我們在新環境中安全無虞。這也可能說明，即使在同一個時區旅行，運動員在新環境中也需要至少多一個晚上才能睡得好，才有機會在大型賽事中有最佳表現。

最後，成功總有壓力相伴，大型賽事前一定有焦慮、難眠的夜晚，深夜可能還要參加記者會、慶祝會或錯誤檢討會。還要推銷品牌、花時間推廣產品，換取豐厚贊助，還要做好充分的慈善工作，夜裡才睡得安心。全部加起來，運動員在夢境之鄉所花的時間可能並不足夠，其實不足為奇。

努力休息，努力工作

運動員睡不好是一大問題。若回想一下睡眠為什麼重要，很明顯地，若要增加自己表現出色的機會，好好睡一覺是不可或缺的。另一個與運動特別相關面向是，大家都知道生長激素的分泌對身體自我修復大有助益，而生長激素分泌的高峰就是在深層睡眠期間。睡眠也與許多其他可能影響運動表現的事物有所關聯，包括認知、疼痛感受、耐力、肌肉修復、免疫功能、葡萄糖代謝、決策、情緒、恢復等等。[38]我們都看過這類比賽終場的照片：足球擊中門框橫桿、網球就是沒飛到另一邊。或許一夜好眠可以讓運動員多一點優勢。

那麼，當運動員必須要睡個好覺，但他們就是睡不好時，要怎麼處理這種不幸的情況？如何改善他們的睡眠，以改善他們的表現？雖然白天小睡一下可能有幫助，但小睡的效果似乎好壞參半。[39]直接告訴運動員應該提高睡眠的優先順序，或是延長睡眠時間是有好處的，似乎比較合理。但是，就像其他任何人一樣，只有在睡得著的前提下，延長睡眠時間才有道理。如果運動員只是清醒地躺在床上、哼著國歌，可能會使他們發展出與就寢相關的負面情緒，對他們沒有好處。

良好的睡眠衛生可能很重要，[39]所以身材高大的籃球員需要加長床墊也是很合理的。精英運動員攝取的營養也很重要，所以近期大家也很注意哪種食物可以改善睡眠[38]（請參閱第九章）。儘管這些面向都很重要，但我們在鼓勵良好睡眠之餘，不應該為此過於擔心。畢竟，當想到自己絕對必須睡好時，誰能真的睡好？就像我們會告訴失眠症患者，一夜難眠後，他們還是能活下去繼續奮鬥；如果我們蒐集具說服力的證據，表明真正的深度睡眠可以為運動生涯帶來成功，或許會有幫助。影響運動表現的因素很多，有些因素的影響力可能很小。儘管睡眠很重要，但也有人前一晚輾轉反側，隔天還是順利摘金。

帶兒子去參加足球比賽時，不難看到才剛學會跑步沒多久的孩子，被專業球隊相中。在英國，五歲的孩子被邀請到多支足球隊一起訓練的情況並不少見。*這些小朋友上廁所常常還需要人幫忙，甚至還不太會用刀叉，但已經開始接受專業人士指導如何踢高水準球賽了。這種學習技巧、訣竅，還能跟足球傳奇人物自拍的機會，可能很難拒絕。但是，夜間訓練是否意味著孩子會失去他們所需的睡眠時間？我認為會。而且更廣泛而言，國際奧林匹克委員會發表了關於年輕運動員發展的共識聲明，除了其他事項外，還指出訓練和比賽可能會導致睡眠不足。[40]睡眠不足可能會對多個領域的機能產生負面影響，並增加受傷的可能性。

我與家有小小足球員的布歐妮談話。布歐妮的兒子亞瑟才七歲，已經是傑出的足球員。我們討論到幫助亞瑟發展足球長才，但同時要重視他睡眠需求的挑戰。我們經常聽說當亞瑟上場時，多支英超聯賽球隊的球探都會來觀戰，確保如果亞瑟的表現一直都這麼傑出，他們不至於錯過簽下他的機會。亞瑟的教練和父母常在賽後遇到有興趣招募他的人，希望亞瑟與他們的球隊一起訓練。

布歐妮解釋說：「我們的兒子亞瑟熱愛足球，三歲起就在參加足球訓練課程。去年他滿七歲的時候，受邀參加三所足球學校，並在一支常規球隊上踢球。他每週訓練多達五次，有時訓練結束時都已經晚上七點了。他通常回家後，吃點東西、洗個澡，需要一點時間才能放鬆下

---

*兒童可以簽進職業足球隊的最低年齡受到法規限制，但他們可以受邀參加發展性培訓。

來。我們發現亞瑟有時在晚上九點半後才上床睡覺，但早上仍六點起床點。」她接著說明亞瑟的足球訓練讓她如何為難：我們擔心亞瑟睡眠不足，但因為他非常喜歡足球，在學校也有很大的進步，所以我們決定繼續接受訓練。今年對亞瑟是否會被職業球隊簽下來，是關鍵的一年。我們對於怎麼決定才對、怎麼做對他的健康和整體福祉最有利，感到極大的壓力。」*

亞瑟的情況似乎很好。他很幸運，父母熱切希望他在生活的各個領域都成長茁壯，但並不是所有的孩子都有這種好運。教練和父母應該要好好考慮孩子的睡眠需求，但有些人不會這麼做。調整訓練時間表，可能可以讓孩子有充足睡眠。[40]在孩子應該準備睡覺的時間進行訓練，肯定不是培養全球最偉大運動員的好方法。如果英國人想重溫一九六六年的榮耀，那些推廣兒童足球的人可能應該多考慮一下這些後起新秀的睡眠。†

開夜車：睡眠和交通事故

許多人會在成年早期學習駕駛，創造新發現的自由。但伴隨這種自由而來的，是時有所聞的事故，令人擔心。年紀輕、經驗少，等同於出車禍的風險高，[41]但睡眠不足、打瞌睡尤其是關鍵。確實，有研究發現，年輕是一種特殊的風險，特別容易發生與打瞌睡有關的車禍。[42]這種情況可以解釋為，年輕人比較容易做出有風險的決策，尤其是在青春期[43]、長期睡眠不足的人身上特別普遍。[44]

疲倦會害死人，這是無庸置疑的；沿著高速公路行駛就會看到這樣的標語。顯而易見地，一大清早是最容易發生車禍的時候，[45]因為這時我們的生理時鐘還在抗議，說我們應該還在睡覺。科學文獻清楚地表明，當我們昏昏欲睡時，警覺性較低、注意力較不集中，最要命的是反應變慢了。[46]與疲勞駕駛有關害處極大，甚至被拿來與酒駕、用藥後駕駛相提並論。[47]最糟糕的是，當我們疲倦時，更有可能開車開到一半就睡著，導致災難性的後果。

我們怎麼知道睡眠在路上造成這麼多死亡車禍？首先，排除其他原因（例如體內酒精含量高、超速、能見度差、邊打電話邊開車）後，最關鍵的線索是在事故之後，檢查路面上的胎痕。如果沒有試圖煞車或轉彎的跡象，很可能表示在車禍前，駕駛睡著了，或因為其他原因而沒有意識。[48]謝菲爾德大學駕駛行為研究專家理查・羅維教授說：「開車開到睡著，可能會導致災難。即使沒有睡著，昏昏欲睡也會降低我們對於道路危險的反應能力，增加出車禍的風

＊我要求如果有多支球隊爭相要簽下亞瑟，請他選擇我最愛的兵工廠隊。

†一九六六年，英格蘭既主辦世界盃又贏得世界盃。我們至今仍深以為傲！

險。這個問題在剛開始開車的頭幾年特別明顯。」

疲勞駕駛的影響非常廣泛。最近的一份報告估計，致死車禍中，有超過百分之二十與涉及其中的駕駛當時昏昏欲睡有關，也就是光在美國，每年就會有約六千四百多起疲勞駕駛事故。[49]刊登這些重要資訊的科學論文，通常讀者都是其他科學家，而且在社會上的普及程度往往遠遠不足。因此，讓我們引以為戒的，反而都是生活中的故事。我十五歲的時候，在新聞上看到一起恐怖的車禍。我和一個朋友一起看到這則新聞，朋友說事故現場的車，看起來很像她閨密的車。我們當時都沒有多想，這句評論就這麼過去了。然而，新聞裡那輛車確實是她密友的車；當天深夜在回家路上，她一輩子相知的好友和同行的一群青少年，都在車禍中喪命。我想把握這個機會提醒各位睡眠的威力有多強大。請尊重它，永遠不要疲勞駕駛。

我們有可能低估自己勞累的程度，所以要熟知危險跡象。[47]有些跡象很明顯——如果你哈欠連連、用力才能張大眼睛、點頭點個不停，那一定不要開車。然而，有些跡象不那麼明顯，例如無法維持在車道中或維持穩定速度、錯過轉彎或路標、忘記剛剛開過的距離等等。當上述或其他疲倦跡象出現時，你必須停車，睡到你不再覺得想睡為止。咖啡因或許有幫助，但無法取代睡眠本身。快快樂樂出門，平平安安回家。

第七章 事業要衝，睡眠要顧

成人（二十六到六十四歲）建議每二十四小時睡七到九小時[1]

從剛出生到邁入中年，睡眠的長度、時機和組成方式都有大幅變化。多數人認為成年之後，睡眠的各種面向都會漸趨穩定——某些面向確實如此。我們的睡眠階段已經建構完成，以前經歷的問題許多也已經消失。大致上而言，我們不會再與父母爭論何時該上床、尿床、為了想在適當的時間入睡而努力。但是，邁入成年期並不代表此後一帆風順，而是可能面臨新的經驗與挑戰。我們可能經歷人際關係的破裂與復合、懷孕、成為父母，或在職場上被賦予新的責任。睡眠會影響這些人生的變化，這些變化也會影響睡眠。每個人各自的睡眠模式和問題也可能天差地遠，睡眠狀態各有不同。

當我們逐漸脫離成年早期，睡眠的某些特徵仍會繼續延續。例如，建議睡眠時間仍然是每晚七到九小時。但當然，成人間也會有個別差異。蜜雪兒・歐巴馬的睡眠方式可能與巴拉克・

歐巴馬不同，而這些差異可能與各種因素有關。例如，報導指出，女性的睡眠時間往往比男性長。[2]對美國的前第一夫人而言，這不全然是好消息——儘管女性睡得比較久，但據報女性也比男性更容易失眠，而且這種差異似乎會隨著年齡漸長而更加明顯。[3]*

住在不同國家的人，睡眠方式可能也會不同。雖然我睡在有床架的床墊上，但某些住在日本的人會睡在鋪了榻榻米的地板上。另外，某些國家的居民，包括西班牙、義大利、希臘、墨西哥等等，可能會睡午覺；但生活在英國、法國、美國的人通常沒有這個習慣。這種差異會導致上班日的作息極為不同。第三章中提過的西班牙父親埃米利歐描述他的工作，說工作時間是從上午九點開始，一直持續到下午兩點回家吃午飯。他告訴我：「午飯是一天中主要的一餐，對某些人來說，可能會影響他們午睡。中午大吃一頓，再加上夏季的高溫，都可能導致人們覺得需要休息。」埃米利歐會在下午四點回到工作崗位，工作到晚上八點，回家吃飯的時間都已經是晚上九點或十點了。他最後說：「在西班牙，歌唱選秀節目《西班牙好聲音》，會從晚上十點播到午夜。」相較之下，我自己的工作時間通常是從上午八點開始，然後持續不間斷，除了偶爾喝點東西、吃個點心之外，一直工作到傍晚六點為止，然後開始為孩子準備晚餐、盯著他們進行就寢儀式。就算我要看《英國好聲音》，我也知道我可以在晚上十點之前上床睡覺。

睡眠時間長短可能也會有所不同。用手機應用程式蒐集資料的研究顯示，荷蘭人睡得最多，新加坡人睡得最少，[2]而我們英國人睡得比最多的還要多一點。但是不同的研究提出了不同結論。例如，由保險公司主持的深入研究提出說，英國人其實最有可能回報說睡眠不足，[4]且有百分之三十七的英國人認為情況確實如此。最不可能回報說睡眠不足的是印度人；只有百分之九的印度人說自己睡眠不足。在解讀這些結果之前一定要先理解：這些研究的參與者可能無法充分代表他們所居住的國家。例如，睡眠不足的人，本來就比較可能下載睡眠手機應用程式。如果樣本不具代表性，我們就難以從這類研究中得到結論。

因此，儘管睡眠模式在各國間的確切差異尚待釐清，但如果各國國民睡覺方式真的不同，可能原因是什麼呢？文化差異當然是其中一種可能，包括預期工作時數和遭遇的壓力類型。各國在日照時數和季節上的不同，也可能對睡眠造成影響，例如有人已經發現，日出和日落會影響起床時間。[2、5]這點特別值得注意，因為不同國家享有的日照時數差異可能很大。芬蘭拉普蘭的居民，冬季只有幾小時的日照時數，但在夏季幾乎是連續不斷的日照；相對地，哥倫比亞波哥大的居民，一年四季則都有約有十二小時的白天。

同一個國家內，社會經濟因素也會造成影響。社經地位弱勢者，更可能睡眠不足或睡眠品

---

*儘管各群體間會有差異，但女性中和男性中也會有很大的個體差異。

質較差。[6]我與麥可・格蘭德納博士（第一章中有提到他）會面，以更進一步了解箇中關係。格蘭德納博士解釋說：「睡眠正好處於十分有趣的樞紐位置。一邊是與睡眠息息相關的各種重要生理機能，例如新陳代謝、免疫功能和情緒調節。另一邊則是影響我們生活的各種社會和實際環境因素，例如工作、住家、鄰居和家人之類的東西。睡眠對健康至關重要，但同時也受到這些重要因素的影響。如果要認真看待睡眠、把睡眠當成健康的面向之一，就必須幫助大家在忙碌、壓力過大、時常讓人覺得無法掌控的生活中，爭取一點對自己睡眠的控制權。」

失眠城市

儘管成年之後，我們告別了許多兒時的睡眠問題，但有些問題會一直存在，新問題也可能會冒出來。失眠就是揮之不去的問題之一，是一種普遍、讓人痛不欲生的折磨；任何關於睡眠的書籍，如果沒有討論失眠，簡直就是名不副實。我們都曾經歷過無眠的夜晚，原因可能是重要活動前的焦慮、痛失所愛導致的悲傷，或僅是忙碌的生活讓我們腦中思緒不斷。但撇開偶發的情況，當無眠的夜晚變成反覆發生的問題、一次持續數月，並開始對生活造成難以忍受的影響時，代表什麼？代表失眠可能已經根深柢固。

如果試著與能安穩熟睡的朋友（有時甚至是醫生）分享這種令人筋疲力竭的經驗，朋友有時候會難以理解其中感受。但他人的無動於衷，反映的是大眾對失眠問題缺乏認知，而不是患者在小題大作。失眠最近引發社會關注，是因為《慾望城市》的主要演員金・凱特羅退出了原本預定在倫敦劇院登台的劇碼。[7]媒體十分困惑，猜測她一定是患了癌症。到底怎麼回事？為什麼一位這麼努力、可靠的女演員，會這麼倉促地辭退主演機會呢？其實，凱特羅一直深受失眠所苦，她形容失眠就像「一隻三噸重的大猩猩坐在（我的）胸口」，已經成為她生活中的「海嘯」。在抽出時間改善情況後，她分享了自己的經驗。她勇敢的態度讓情況有所改變。在凱特羅公開討論自己的處境後不久，我收到了一封電子郵件，寄件人也有類似的睡眠問題，正在尋求幫助。那麼，為什麼凱特羅、還有世上成千上萬和她一樣的人，會遭受失眠之苦？為什麼它就是不會消失呢？

為什麼失眠揮之不去？

以凱特羅的案例而言，她的失眠可能肇因於失去父親的哀痛、新戲上演的焦慮、恰好經歷荷爾蒙發生變化的生命階段等等事情，各種因素構成了「完美風暴」。個人經驗和失眠理論都認為，生活中的高壓事件會引發失眠。

失眠問題模式還強調了其他因素，其中最主要的3P模型，著重誘發（predisposing）、促發（precipitating）、延續（perpetuating）等三種因素。這個模型由已故的亞瑟・斯比爾曼在一九八〇年代提出；斯比爾曼的職涯多數時間都獻給了康乃爾大學。第一個P指的是「**誘發 predisposing**」因素。什麼東西會誘發失眠？例如，遺傳上的弱點在助長失眠的發展上，可能很重要，也有助於說明為什麼有些人比其他人更容易失眠。

第二個P指「**促發** precipitating」因素，可能導致失眠發作，包括人生中重大的事件，例如失業、摯愛身亡、經濟壓力或期末考試。原就帶有誘發因素的人，面對促發因素時，可能更容易發展出失眠症狀。

最後一個P著重「**延續** perpetuating」因素，就是在失眠發生後，持續提供失眠所需的條件、讓失眠延續不斷的事物，包括過度在意、憂心睡眠一事，反而妨礙入睡；自身的行為可能加劇了睡眠問題。一直看鐘、確認醒著睡不著已經過了多久時間，肯定會毀了一夜好眠的機會。原就帶有誘發因素的人，可能更容易發展出特定類型的失眠，例如不斷思考誘發因素。

約在本世紀初，加州大學柏克萊分校的艾莉森・哈維教授（序言中有提到）和牛津大學的科林・埃斯皮教授這兩位廣受尊敬的睡眠研究學者，獨立開發了失眠的新模式。兩人的模式都強調在這種睡眠障礙的發展、延續過程中，我們思考方式的重要性。[8~9]兩個失眠認知模型的重點相似，並於同年（二〇〇二年）發表。本書在此處著重介紹哈維的模型。模型的某些特徵可用於提供範例，說明我們的思考方式在失眠的發展和維持中可能有多重要。這個模型首先考慮的是，在經歷睡眠品質不佳的夜晚後，我們會有什麼反應。失眠的人可能無法把它拋到腦後、一笑置之，反而會開始擔心自己是不是沒有能力睡好，甚至可能會害怕接下來的夜晚。這些思緒會讓人神經緊繃，無益於進入夢鄉。第二天晚上，我們躺在床上時，可能無法好好睡覺，反而不斷注意自己的身體：我覺得疲倦嗎？肌肉緊繃嗎？此外，也可能會注意周圍的所有事物（「我已經清醒地躺在這裡整整一小時了；我會知道時間是因為我一直盯著時鐘，沒有錯過指針的任何動靜。」）。這種情形可能導致問題被過度放大，讓我們以為自己的睡眠情形比實際情況糟很多，或我們無力應對自己的睡眠問題。

然後，我們可能會試著藉由改變行為、睡得更好，以解決睡眠問題。例如，躺在床上時，我們可能會更努力地控制自己的思緒，避免讓有壓力的想法進入腦海中。但這可能會適得其反，導致自己更注意原本極力想避免的思緒。這是什麼意思呢？請試試這個實驗：鬧鐘定時一分鐘，然後開始思考；除了戴著牛仔帽的黑猩猩之外，想什麼都行。

沒那麼容易——你想到的都是黑猩猩，對吧？因此，試著防堵思緒不見得是好策略。

另一個有時會適得其反的技巧，是提早上床補眠。我們可能因此在還沒有準備睡覺時就已經躺在床上，清醒的時間甚至更長，結果反而更焦慮。而且因為這些有害無益的行為，我們更容易逐漸發展出真正的睡眠問題。

哈維認知模型中一項引人注意的特徵，就是認為監測睡眠可能導致失眠或使失眠問題持續。但如今個人睡眠監測設備愈來愈流行，令人十分擔憂。現在有許多人使用市面上的腕帶或手機應用程式追蹤自己的睡眠；這些產品或手機應用程式會使用加速度計或聲音，判斷配戴者的動作。有些人配戴這些裝備時，會急著要去睡覺，等著獲得睡了多長時間、睡眠品質如何等資訊。有些市售產品甚至能準確估計配戴者的睡眠量[10~12]或在某個睡眠階段停留了多長時間。[13]這些功能令人不安，與我從這些產品的使用者那裡聽到的情形是一致的。例如，有個年輕人宣稱他的裝置顯示他幾乎「從沒有深度睡眠」，還有一位中年女士透露自己「睡得像八十歲的老太太」。這類產品持續不斷改良，顯然潛力無窮，讓專家可以用便宜的方法測量大量實驗參與者的睡眠，可能為睡眠研究帶來新氣象。但在新氣象降臨前，最好不要將結果當作福音。怎麼努力都睡不著的人，尤其要仔細考慮將這些產品導入生活的潛在影響。

失眠的其他特徵，還包括過度激發模式，這種模式更重視生物因素，同時也認同心理因素的重要性。[14]弗萊堡大學的迪特・里曼教授在討論這個模式時，參考了大量文獻，證明許多失眠患者似乎都經歷了過度激發。換句話說，不論白天黑夜，患者都會覺得緊張兮兮、憂心忡忡。這不是說生活中的高壓對於導致失眠不重要，而是即使造成壓力的事件過去之後，我們的緊張情緒卻沒有隨之消失，這種過度激發才會導致睡眠問題。我們可能一方面覺得疲倦，但一方面又覺得情緒高漲。遺傳風險最大的人，這種感覺會特別明顯。

而且，失眠患者可能不覺得臥室是平靜的綠洲（夢周公的理想環境），反而陷入將臥室、甚至就寢時間與壓力和警覺聯結的模式中。意思是說，即使生活中造成壓力的事件過去之後，過度激發和隨之而來的睡眠問題仍會持續。我請里曼教授進一步解說這個模式時，他說：「實際上，好幾世紀以來，過度激發都被當成是與失眠相關的病態生理學因素。麥克·柏利斯在一九九七年提出的失眠神經認知模式，強調睡眠腦電圖中快速頻域的頻率增加，可能代表過度激發。」里曼繼續說明這項理論後續的發展：「過去二十年的研究，已將與過度激發相關的心理學資料與神經生物學資料聯結起來。例如，神經影像學的資料顯示，過度激發不僅是覺得無法冷靜的主觀體驗，而且在慢性失眠患者身上，也可以看到一天二十四小時中腦部活動逐漸增加。」

芝加哥西北大學費恩伯格醫學院的神經學副教授王傑森，提出了另一種失眠的概念，即失眠的後設認知模式。[15]後設認知有時被形容為「對思考的思考」，可能涉及意識到我們對睡眠的某些想法會使問題變得更糟；就像試著不想黑猩猩，反而讓我們滿腦子都是黑猩猩！以先前的認知模式為基礎，王副教授的模式說明處理與睡眠相關思緒的方式，可能很重要。這個模式提出的實際建議，包括不應嘗試改變想法，反而應該改變我們與這些想法的關係。察覺自己對睡眠有什麼想法、這些想法如何使自己所經歷的問題不斷延續，可能對某些人有效。與其嘗試圍堵這些想法，不如輕鬆地觀察它們，讓想法像微風穿過樹枝一樣地在腦中來去，可能會較有價值。與其反覆思索、希望這些想法消失，不如僅是意識到它們的存在，讓它們隨意進出我們的生活，不多加批判。這種以正念為基礎的干預措施，已證實對各方面的身心健康都有助益，包括睡眠。[16~17]王副教授向我解釋：「與其強迫自己睡覺或太過專注於解決睡眠問題，放手、任由現況發展，對某些人而言可能反而有益。這種因應睡眠相關思緒的方法，叫做正念。研究已顯示，它對改善睡眠品質十分有效。」

這些模式都有助於我們對失眠的整體理解；與生俱來的基因會增加我們發展出失眠的傾向、生活中的高壓事件可能誘使失眠發作、高激發程度不利一夜好眠、我們的行為和思維（包括後設認知）可能使問題一直持續。

如何揮別失眠：思緒和行為

以凱特羅的案例而言，她因為接受了失眠的認知行為療法（cognitive behaviroual therapy，簡稱為CBT-I）而解決了問題。美國內科醫師學會制定的指南已公布，CBT-I是治療成人慢性失眠案例的最佳一線治療方法。[18]這個結論是基於最嚴格、公正的研究，即「隨機對照試驗」；不論在哪裡執業的臨床醫師都可以參考這份指南。那麼，CBT-I治療涉及什麼呢？

從CBT-I「認知行為療法」的名稱，或許就可以猜到，它會挑戰、修正造成睡眠問題或使睡眠問題持續的認知（或思想）。例如，提供失眠患者與睡眠科學相關的教育，以扭轉他們對睡眠功能不彰的信念——也許有人覺得一定要睡足八小時才能精神飽滿，但其實他們或許更適合睡七小時就好（較不受干擾的睡眠，並在白天達到最佳表現），可以告訴他們，睡七小時可以免去醒著躺在床上浪費時間。或許也可以傳授有助於安穩睡眠的技巧，例如回味或設想，就是花一點時間回想過去特別的時光，或設想未來的事件。[19~20]因此，與其躺在床上反省今天工作表現不佳，不如重溫生命中的特殊時刻，或是想想已經計畫妥當的巴哈馬之行。

顧名思義，CBT-I還有「行為」的部分。放鬆技巧有益於失眠患者在上床前消除緊張情緒；睡眠衛生也有幫助，可能包括在特定時間後避免喝咖啡或接觸電子設備，以及讓睡眠環境盡可能黑暗。引起或使失眠持續的行為也可以用「刺激控制療法」加以修正，接受這種治療方法的人會試著控制他們對刺激因素的聯想。對失眠患者而言，刺激因素可能是「就寢時間與臥室」，而聯想到的可能是「壓力」。刺激控制療法的目標是消除這種聯想，讓就寢時間和臥室與平靜、睡眠連在一起。患者被告知如果還不累，就不要上床；如果睡到半夜醒來且無法再入睡，就起床去另一個房間。患者應該只在疲倦時上床，只在準備好要睡覺時才躺到床上。遵循這種技巧一段時間後，患者會開始將臥室與放鬆、睡眠聯想在一起，而不是不眠之夜。

CBT-I 中使用的另一種技巧是睡眠限制療法，也是常被認為有益於解決失眠問題的療法。這種療法會限制待在床上的時間，避免只是醒著躺在床上。因此，如果失眠患者躺在床上八小時，但只睡了七小時，會建議他們將待在床上的時間減少到七小時。這樣失眠患者可以有效地集中睡眠時間，從而提高睡眠效率，使他們更有機會獲得所需的睡眠。這項技巧之所以有效，是因為當睡眠受限時，想要睡覺的驅動力就會增加，意思就是當在床上的時間有限時，人們更可能把有限的時間花在好好睡覺上，而不是醒著輾轉反側。這種做法還有一個好處，就是減弱床與清醒之間的關聯、增強床與睡眠之間的關聯。但這項技巧並不是每次都很容易，因為當人筋疲力竭時，要限制躺在床上的時間可能會頗為困難。

以長期深受失眠所苦的政府雇員羅傑為例，他最近參加了 CBT-I 的線上課程。羅傑回報說，在經歷睡眠品質奇糟、每晚睡約四小時的一週後，他的睡眠時間開始拉長。課程正好也在此時建議他應該限制睡眠。他因為不怎麼想限制自己長期以來渴望的睡眠，所以忽略了這個建議，沒再繼續上線上課程。幾週後他又開始失眠，因此對自己感到十分沮喪，覺得自己怎麼會選擇短期有效的療法，而沒有採納能長期因應失眠的建議。

認為自己可能適合CBT-I的患者，下一步是要尋找可以提供這種療法的專家——這不是一件易事，因為了解這項技巧的專家其實沒有預期中的多。因此，最近發展出來的線上指導課程，就像羅傑嘗試過的那種課程，不啻是一大福音。

上文提到的牛津大學埃斯皮教授（見第二一〇頁），也是數位醫療公司 Big Health 的共同創辦人。他說：「透過網絡和手機提供ＣＢＴ的優點，是讓療程『得以擴展』。也就是說，任何可能經由ＣＢＴ獲益的人，線上課程都可以隨時提供協助。我們的目標是讓『數位療法』（ｄＣＢＴ）和藥物療法（安眠藥）一樣容易取得。」其他人也同意線上療法確有潛力，甚至有人建議應在職場上提供這些資源，因為要降低失眠造成的生產力不彰，線上療法是非常實惠的。[21]

但也有人對於移除面對面接觸一事表示擔心，還有人指出這些技巧尚待徹底試驗，以證明確實有效。[22]埃斯皮同意後者的觀點，他說：「當然必須證明ｄＣＢＴ是有效的……我們一再強調在〔我們的線上計畫〕Sleepio 進行廣泛科學試驗的重要性。當然，我們並不是唯一在做這件事情的人，但我們仍然堅信ｄＣＢＴ的證據必須十分嚴謹，且足以翻轉醫療服務的提供。」考慮到大環境現況，他補充說：「順帶一提，我也相信只要假以時日，數位醫療將與專家親自臨床服務整合。意思就是，臨床醫師可以將時間和資源集中在最需要他們親自關心的情況上，同時使用數位工具輔助工作，使工作能做得更快更好。」

CBT-I 是治療失眠的最佳方法，但並不是對所有人都有效。以羅傑的案例而言，在嘗試CBT療法但中斷幾個月後，他宣稱自己終於藉由以「CBD」進行自我藥物治療而痊癒。羅傑是不是搞錯字母縮寫了？顯然不是。CBD（大麻二酚）是大麻的兩個主要活性成分之一（另一個是四氫大麻酚，縮寫為THC，就是讓人嗨起來的成分）。羅傑（合法地）從當地健康食品商店購買了大麻籽油，每天晚上睡覺前快樂地將少許CBD油滴入堅果奶中。他回報說陷入深沉的睡眠中，醒來時感到神清氣爽。儘管羅傑對CBD充滿熱情，但自我藥物治療仍有風險，不建議使用。此外，檢視其效用的高品質研究數量還不夠多，而探討大麻一般性效用與其活性成分如何影響睡眠的研究，對大麻的效果尚無定論。[23]以羅傑的案例而言，CBD最後也不再有效，醫生開了非常低劑量的抗抑鬱藥物給他，幫助他放鬆，到目前為止藥物的效果似乎不錯。但是為什麼不給他開安眠藥呢？安眠藥有效嗎？安眠藥安全嗎？

失眠藥物

與 CBT-I 相比，支持安眠藥可以治療失眠的證據更薄弱。安眠藥包括苯二氮平類藥物和

「Z型藥物」，只有在審慎考慮且CBT-I無法改善的案例中，才能開這種藥物，而且處方的時間應該要很短。[18]這些藥物會增強抑制性神經傳遞質GABA（在第一章中提過）對大腦的影響，達到鎮定效果，有助於入睡，因此對嚴重失眠的患者來說可能很誘人。但是藥物產生的睡眠是一種差勁的替代品，與我們所知的睡眠不同。例如，苯二氮平類藥物會導致深層睡眠和REM睡眠減少，使我們處於淺眠狀態中。[24]難怪我們在服用這些藥物醒來後，覺得渾身不對勁。而且，這些藥物對治療失眠的根本原因完全無效，充其量就是粉飾太平，短時間內勉強湊合。如果連續服用好幾星期的藥物，身體會發展出抗藥性，意思就是劑量要愈來愈重才有效果；患者也可能發展出對藥物的依賴性，所以當最終停藥時，會出現令人不快的戒斷症狀。

缺乏睡眠導致的絕望，加上某些可取得的藥物，有時會釀成災難性的後果。流行天王麥可・傑克森可能就是因此而不幸身亡——他的體內有苯二氮平類藥物的蹤跡，也有丙泊酚；丙泊酚似乎就是導致他呼吸停止的藥物。[25]

睡眠研究人員和其他許多人都十分震驚，他服用的丙泊酚尤其令人擔心。丙泊酚不是助眠劑，而是全身麻醉劑。各位回想一下，本書第一章曾說明，睡眠與麻醉仍是不同的；如果我們嘗試對睡著的人動手術，這種不同會立刻顯現得一清二楚。正如哈佛醫學院睡眠醫學教授查爾斯・蔡斯勒在試驗中指出，丙泊酚會干擾睡眠週期，且無法提供REM睡眠；意思就是，儘管服用這種藥物的人醒來後可能會覺得有好好休息，但實際上他們睡眠不足的程度可能愈來愈嚴重。[26]以麥可・傑克森的案例而言，這些研究可能有助於解釋他去世前的症狀；據媒體報導，這些症狀包括變得偏執、體重減輕、想不起他劃時代的音樂所搭配的歌詞和舞蹈。如果有人提供這些藥物給他，是因為他極度渴望睡眠，那麼他沒有獲得適當協助實在讓人極為遺憾。

和他人同床共枕

在睡眠實驗室當受試者時，評估通常都是單獨進行的，不考慮我們的伴侶在夜裡做什麼——這實在沒有道理，因為一半以上的成人會和伴侶一起睡。[27]伴侶可能比我們晚約一個小時上床、比我們早一小時醒來、打呼、把棉被統統搶走等情形，都完全被忽略了。但是，這些情形對我們自己的睡眠也有重大影響，不是嗎？

也許我們可以考慮把睡眠當成一種公眾活動。畢竟有論點認為，晝夜作息的優點之一，就是讓大家白天清醒、晚上睡覺；人們在同一時間做相同的事情，有助於形成社群[28]＊。如同晝夜作息的普遍相似性可能導致社會群體的形成一樣，如果有人作息不同（明明是貓頭鷹但和雲雀一樣早睡），很容易想像可能會導致人際關係的問題。

中年都市勞工拉克什與我討論他和妻子在睡眠方面的問題。他告訴我：「很好笑，我們分開睡都沒有問題，但是在一起睡的時候卻大有問題。」他說妻子比他早睡、比他晚起。妻子天生就是睡比較久的人，而拉克什只要睡一會兒就夠了。「問題就出在這種不同調的睡眠模式上。她上床之後幾個小時，我才會躡手躡腳地上床，但每次都會把她吵醒。她醒來後就會開始擔心一些不著邊際的事情，在我快要睡著時問我意見。我敷衍了事地回答，弄得我們兩個都覺得很煩。」

枕邊人這樣睡不OK

睡眠的其他面向也可能導致夫妻問題。打呼和睡眠呼吸中止影響的不僅是這些患者的睡眠和生活品質[29~30]。睡眠研究人員指出，打呼的音量可能比鑽地機還大聲[31]——沒錯，是真的！其他睡眠障礙也會引起人際關係問題；例如在腿動個不停的人旁邊睡覺，會很難好好休息。在更極端的情況中，夜裡被患有REM睡眠行為障礙的伴侶拳打腳踢，對包容度無疑是一

＊本書其他章節已經指出，睡眠時間的差異也有助於支持社群（人們在不同的時間保持清醒，照顧整個群體）。但是，這些差異相對細微，且大致仍然屬於白天維持清醒、晚上入睡的晝夜模式。

大考驗。枕邊人的動作，哪怕極其細微，都可能干擾我們的睡眠。無論各位喜歡硬床墊還是軟床墊、羽絨被或床單、縮成一團睡還是呈大字型睡，和伴侶一起睡覺都可能需要雙方好好溝通。

該找律師了：「睡眠離婚」

因此，睡眠問題可能會導致人際關係問題，該怎麼辦呢？解決方法其實取決每個案例的情況。如果伴侶的睡眠時間不同，一個早睡（雲雀），一個晚睡（貓頭鷹），可以嘗試稍微改變睡眠時間，讓作息比較一致。睡眠障礙發生時，尋求幫助也很有用。以睡眠呼吸中止為例，可以藉由「連續正壓呼吸器」（CPAP）的技術來減緩病徵。使用CPAP，要戴上會有空氣灌入的口罩，幫助維持呼吸道中的適當壓力。有些人回報說，這個方法讓他們看起來、感覺起來，都像星際大戰中的黑武士。對CPAP療法存疑的人，也可以選擇其他完備度較低的治療方法。有證據甚至表明，因為吹奏迪吉里杜管可以強化上呼吸道的肌肉，因此白天練習吹奏迪吉里杜管，或許有益於中度睡眠呼吸中止症的患者。[32]不過，連續正壓呼吸仍是首選的治療方式，不只可以改善患者的生活品質，也可以讓他們的枕邊人睡個好覺。[29~30]

甚至教育都可能有幫助。在需要早起的前一夜，若能理解伴侶是基於生物性機能而要到凌晨兩點才上床，可以避免衝突。最近我的朋友蒂娜告訴我，她和老公因睡眠時間差異極大，已經吵了一段時間。她會在凌晨兩點甚至更晚才上床，而她老公早就已經睡了，然後會比她早起好幾個小時。某天她老公在開車的時候，碰巧聽到與晝夜作息相關的廣播，來賓是著名的科學家羅素・福斯特教授、黛博拉・史凱恩教授、史蒂芬・瓊斯教授，在討論日夜作息系統的生物基礎。[28]忽然間，蒂娜老公沮喪的白眼變成了同情的眼神，在他們數十年的關係中，他第一次開始接受她古怪的睡眠模式。

當然，還有最極端的解決方案：離婚。在打電話找律師之前，也許可以試試看「睡眠離婚」。愈來愈多人選擇不睡婚床、自己一個人睡。如果自己睡，雙方都可以睡得比較好，還可以改善關係，何樂而不為呢？當然，並不是每個人都適合這種做法；有些人聽到睡眠離婚的建議，會覺得像聽到真正的離婚一樣受傷。當我向上文提到的都市勞工拉克什建議夫妻各自睡時，他笑了。「我妻子最後都會跑到備用房間去睡，真的很好笑。她不喜歡自己醒著睡不著時，我卻呼呼大睡，所以她會跑去其他地方躺著。話雖如此，我們倆都不喜歡晚上一開始就睡在不同床上。我們不知道為什麼，但反正感覺就是不對。」我與專門研究伴侶睡眠的專家溫蒂・特羅塞爾博士討論這件事時，她指出：「伴侶必須了解，沒有所謂放諸四海皆適用的共寢模式。伴侶必須針對同床共枕一事進行健康的對談，決定什麼模式對他們而言最有效。」

如果有人認為避免徹夜難眠的最終解決方案，就是不管什麼睡眠離婚，直接離婚最快，請三思；離婚人士的睡眠情形似乎比其他人都糟。[27]若要論箇中原因，應該是隨離婚而來的壓力和衝突造成的。但是，還有其他許多原因也可能造成這種情形——計畫趕不上變化的人生，可能會讓我們同時遭逢離婚與睡不好的困境。最新數據顯示，儘管婚姻療法可以改善睡眠品質，但各位女士，不幸的是，睡眠品質改善的只有丈夫。[33]

睡眠和懷孕

許多人會生孩子，且通常是在成年後才生孩子。早在受孕之前，睡眠就可能影響懷孕，而且研究已經指出，睡眠時間長短、品質與男性睪丸大小、精子數量和品質有所關聯。[34~35]也有研究指出，女性生育能力可能與睡眠有關，或許因為失眠會造成身體的壓力，影響生殖激素進而影響生育能力。[36]評論這個主題的作者提出假設，認為睡眠中斷可能反映出我們的生活正受到某些事物的威脅。這可能是一種演化上對環境的回應，降低生育能力以避免讓嬰兒進入危險的環境。要確認這之間的關聯、測試假設，還需要進一步的研究。如果睡眠品質和生育能力確實息息相關，則可以觀察看看改善睡眠是否可以成為加強生育能力的一種方法。

真的懷孕時，看看準媽媽的樣子，就可以清楚地知道睡覺真不容易。對此存疑的人，可以試試上床睡覺時，把一顆足球放在睡衣上，看看它對睡眠和隔天的疲勞程度有什麼影響。除了肚子裡的龐大活物及其器官造成的不適之外，雌激素和黃體素等妊娠荷爾蒙，以及懷孕期間經常發生的壓力，都可能讓準媽媽睡不好。文獻對這一切都已經指證歷歷。[37]女性可能早在懷孕頭三個月就發生睡眠品質下降的問題，也可能開始睡得比以前更久。[38]要好好睡一覺成了難事，有時候可能因為要上廁所，一夜醒來好幾次。[37]懷孕期間可能出現的睡眠問題包羅萬象，包括失眠、不寧腿症、睡眠呼吸障礙。有些媽媽會回報說，白天能小睡的話簡直是救命的仙丹。

改善準媽媽在懷孕期間的舒適度是很重要的。同樣重要的是，準媽媽在懷孕期間睡眠品質不佳，可能與不良後果有關，例如生下早產兒，或有產後抑鬱症。不過，研究作者告誡說，要得到明確結論，還需要進一步研究。[39~40]這種現象發生的機制，似乎是藉由人體的壓力反應，以及人體免疫反應和發炎狀況的改變而引起。[41]總體而言，懷孕期間睡眠受到干擾，似乎值得臨床上更密切的觀察。

睡眠和為人父母

懷孕可能意味著睡不好，但這種磨難不見得會在新生兒呱呱墜地的那一刻停止，因為隨之而來的是全天候每三小時要醒來一次的時程表——貨真價實的睡眠不足現在才開始。沒有哪一對新手父母能真的為即將發生的情況做好準備。準媽媽可能苦苦盼望著生產，想像生完之後她的身體狀態就能讓她有較多的睡眠。但事實是，媽媽常常沒有時間從懷孕生子的困境中恢復過來；新手爸媽面對的反而是如同馬拉松般無盡的夜夜無眠。

研究證實，嬰兒出生後頭幾個月，父母會有極嚴重的睡眠不足、感到筋疲力竭。與沒有生小孩的夫妻相比，新手爸媽經歷的睡眠干擾、睡不著、與睡不著相關的困難都更多。[42]一項小型研究的報告發現，第一胎寶寶出生時，爸爸睡得比媽媽還少，[43]但這不代表媽媽過得比較輕鬆——媽媽晚上睡得比較少，所以才會在白天補眠時睡更多。*睡眠不足、睡眠受干擾，使新手父母這段時間特別容易出狀況，更容易因為睡眠不足而發生問題，例如出車禍[44]的風險更高等等。

隨著時間流逝，生小孩可能會對媽媽的睡眠時間長短造成最大的影響。在波士頓某次會議上發表、《芝加哥論壇報》也加以報導的一項研究，以五千八百多名成人為對象，發現生小孩與女性的睡眠不足有關，與男性的睡眠不足無關。[45]先別急著假設這代表爸爸都在偷懶、沒有好好分擔養兒育女的責任；睡眠專家密戴爾（第二章中提過）認為，應該考慮其他解釋。例如，可能是在生孩子前，男性就已經比較常經歷較短時間的睡眠，所以生孩子不會讓他們的睡眠發生這麼大的變化。這個論點與取自將近十八萬名工人的資料相符。[46]整體而言，男性回報每晚睡眠時間少於七個小時（百分之三十八）的比率，比女性（百分之三十五）略高。

這些整體趨勢並未反映個別家庭狀況。當我們研究單親家庭、尤其是女性為家長的單親家庭時，會發現單親家庭的家長特別容易睡不了覺。[47]整體而言，不論是爸爸或媽媽，都不太可能在短期內從這場睡眠樂透中贏得大獎而脫身。當我們因為睡眠的事情而與伴侶大小聲時，記住對方可能也跟我們一樣辛苦，或許有助於緩和情緒；不過當雙方都在氣頭上又都睡眠不足時，當然是說起來容易做起來難。

新手父母的睡眠問題通常不僅是睡眠不足，而是雙重的：當他們終於可以睡覺時，可能會睡得極為不安，夜裡不斷驚醒。已故的阿維．薩德赫教授（第五章中提過）及其同事想研究這

＊另有研究發現，在嬰兒剛出生的早期階段，媽媽睡得要比爸爸多。[42]但同樣地，這不代表媽媽是占便宜的那一方——研究發現媽媽睡眠被干擾、夜裡醒來的情況都更嚴重。

種睡眠被干擾的情形，對情緒和注意力有什麼影響。[48]他們的想法是，在實驗中重現夜裡被喚醒的情形，可能類似家庭中父母夜間不斷被干擾，好去做餵寶寶、換尿布之類的事情，然後才能再次入睡的狀況。其實，除了為人父母，夜間多次醒來也很常見於其他情境，例如需待命的醫療專業人員、寵物飼主，都可能會在晚上反覆被喚醒。研究的參與者被分為兩組：一組是睡眠限制組，參與者被規定夜裡不能睡超過四小時。另一組是夜裡醒來組，參與者可以在床上躺八小時，但每隔一個半小時會被叫醒一次，完成一項十分鐘的任務，然後才能躺回去睡覺；一個晚上會被叫醒四次。有趣的是，研究人員發現，睡眠被打斷和幾乎沒睡的問題一樣大。參與者如果睡不夠、睡得斷斷續續，與他們正常睡眠後的評估結果相比，注意力較差、抑鬱和疲倦程度都較高。睡眠時間很短，和睡眠時間較長但不斷醒來，對人有相同的影響，有助於解釋為什麼新手父母即使能在白天補眠，仍然覺得非常難熬。

父母的睡眠：往日的高枕酣眠何時復返？

新手父母除了對睡眠不足會有這麼糟糕的影響感到吃驚之外，還常因為沒覺可睡的時期會這麼長而震驚。孕期很辛苦、寶寶剛出生的頭幾個月十分不易、許多幼兒到三歲時仍會在夜裡醒來——之後的時期還會發生什麼事情呢？後續時期的情形尚缺乏可供參照的研究。現有的研究通常強調家庭內成員睡眠的互惠本質：孩子的睡眠模式會影響父母的睡眠模式，反之亦然。[49]某項研究估計，整體而言，與沒有小孩的夫妻相比，雙薪家庭的父母在把孩子養到十八歲時，會錯失共六百四十五小時的睡眠。[50]如果以一晚需要睡八小時來計算，就等於有超過八十個晚上沒有睡覺。以我自己身為媽媽的經驗而言，我覺得沒睡的時數比這個更多。不過好消息是，當寶寶年齡漸長，從嬰兒長成幼兒、幼童、青少年，最後終於成人，父母也可以愈睡愈久。實際上，與沒有孩子的夫妻相比，成年子女的父母不會回報說睡得比較少。

然而，還有一件小事：父母的睡眠永遠不會回復到以前的最佳狀態。當了爸媽後，大家才發現，永遠會有事情讓你睡不了覺：尿床、孩子生病、急匆匆地跑急診室、小人兒突如其來地依偎在你身邊。即使是孩子已經進入青春期或成年早期，父母仍會清醒地躺在床上，焦急地等著心肝寶貝回家。或許就算父母已邁入遲暮之年，晚上仍會擔心他們年近半百的子女？

那麼，為什麼即使孩子年齡稍長，相較於孩子出生前，父母的睡眠品質仍然較差呢？持續處於高度警戒狀態，可能是問題的癥結所在。提高警覺、專注，與睡著是完全相反的狀態（我們無法同時保持警覺又處於睡眠狀態）。但是身為父母，我體內總有一處時時注意孩子的需求；現在就算只是走廊響起一聲咳嗽，都足讓我醒來，彷彿我大腦某個部分是清醒的，守護著我的珍寶。或者，我不應該把這種現象歸咎給孩子，而應該體認到這是與年齡有關的問題。當成人年紀愈來愈大，睡眠品質確實會愈來愈差。因此，即使沒有孩子，年紀也會是另一個讓我們憂心忡忡、夜不成寐的原因。

家長喊救命（還我睡眠！）

對睡眠和心理健康有所了解後，與家裡小朋友很好睡的父母相比，家裡小朋友睡不好的父母較常回報覺得有壓力、抑鬱，[51]也就不足為奇了。如果再考慮到睡眠被干擾、睡眠不足與體重增加、神經心理功能、整體健康之間的關聯，各位就會發現，難怪為人父母的頭幾年會是人生中挑戰最多的時期。

父母睡眠不足會造成某些困境，這件事情可能只有與另一項明確的訊息一起考慮時才有意義：家長可以求援。我們應該善用任何可能取得的資源，把所有選項都納入考慮。好心的祖父母伸出援手、昂貴的保母、就診、暫時離職等等，都可能有助於我們度過人生中這個艱困的時期。

睡眠和工作

對許多人而言，工作是成年生活的重要部分，成年期也往往是我們要衝刺事業的時期。我們在工作上投注的時間、工作帶來的壓力、甚至工作時間的安排，都可能對睡眠造成破壞。相關報導也常見諸頭條，例如說「夜班工作搞壞身體」。[52]但是頭條新聞也強調，睡眠不足對工作績效也不是好事，說「睡眠不足點燃職場紛爭」[53]、「睡眠不足有害業務」。[54]

這種睡眠與工作不相容的例子俯拾即是。五十多歲的萊安是我家附近的朋友，邀請我去他家喝茶。我們在談正事之前，習慣先家長里短地閒聊一陣子。我說我正在寫這本書，萊安就談起他自己的睡眠經歷。他最小的兒子出生時，他因為睡眠不足而苦苦掙扎。他會累到抵達辦公室時，忘記自己是怎麼到達那裡的；他根本不記得開車的經過（各位可能還記得，本書在睡眠和駕駛的章節中提過，如果有這種跡象，您就絕不該開車上路）。萊安過去是很有生產力的員工，現在他只能渾渾噩噩地過完一天，幾乎無法保持清醒，彷彿自己處在某種詭異的迷霧中。

某些工作（對睡眠影響特別大）

我們的睡眠可能會替工作帶來麻煩，但某些工作似乎也會對睡眠構成特殊的風險。例如，在倫敦的銀行或金融業任職的人，幾乎二十四小時都在工作——各位不用太驚訝，畢竟「金錢永不眠」。本章前面的篇幅提到，都市勞工拉克什會與我討論他妻子的睡眠模式；我們對於睡眠的討論，就呼應了上述情形。拉克什每天早上六點前離家，晚上八點後才回家。他在描述上班路程時這麼跟我說：「我會在黑暗中換衣服，才不會吵醒家人，然後搭早上六點的火車到滑鐵盧站，有時候在火車上才發現自己的長褲和西裝外套顏色不搭。我長期疲倦，上班路上幾乎睜不開眼睛。火車上很多人都這樣。我會看到有些人每天早上都在點頭，好像無法保持清醒一樣；有些人則完全睡死。到滑鐵盧站時，我經常要拍拍這些人的肩膀、把他們叫醒，免得他們待在火車上一路坐到伯恩茅斯站。這件事情的好處是，讓我一大早就覺得自己日行一善。」

但是，都市生活不是造成問題的唯一原因。美國疾病管制與預防中心的一項調查，按職業分析了睡眠時間短的人（每晚睡眠時間少於七小時的人）的患病率，[46]受訪者達十八萬人，職業共包含二十二個主要類別。最可能回報說自己睡眠時間短的人多數從事「生產」（百分之四十三）、「醫療保健支援」（百分之四十）、「醫療從業人員和技術人員」（百分之四十）、「餐飲準備和服務相關工作」（百分之四十）。最不可能回報睡眠時間短的人，從事的是「教育、培訓和圖書館工作」或「農、漁、林業」（兩者皆占百分之三十一）。自我呈報的資料有一定的限制，例如從事某些職業的人較可能洩漏睡眠不足的情形。但是，這類資訊可能有助於雇主決定是否特別需要幫助員工優先滿足睡眠需求。

其他工作也可能帶來風險。軍人或退伍軍人因為經歷過充滿壓力的環境，或是睡眠模式不規律，或是在軍旅生活後要調整、適應普通生活造成的困難，而有失眠的風險。[55]失眠對這個族群而言特別值得關切，是因為睡眠問題會加劇其他常見於軍人的困境，例如創傷後壓力症候群和抑鬱症。

還有一種職業就是太空人。太空人到底怎麼睡覺？太空中沒有重力，所以要躺下來無疑是一項挑戰。然後，在繞地球軌道運行時，因為太陽會以二十四小時的週期反覆升起又落下，所以會形成異常的白天、黑夜模式。溫度和噪音汙染也肯定無益於構成最佳睡眠環境。這些事情想必會讓人無法睡覺，對吧？顯然不對。太空人要睡覺時，會鑽進睡袋裡，把自己固定在地板、牆壁或天花板上，以免浮起來撞到東西。他們通常都有各自的睡眠站，或稱豆莢個人艙代表臥室。所有這些措施聽起來都相當不舒服，或許可以解釋為什麼太空人回報說，在太空中睡不好、失眠，得服用安眠藥。[56]上太空帶來的興奮也不太可能會讓人睡得好。在月球上漫步後，伯茲．艾德林顯然只睡了兩個小時；[57]尼爾．阿姆斯壯則完全沒睡。但在太空睡覺，是不是也有一些好處？例如，不用費心去找完美的床墊、枕頭、最舒適的睡覺位置，因為太空中沒有重力，所以身體自然會有支撐。也許這種睡眠環境在這方面還不賴，甚至可以提供像水床、吊床這種熱門睡眠環境的益處。

醫生和護士是另一種工作需求可能與睡眠需求不相容的職業。他們名副其實地手握我們的生死大權，必須能夠迅速運用其豐富知識，做出謹慎的決定，但又要和藹可親。然而，他們漫長的工作時數，一定時不時地讓上述目標更難以達成。事實上，研究結果顯示，與喝酒喝到法定酒駕容許上限相比，徹夜無眠會導致更嚴重的效能低落。[58]這項研究觀察了兩種情形：一種是受試者連續二十八小時不能睡覺，另一種情形是不斷提供受試者含酒精的飲料，直到他們血液中的酒精含量達到百分之零點一的限制為止。兩種情況中都藉由電腦化任務，重複測試受試者的手眼協調能力。結果發現，兩種情況中的受試者，在任務上的表現都逐漸下降。當研究作者試著量化這種結果時，發現缺乏睡眠二十四小時後的表現，相當於血液酒精濃度達百分之零點一時的表現。考慮到英國和美國現行的法定酒駕限制都比這個低，百分之零點零八就算酒駕，這項研究結果確實值得重視。研究結果的含意之一，是不是與其讓一夜沒睡的醫生動手術，不如讓好好喝了一杯的醫生動手術？即使有睡夠，醫生晚上工作、白天睡覺的班表，也可能讓睡眠效果大打折扣。[59]

不僅是醫護人員，輪班制工作本身就特別具挑戰性。許多東西、特別是光線和食物，會精細地調整我們的生理時鐘以適應外在世界；身體這具不可思議的機器，會為即將來臨的一天做好萬全準備。現在想像我們以皇室的二指舉手禮向常識道別，晚上整夜不睡（半夜可能要大吃一頓），改成白天睡覺。三十歲的鐵路公司控制室員工蓋伊就是這樣過日子的。他的工作時間是一套以六週為週期的複雜班表，有早班（上午七點至下午三點）、晚班（下午三點至晚上十一點）、夜班（晚上七點至早上七點）。蓋伊並不孤單。社會中的其他重要勞工，例如警察和機師，工作班表也極其辛苦。

代價是什麼？

所以，我們的工作和睡眠，似乎是互相影響的。這當中的代價是什麼？因為過度疲勞而無法工作，只是睡眠影響職涯的方式之一，其他代價還包括生產力低下，或難以有亮眼的工作表現。回想一下都市勞工的故事，缺乏睡眠帶來的風險，可能比拉克什敘述的睡過頭、下錯火車站更大。莫里茲·埃哈特的悲劇就是這樣的例子。這位二十一歲的德國年輕人住在倫敦，當時是一間頂尖銀行的實習生。[60]不論從什麼標準來看，他的工作時間都非常長，有時甚至徹夜不休息；同事都知道他會在清晨四點、五點、六點發電子郵件。在實習的最後階段、二〇一三年八月十五日，埃哈特沒有出現在辦公室。後來他被發現死在自家的淋浴間，死因是癲癇發作。儘管在這起不幸的事件中，埃哈特可能只是恰好睡眠不足，但睡眠不足和疲倦已經證實會誘發癲癇。企業界對睡眠的態度亟需改變。

研究人員試著檢視睡眠受限、睡眠被打斷，與因事故、甚至死亡造成的人力損失之間的關聯。由哈佛大學醫學院主導的某項研究，以失眠為重點，詢問四千九百九十一名從事各種工作的員工，是否有失眠、其他慢性病徵，以及前一年中是否曾發生所費不貲的職場事故或失誤。[61]據研究作者歸納答案所做的估計，與其他病徵相關的事故與失誤相比，與失眠相關的事故和失誤更常見，且成本更高。研究人員還預測，美國每年會有二十七萬四千起與失眠有關的昂貴職場事故。儘管事故的原因通常是多面向的，但幾起特別嚴重的職場事故中，原因都與睡眠、疲倦有關。這些事故包括車諾比核災，輻射病最終導致多人死亡；挑戰者號太空梭爆炸，造成七人死亡；還有埃克森．瓦爾德茲號的漏油事件——這艘超級油輪撞到礁岩，噴出大量原油，造成了生態浩劫。[62]

錯失睡眠，似乎會付出巨大的代價——但到底達到什麼程度呢？歐洲蘭德研究機構最近的計畫估計，美國一年為睡眠不足付出的代價是四千一百一十億美元，[63]高達GDP的百分之二點二八！當然，其他國家也因睡眠不足而在經濟上蒙受損失。據估計，英國每年因此而損失約四百億英鎊。

剝奪睡眠除了有經濟成本和直接的健康風險外，睡眠時間過短的影響似乎會逐漸累積，[64]

與壯年時期長時間工作會對健康有長遠影響的發現相符。以芬蘭的商務人士為對象的研究發現，工作時間長、輕忽睡眠的人，在二十多年後，健康狀況會比工作時間正常、睡眠時間正常的人差。[65]

輪班制工作與睡眠品質不良有關，而且影響特別嚴重。當我問上文提到的鐵路控制室員工蓋伊，輪班工作的生活是什麼情況時，他告訴我：「輪班工作就像永遠都有時差。只有恢復到朝九晚五的工作型態時，你才能切身體會到輪班有多糟糕。輪班讓我脾氣急躁。我要在值完夜班大概五天後、生理時鐘逐漸恢復時，才會覺得好起來。」

那麼，蓋伊的經驗、我們對「輪班制工作有風險」的直覺反應，是否有文獻的支持？很不幸地，文獻支持這種觀點——與正常睡眠模式的同儕相較，輪班勞工在心理、生理的健康狀態都較差，[66]也比其他人更容易遭遇人生中不樂見的各種情形：癌症[67~68]、糖尿病[69]、心臟病、中風；[70]「爆肝大夜班」傷害的可能不只有一種器官而已。

但是，為什麼輪班制工作與健康問題有關？可能因為特別容易受健康問題影響的人，也是那些會做輪班工作的人；可能生活的困頓限制了職業的選擇，讓人特別容易被各種身心健康問題影響。這些說法或許可以解釋某些案例，但可能無法說服多數人相信醫生或機師普遍處於不利環境。也許更明顯的結論是要把因果互換：輪班制工作增加了健康問題的風險。

我讀博士班時首先學到的事情，就是要證明某項事物是另一項事物的起因，出奇困難。事物的起因通常有多種替代解釋，不先好好剖析一番就無法排除無關者；而兩件事情相關，不代表就有因果關係。畢竟，有研究已經證實，在二〇〇〇年至二〇〇九年間，莫扎瑞拉起司的年度人均消耗量，與土木工程學博士學位年度授予量高度相關，但這不代表兩者中的一個變量是因，另一個變量是果。*然而，以輪班制工作而言，有因果關係的可能性是很大的，就像吸菸與健康問題一樣。因為「劑量反應關係」這種證據，讓我們得以這麼認為。藉由這種證據，我們發現一件事情（此處指輪班工作）的增加，與另一件事情（此處指癌症）的增加有所關聯。[67]研究人員發現這種事情時，會睜大眼睛盯著電腦螢幕，確認他們發現的東西可能有什麼重要性或含意。

打亂實驗室小生物的晝夜作息，提供了更具決定性的發現。如果拿易患乳癌的小老鼠做實驗，每週改變牠們的白天、黑夜週期（與某些輪班勞工遇到的情況很類似），會發現與按標準時間表作息的老鼠相比，牠們體重增加、罹癌的速度都更快。[71]對輪班工作與癌症關聯的研究甚至影響了政策——在丹麥，長期輪班勞工如果得了乳癌，會領到國賠。[72]世界衛生組織也強調了輪班制工作與各種健康問題間的關聯，並提出結論，認為輪班制工作可能是一種致癌因子。

但並非所有研究都支持輪班制工作導致癌症的觀點。當科學家逐漸相信兩者間的因果關係之際，研究人員集結了十份研究、包含總共一百四十萬名女性參與者，進行整合分析。他們檢視輪班制工作與乳癌之間的關聯，發現兩者間沒有關係，即使已從事輪班工作數十年的女性也是如此。[73]其他人在解釋這份研究結論與其他研究的差異時，指出了研究方法的不同，例如整合分析著重研究已退休女性，她們從事輪班工作已經是多年前的事情；輪班制工作與乳癌的關聯，在年輕女性身上比在年長女性身上明顯。[74]整體而言，輪班制工作似乎是某些乳癌或其他疾病案例的肇因之一，但是為什麼會這樣呢？

回想一下自以為是船長和時鐘，各位會注意到，除了格林威治標準時間（位於視交叉上核）外，身體的不同區域都有自己的時間，幾乎每個細胞都是如此。當我們開始改變時間模式時，例如夜裡吃東西，格林威治鐘可能就會停止指揮身體。在某些情況下，體內的小時鐘，例如在肝臟中控制基因表徵†的時鐘（會從進食的節奏獲得時間提示），可能會開始與身體其他部位不同步。[75]

在正常情況下，我們的生活方式會對原本就會自然波動的專注力、表現、新陳代謝、睡眠

＊此處和其他似是而非的關聯，請參考網站：www.tylervigen.com/spurious-correlations。

†或說控制利用DNA中的訊息製造蛋白質等產物的機制。

驅動力做最佳利用。但當我們白天睡覺、晚上工作時，工作時間表、睡眠、飲食會與生物本能不符。提醒我們睡覺時間到了的黑暗荷爾蒙褪黑激素，通常是在晚上分泌，一有光線就會受到抑制，因此白天可能不太容易睡著。值得注意的是，褪黑激素也與輪班制工作會經歷的某些問題有關，例如抑鬱症。[66]白天睡覺、晚上工作還可能減少我們在陽光下的暴露時間，導致維生素D不足，這也是輪班制工作可能使身體虛弱的原因之一。

輪班制工作對社交生活的影響也不容輕忽。還記得青春期的睡眠時機使青少年與社會上其他人的作息不同調嗎？呃，輪班勞工也是如此，與家人、朋友共度的時光和機會，可能因工作型態而縮減，造成衝突和社會隔離。[66]鐵路控制室員工蓋伊在某種程度上有點類似這種情況。他告訴我：「不知道為什麼，我在工作時比在家裡還自在。也許是因為所有的同事都同甘共苦。」輪班制工作對社交生活的影響，可能也有助於解釋為什麼輪班勞工健康狀況比別人差。

最後，輪班制工作可能會對睡眠時間長度、品質有負面影響，進而影響健康。[76]蓋伊就是如此。他告訴我：「值夜班時，我盡力在白天睡足六到七小時，但不一定每次都做得到，有時候只能睡三、四小時。一輪夜班最後一天的工作結束後，我都會儘量少睡一點，最多四小時，也會在傍晚喝點酒，藉由酒精讓自己早點上床、在正常時間（晚上十一點）入睡——但無論如何，我通常夜裡又會醒來。」在與蓋伊對他負責的火車路線有更多討論後，我發現他負責的路線與我爺爺曾工作過的路線重疊。爺爺是蒸汽火車司機，工作為三班制：「早班（凌晨六點至下午兩點）」、「晚班（下午兩點至晚上十點）」、「夜班（晚上十點至早上六點）」。他很怕夜班，在適應睡眠模式改變方面困難重重，尤其是剛開始值夜班的頭幾天。他住的地方正對著村子裡的肉鋪，大家會聚在店門口閒話家常，讓他難以入睡。他曾有一次對此表示沮喪——每個人都認識彼此，緊閉窗簾的暗示作用、讓街坊鄰居知道他們行為的後果，應該綽綽有餘。爺爺因為腫瘤相關疾病而英年早逝，讓我不禁思索，當年的情況是否可能有不同的結局。

如何睡眠與工作兼顧

睡眠和工作看來是彼此的挑戰，該怎麼辦呢？終極絕招就是辭職嘍！在財務不穩定的煎熬中遞出辭呈之前，先回想一下每個人之間的差異，可能會有幫助。以輪班制工作為例，有些人可能熬一晚就吃不消，有些人對於徹夜工作卻出奇地適應極佳。研究也認為，某些人就是比較能應付輪班工作，[77]其中可能有各種重要原因，包括個體間的遺傳差異。其他似乎有助於人們應付輪班工作的因素還有年輕、男性、夜型人而非晨型人、不神經質、外向；這些結論也不是所有的研究都支持。輪班制工作也有各種型態，所以工作類型可能也很重要，例如輪流值班、常態性夜班、週末班，都會對結果有不同影響。[78]

所以，排除辭職這個選項，要減少睡眠、工作似乎不相容的情形，我們還能做什麼？能不能魚與熊掌兼得？我家附近的朋友萊安在他最小的兒子出生時，過得非常辛苦，苦到他會不斷夢到感覺非常真實的情境，就是他開車上班時會發生致命的車禍。萊安發現，在開車、上班、自己的健康之間，他必須做出取捨。他很明智地知道自己的極限在哪裡，所以去看了醫生、辭去了工作。辭職後，他得以補足亟需的睡眠，並很快恢復成從前高效率的自我而重回職場。

但是，尋找解決方案真的應該完全取決於個人嗎？老闆應該也可以幫忙吧？某些大公司似乎已經意識到，充分休息的大腦會更聰明、更有創造力、更有生產力，因此盡其所能地尊重睡眠需求。諸如 Google、PwC、Uber 在內的頂尖公司，據報都有睡眠設施可以使用。[79]企業要尊重員工的睡眠，還有其他方式，像某些組織允許員工在家工作，避免長時間通勤；彈性工時，讓人得以遵從身體自然的節奏；不鼓勵工作時間以外無止無休的電子通訊。[80]甚至有公司的政策是，只要員工睡覺，公司一年會頒發高達三百美元的獎金[81]！員工只要回報晚上有睡足七小時以上、連續二十天，就可以獲頒二十五美元的獎金。

有人已經嘗試改變工作環境中的照明，改善白天專注力與夜裡的睡眠。如第四章所述，告訴身體該睡覺了的黑暗荷爾蒙褪黑激素，會受到藍光抑制。藍光也與激發狀態和警覺性增強有關，在一天中的某些時刻可能有所幫助。因此，某項研究控制工作場所的燈光，讓員工受含藍光波長的白光照射四週，以及普通白光照射四週。[82]一如預期，含藍光波長的白光帶來各種益處，包括加強專注力、注意力、情緒、表現。含藍光波長的白光還與降低白天昏昏欲睡、傍晚疲勞、易怒情緒有關。除此之外，參與者還回報說晚上的睡眠品質也更好。

我們可以提供什麼建議給輪班勞工，取決於面對的是哪種類型的輪班制工作。如果要做的是偶然一次、一個晚上的輪班，例如替朋友照顧小孩、晚點睡等家長回家，或是值一次夜班清點庫存，可能沒有道理改變生理時鐘適應這種變化，因為隔天晚上又要把時鐘改回原來的樣子。所以重要的是，我們可以儘量設法因應這類一次性變化，例如白天稍早小睡一下，或喝咖啡提神。

但是，如果我們剛找到一份夜總會保鏢的工作，並且知道在可預見的未來必須晚上上班，那就應該儘快改變生理時鐘以適應新的作息時間。例如，暴露在光線與黑暗中的時間，以及吃飯、喝水、睡覺的時間，都會提供重要的訊息給身體，讓身體知道何時該表現什麼特定行為。但調整作息不一定都這麼簡單，我們也無法改變外在世界——無論怎麼做，周遭環境自然光線和黑暗，都會向輪班勞工傳達令人困惑的訊息。有些藥物可以幫助放鬆，例如褪黑激素；還有藥物可以提神，例如普衛醒。但藥物並非沒有風險，因此若沒有醫生仔細評估，切勿用藥。最後，容易受身心健康疾病危害的人，應該考慮是否有可能完全避免輪班制工作。如果沒辦法，則應該定期做健康檢查。

不久前，人們還可以在飛機上、辦公室、酒吧抽菸，增加他人的健康風險；這種做法現在看起來很荒謬。然而，現在大家的工時仍然很長，還要應付工作和行程的壓力，相關問題的風險可能隨之增加。未來的變化勢必會以改善員工睡眠為目標，並保護為數龐大、重要的輪班勞工。但會不會有一天，工時長、輪班制工作都成為過去式？當我想到深夜裡急著叫救護車的電話時，我都非常感謝總機人員、急救人員、醫護人員、醫院員工，因為他們都是以自己的健康為代價，堅守夜班崗位。

四十不惑，但不能不睡

我們有時會形容中年是人生的交通尖峰期。我們忙著維繫感情，肩上的責任也因為要照顧一家老小而更形沉重。多數人都還必須要工作，以維持足夠的經濟基礎。這些面向所涉及的壓力，可能使人失眠。在人生的這個階段，我們常常必須把時間花在別人身上，把自己放在第二位，甚至第三位。或許我們該認真看待光鮮亮麗的雜誌提供的建議，保留「自己的時間」。如果可以的話，為了人際關係和事業著想，把「自己的時間」花在好好睡覺上，可能值得一試。

第八章　漫漫長夜難熬：老年人的睡眠

老年人（六十五歲以上）建議每二十四小時睡七到八小時[1]

奧莉薇．庫克是社會的珍寶。即使已屆九十歲高齡，人們仍然會看到她在陣亡將士紀念日之前賣罌粟花，為受傷的軍人募款。[2]然而，據媒體報導，二〇一五年五月六日，高齡九十二歲的庫克陳屍峽谷，因為自殺而氣絕身亡。她在留給家人的遺書中表明，生活變得難以忍受。除了抑鬱和健康狀況不佳等困難外，她變得難以入睡，每晚只能睡幾個小時，她實在熬不下去了。

她的故事感動了英國全體人民，首相還就她的辭世發表了聲明。然而，她點明的諸多問題中，睡眠赫然在列，讓不少人心有戚戚焉。老年人常常睡不好，可能使他們痛不欲生。所以，當人到老年，對睡眠該有什麼期待？為什麼？

長者的睡眠

本書先前的章節討論了青春期時，睡眠時間會有奇特的變化：上床時間變晚，早上早起變難。嗯，這個模式倒過來，就是典型的老年人睡眠模式：很難熬夜，所以上床時間變早——現在知道為什麼爺爺奶奶是最早離開派對的吧？不同年齡層的睡眠時間差異，在演化上可能其來有自。如果群體中一直有人保持清醒、負責守望，大家都更有機會安然無恙。[3]這種現象先前被稱為「祖父母睡不好」假說——群體中年紀大的長者在早起或是夜裡睡不著時，可以守望整個群體，希望年輕人的睡眠模式能讓他們禮尚往來，讓群體中一直有人醒著。現有資料支持了這個假說。加拿大、美國、坦尚尼亞的研究人員進行了一項研究，檢視坦尚尼亞哈扎狩獵採集者的睡眠模式。哈扎人通常以三十人為一個群體而生活，由男性領導獵食活動，如尋找鳥類和蜂蜜等食物，女性則較常領導食物採集，例如堅果、種子、水果等。有時候對狩獵採集者進行研究，是希望藉此了解從前人類是如何生活的*——我們現在已經不這樣生活了。研究發現，在進行研究的二十天內，這個成員年齡不一、最小為十八歲的群體，只有十八分鐘的時間是所有成員都睡著的狀態。意思是說在任何時段，幾乎都有人醒著，能夠隨時注意周遭環境的情況。我們睡著時，缺乏警覺性、易受傷害，因此有個守夜人是非常有用的。

睡眠階段也會隨年齡而變化。當我們邁入耳順之年，會開始經歷較淺的睡眠。[4]但淺眠時間增加，不可避免地會讓其他階段的時間減少，REM和深度慢波睡眠變少。有人提出，對身心修復至關重要的慢波睡眠減少，甚至可能表示中樞神經系統開始隨年齡衰退。[5]

睡眠的某些障礙和問題，會在老年階段達到高峰。隨著我們逐漸年邁，通常夜裡清醒的時間也會變長，[4]可能就是躺在床上想事情。睡眠呼吸中止和不寧腿症在老年人身上也很常見。[6]

當我與七十九歲的退休大學講師馬可討論他的睡眠模式時，他告訴我：「我比較喜歡十點左右上床睡覺。夜裡因為要小便，會起來至少三次，然後一直睡到早上五點半為止。我睡過最長的時間是三小時，不過幾個月前我有一次破紀錄地睡了四個小時。」當我問他的同儕是否也有類似的情況，他回答說他很少跟同儕討論他的睡眠情形。但偶爾聊到時，他們會心領神會地點頭，彷彿大家是同一個祕密社團的成員一樣。

馬可的情況比其他同齡的人極端，但他的某些經驗是有數據支持的。老年人可能更常在夜裡小便（稱為夜尿症），如果這種情形固定出現，可能成為干擾睡眠的關鍵因素。[7]在與馬可同齡的人中，夜裡至少上一次廁所的情形非常普遍，百分之八十的人都會這樣，[8]但上好幾次

＊這不是完備的做法，因為結論可能根據所調查的特定人群而有所不同。

廁所的情況就比較少見了。如果真的有這種情況，應該要找出原因，看看是否需要介入。原因可能有很多種，包括身體在夜裡製造的尿液量增加、抑鬱導致夜裡驚醒、諸如睡眠呼吸中止等睡眠障礙使患者醒來等等。總而言之，年長的親戚抱怨自己的睡眠，可能不是空穴來風。

考慮一下問題的規模吧。根據預測，到二〇二〇年，英格蘭近半的成人年齡將達五十歲以上，[9]其中許多人會回報有經常性的睡眠問題。這項預測與研究吻合——研究調查了九千多名老年人，其中一半以上回報說有經常性的睡眠困擾。[10]這代表許多朋友、鄰居、親人都在白天昏昏欲睡，或在萬籟無聲的夜裡清醒無眠，卻對此無可奈何。

變化所為何來？

許多在這個時期發生的事情，可能是造成這些睡眠變化和問題的原因。老化過程會改變大腦，而某些腦部變化會影響睡眠。正如第一章討論的，大腦不同區域間複雜的你來我往、搶著要啟動或關閉其他區域的功能，造成了睡眠或清醒。腹外側視前區神經核（ＶＬＰＯ）對導致睡眠極為重要，老年人腦中諸如ＶＬＰＯ等區域的神經元死亡，可能會讓夢周公的過程不太順利。[11]

行為改變

行為改變也有可能導致問題。當然，許多老人家的行為都與刻板印象天差地遠；現代的社會也非常多元，年輕人可以在自己的臥室中創立價值數百億的企業，百歲人瑞也可以跑馬拉松。但是，還有許多典型趨勢，可能有助於解釋某些睡眠變化，包括在家或是安養院的時間更多，因此運動量、在光線下的暴露時間都會減少；與此同時，午睡的機會反而增加。

老是待在家裡，不去拜訪朋友、家人、鄰居，可能會導致人際關係品質不佳，反過來造成孤獨感——這在老年人中很常見。[12]大家在某些時候一定都曾感到孤獨，就是覺得自己的社交網絡不如預期，因此缺乏安全感。[13]有安全感對睡眠很重要，因為如果我們覺得可能發生危險，失去意識會是不明智的。因此，孤獨是造成睡眠品質不佳的關鍵，可能是它讓我們覺得脆弱，所以睡覺會睡得斷斷續續，好讓我們對危險保持警惕。老年人一旦退休、失去朋友、身體逐漸衰弱，對孤獨的感受就會特別明顯。但當然，孤獨並不是老年人獨有的問題。我參與了倫敦國王學院研究人員主持的研究，調查年輕人的睡眠品質與孤獨感之間的關係。我們發現，回報說感到孤獨的人，也會說自己睡眠品質不佳，白天也會有相關的問題。[14]讓人痛心的是，這種關係在過去曾遭受暴力或虐待的人身上尤其明顯，也許是因為他們更傾向認為自己所生活的世界是危險、充滿威脅的。這種人更可能保持清醒狀態，可能是因為覺得沒有人會伸出援手，或因為他們過去遭受的虐待是在夜裡發生的。改善社交網絡，例如花更多時間與朋友相處、參加本地活動、報名成人班，都是可以減少孤獨感、改善睡眠的方法。

荷爾蒙改變

與年齡相關的行為改變可能會影響睡眠，但行為的改變不能解釋老年人經歷的所有睡眠變化。那些參加網球社、朋友多多、社交活動不斷的「陽光阿嬤」也睡得不好，是什麼原因呢？這些阿嬤在運動、多曬太陽、盡情享受人生上堪稱榜樣，值得年齡只有她們一半的人學習，但仍然有些陽光阿嬤因為睡眠而苦苦掙扎。那麼，除了生活方式之外，老化的哪些面向可以解釋這些睡眠變化？

荷爾蒙變化是一種可能性，對女性而言尤其如此。女性在稍早的成年階段會經歷更年期，通常發生在五十多歲左右。雌激素和黃體素在更年期會驟降，可能導致潮紅、焦慮、沮喪等症狀，都會嚴重影響一夜好眠。

退休的大學講師馬可建議我與他的妻子瑪麗亞談談她的睡眠。瑪麗亞是雕塑家，最近剛滿七十五歲。她描述更年期對睡眠的影響，似乎與其他人的說明十分吻合。[15]她告訴我：「我一開始懷疑自己是不是進入更年期，是因為月經的血量變少。我比平常更焦慮，發現自己睡得愈來愈不安穩；我覺得關節痛，尤其是夜裡更痛。夜裡醒來時，會覺得臉和脖子周圍發燙，好像被困在身體的熊熊爐火中，做什麼都無法使它冷卻下來。即使在最寒冷的夜晚，我把所有的被子都扔到一邊，仍然會覺得體內燥熱，但同時我也感覺到自己的腳凍得發僵。我的妯娌也在差不多的時間經歷一樣的事情，她說她晚上得換掉床單，因為床單上都是她的汗水。」

為了探討這個主題，某項研究以四十至五十九歲的女性作為對象，請她們自己回報睡眠時間長短、品質，探討睡眠與更年期狀態的關係。[16]更年期前的女性，只有百分之三十三回報說一晚睡眠少於七小時；更年期後的女性，這個比例是百分之四十一。過渡至更年期、處於環更年期的女性，則有更高比例（百分之五十六）回報說每晚睡眠少於七個小時。

與更年期前的女性相比，更年期後的女性更可能回報有睡眠問題、起床時不覺得神清氣爽。瑪麗亞的描述與研究結果一致，最後她告訴我：「我試著恢復良好的睡眠習慣，但從來沒有成功。睡眠成了我不得不做的事情。睡覺的樂趣已經一去不復返了。」

健康與老化的身體

身體疾病也與睡眠品質有關，且可能會隨著年齡漸長逐漸累積，或出現的頻率提高。癌症、糖尿病、阿茲海默症、帕金森氏症、前列腺肥大，只是一小部分好發於長者身上的問題，且與睡眠品質不佳有關。這些問題透過各種機制與睡眠產生關聯，本章後面的篇幅會詳細說明。然而，疼痛、不適、夜裡上廁所，以及為病痛服用的某些藥物造成的影響，只是生理疾病可能干擾睡眠諸多途徑中的一部分而已。

視覺障礙

人體從頭到腳都會受到老化影響。但是，正如史蒂芬．拉克利和羅素．福斯特教授所討論的，其中特別有趣的變化，是眼睛會開始變黃。這不是說我們的眼睛會開始像貓頭鷹的眼睛，而是眼睛的晶體因為色素逐漸累積，而開始變黃，[17]減少照射到視網膜的藍光量。甚至有人認為，正是因為這個原因，年長的藝術家會在作品中使用更多藍色顏料。[18]眼睛的改變提供了有趣的解釋，可以將老化過程與睡眠聯結起來，因為這種藍光正是設定生理時鐘的關鍵；當我們在深夜看平板或手機時，就是這種藍光阻止身體產生黑暗荷爾蒙褪黑激素。因此，當眼睛有了新形成的藍光濾光片，周遭光線的訊號在影響睡眠時間上可能會變得較不管用，有助於解釋為什麼老年人比其他人更早上床睡覺。但是請注意，老人家不應該拿這個當睡覺前還平板不離手的藉口，因為在失眠和其他困擾都很普遍的老年階段，睡眠衛生仍然很重要。

老化時，其他與眼睛有關的變化也可能會干擾睡眠，其中一種就是會讓晶體混濁的白內障，會限制投射到視網膜的光線。白內障手術包括將混濁的晶體換成透明的晶體，所以可能不適合虛弱的人。但是，解決白內障問題，好處不只是改善視覺，還有助於改善睡眠。[19]

白內障是失明的主要原因，但還有許多其他原因也可能造成失明。睡眠與視力障礙之間的關聯非常戲劇性。凡妮莎．波特是《患者H69》（*Patient H69*）的作者，成日在忙碌的工作與孩子之間奔忙。她四十一歲時，因為罕見的神經疾病而導致失明。她在書中描述一旦發病就難以入睡的情形，讓她沮喪至極，導致她「與魔鬼做了交易」，只要她能再次好好睡覺，就算永久失明她也甘願。[20]幾年後，波特重新學習使用眼睛，睡眠也恢復了正常。

眼睛完全無法感應到任何光線的人當中，一半以上患有非二十四小時睡醒節律症，也稱為自由時間睡眠障礙。這種疾病指的是身體主要的生理時鐘與外在世界不同步。對多數人而言，自然的一天超過二十四小時，因此如果沒有光線來校準生理時鐘，我們可能每晚上床的時間都得比前一晚更遲，逐漸與環境不同步。這種延遲會迅速累積。如果每天晚上比前一天晚睡三十分鐘，進入夢鄉的時間在星期一晚上是十點，到星期日可能就會變成凌晨一點。想像一下這樣日子會有多難過——早上必須早起去工作，結果白天時昏昏欲睡。幸好，多數人都可以靠光線或其他訊號，防止上床時間不斷往後延遲。但若上床時間真的延遲，也有很現成的解決方法；例如定時服用褪黑激素，可以幫助治療這種疾病。[21]

有趣的是，即使被認為是全盲的人，還是可以透過某種機制感受到光線，這是最近才發現的。原來，除了在學校生物課學到的「桿狀細胞和錐狀細胞」可以幫助我們看東西之外，眼睛裡還有其他可以感應光線的細胞。這些細胞稱為「感光視神經細胞」，會傳送訊息到大腦，幫助身體以外在環境校準主要生理時鐘。意思是說，與有視覺的人一樣，全盲的人白天暴露在光線中、晚上暴露在黑暗中，有助於他們的身體與周圍的世界保持同步。[17]如果眼球嚴重受損，醫生有時會建議沒有視覺的人移除眼球。這當然是重大決定，而且對雖然失明但仍然能感應到光線、利用光線幫助調節生理時鐘的人而言，移除眼球可能造成睡眠問題。[17]

精神健康

儘管面臨老化的挑戰，老年生活仍然可以其樂無窮，可以利用時間把握生命至今不曾賜予的機會，例如學習藝術、音樂、文學，甚至潛水。祖父母也可以與孫輩共度美好時光，這是他們在養自己的小孩時無暇參與的。如果對退休生活的想像，就是讓我們有時間住在井井有條的房子裡，早上聞著新出爐可頌麵包的香氣、悠閒地看報紙，會不會太美好了？這只是我自己的幻想，因為老年時期也會帶來心理上的挑戰。面對自己或親人的死亡，可能要付出沉重的心理代價。

沉重的生活事件可能會導致我們焦慮、抑鬱，有些人還要面對失去伴侶、雙人枕頭變孤枕難眠的淒冷。以前會因為搶棉被而打斷睡眠，現在卻因為老伴兒不在、夜裡的寂靜而難以成眠。也許各位早就預料到，科學研究表明，悲痛的長者睡得比較少；就算他們真的睡著了，與其他人相比，他們的睡眠品質也比較差——這之間的關聯主要是抑鬱的感受造成的。[22]

壓力也可能導致某些不利於一夜好眠的思緒。我幾年前的研究題目，就是老年人的想法與他們睡眠模式間的關聯。我與一支優秀的團隊合作，包括大學生蘇菲・易爾渦和博士後研究員湯姆・威利斯，一起檢視老年人與睡眠相關的想法，尤其想更加了解哪些主題會讓人晚上睡不著。易爾渦參觀了倫敦南部當地的社區中心和庇護住所，向那裡的老年人詢問他們對睡眠的整體看法，以及入睡前的時間在想什麼。[23]如同過去針對較年輕參與者的研究，我們的研究發現，睡眠品質較差，與對睡眠的功效抱持較懷疑的信念有關，例如在無法入睡時需要加倍努力。在就寢前感到神經緊張，以及把沒睡或睡不好的後果想成是大災難之間也有關聯。參與者無法入睡時所擔憂的事物，與其他年齡層的參與者提出的擔憂也有所不同。例如，擔心自己笨手笨腳、睡眠被干擾變成常態、身體健康狀況或需要服用更多藥物等等；還有對家庭和社交的擔心，例如在社交上變得孤立。這些發現支持在解決睡眠問題時，重要的是要考慮老年人的思維方式，意識到在生命的不同階段，人們對自己的睡眠會有不同考量，我們提供的幫助也要隨之調整。

因此，睡眠會隨著老化而變得斷斷續續，似乎有多重原因。但哪個風險因素最為突出？二〇一六年發表的回顧研究比較了不同的風險因素，發現在老年階段預測睡眠品質不佳最重要的指標，是身為女性、覺得抑鬱、身體不好。[24]屬於這些類別的老年人，可能特別需要支持，以幫助他們睡個好覺。

年齡愈大，睡眠與效能、健康愈有關

鑑於睡眠不足與一生中的許多挑戰都息息相關，我們先來關心睡眠不足的老年人可能會遇到什麼。首先，好消息是，老年人似乎比年輕人更能忍受睡眠不足。某項研究讓老年人（六十五至七十六歲）和年輕人（十八至二十九歲）維持清醒達二十六小時。[25]在這二十六小時內，他們必須定期回報自己想睡的程度，每隔一小時還要完成一次任務，以評估他們在十分鐘內的反應時間。隨著睡眠不足的時間拉長，老年人遇到的問題似乎比年輕人少。一開始，兩個年齡層的參與者都表現良好；十六小時後，年輕人開始精神渙散，但年長者的表現失誤較少，也較不會注意力不集中。儘管有這麼正面的資訊，但並非所有專家都同意這樣的結論，認為老年人比年輕人更能忍耐睡眠不足。睡眠品質不佳、不睡覺，在生命中任何階段都有害無益，對老化過程可能也沒有幫助，這是非常清楚的。

以睡眠時間短和睡眠品質差為例，許多研究檢視了這些問題與端粒長度之間的關係。[26]端粒是染色體末端的結構，可以保護染色體（有點像在建築工地戴的工程安全帽）。隨著身體老化，端粒會縮短，這種變化與許多健康問題有關，例如心血管疾病、肥胖、抑鬱。在各種研究中，雖然結果不一，但研究人員已發現，睡眠不足或回報睡眠品質差的人，和其他人相比，白血球端粒更可能較短。不僅成人如此，甚至在兒童身上也有相同的發現。[27]雖然這些關聯背後的機制還有待進一步釐清，但這項發現讓睡眠時間長度、品質與老化間的關聯，有了嶄新的理解方式。

認知問題

將睡眠與老化過程連結起來的另一種觀點，是老年人認知能力的衰退。這並不是說我們搭公車可以享敬老優惠後，就突然變得比較不聰明了。上谷歌搜尋一下近年諾貝爾獎得主的年齡，會看到平均是六十六歲；某些項目的平均年齡會更老，例如文學獎得主的平均年齡是七十二歲。[28]

然而，有些案例確實是隨著年齡漸長而發展出認知問題。某項研究對老年人因應睡眠長度與認知問題進行整合分析，發現回報說睡眠時間短的人，在各方面的心智功能都較差；有趣的是，睡眠時間長的人也會這樣。[29]這些功能包括執行能力、語言記憶，以及掌握、利用訊息以做決定、引領行為的能力。就像金髮女孩和她的燕麥粥一樣，事情發展到極端就會有問題。為什麼會這樣呢？有很多可能的解釋。本書已經不斷強調睡眠的重要性，因此這些問題與睡眠時間短的關聯應該很明顯。例如，睡眠不足可能意味著有毒蛋白質、對發展阿茲海默症極其重要的β－澱粉樣蛋白，沒有好好地從大腦中清除出去，從而導致認知困難。與長時間睡眠的關聯則不太容易一眼看出來——打個長長的小盹肯定是件好事吧？但長時間睡眠與各種問題有關，可能的解釋之一是，長時間睡眠可能導致生物性節奏紊亂。就像睡眠時間短或在錯誤時間睡覺的人，會在身體其實需要睡覺時被迫保持清醒，睡眠時間長的人也可能會在身體尖叫著要他們清醒時小睡。長時間睡眠也可能導致整體睡眠品質下降。如果各位把就寢時間從晚上十一點改到晚上九點，就會明白我的意思，睡眠效率會因此變差。長時間睡眠也可能是其他精神和身體健康問題的徵兆，這些關聯也可能有助於解釋為什麼長時間睡眠有時會帶來負面結果。

神經退化障礙

睡眠變化通常是諸如阿茲海默症等神經退化障礙的主要特徵。受阿茲海默症影響的患者無數。我最早的童年記憶之一，是去安養院探訪患了阿茲海默症的曾祖母貝蒂。不管我們在一天中的何時去拜訪她，她總是在打瞌睡，老是忘東忘西、一臉困惑。只要一有機會，她就會神遊天外，我都不確定她到底有沒有認出我們當中任何一個人。但無論如何，她都保留了些許年輕時的快樂，偶爾還會發出響亮的噴氣聲。

貝蒂太奶奶晚年的行為反映了她的病情，牽涉到某些大腦功能的改變，最明顯的可能是記憶。睡眠障礙可能是導致阿茲海默症的風險因素，甚至可能在這種疾病典型的認知能力下降之前發生。一旦阿茲海默症發作，患者可能會白天極度嗜睡、夜裡失眠，睡眠結構也會發生變化，例如REM和深度睡眠減少。[30]隨著阿茲海默症病情加重，這些問題都會隨之加劇，當患者完全被病症掌控時，可能晚上會睡不好，變成一整天時不時地小睡一下。事實上，由於這種睡眠模式，患者的親人如果要自己照顧患者，晚上常常會無法好好休息。因此，患者有時會在安養院接受照顧。

帕金森氏症是另一種以睡眠異常為特徵的神經退化障礙，患者身體的某些部位會不自主地晃動、行動遲緩、肌肉僵硬。本書把帕金森氏症放在老年的章節中討論，是因為年紀愈大，發病的機率愈高。但是，與本書討論的其他病症一樣，帕金森氏症也可能發生在年輕人身上。著名的例子包括一九八〇年代的好萊塢傳奇、少女殺手米高・福克斯，他在三十多歲時被診斷出患了帕金森氏症；還有積極維權的拳王阿里，也在四十多歲時被診斷出患病。帕金森氏症患者的睡眠障礙類型各有不同，且通常發生在確診之前，可能包括失眠、不寧腿症候群和白天嗜睡等等。[31]

帕金森氏症患者最明顯的睡眠異常，可能是REM睡眠行為障礙。當通常與REM睡眠同時發生的麻痺不發揮作用時，就會出現這種罕見的障礙。某些方面而言，睡眠行為障礙與鬼壓床正好相反：REM階段的麻痺沒有延續到我們清醒的時候，反而是我們清醒時的移動能力延續到REM睡眠階段，做出夢境中的行為，可能伴隨著複雜的動作或發出聲音。情節可能涉及攻擊、喊叫，或以咒罵回應夢境中的威脅。非暴力的行為可能包括跳舞、大笑或唱歌，不過較少見。做這些事情時，患者的眼睛可能全程都是閉著的；夢中的情節結束時，患者可能會醒來並且記憶相當連貫，能夠想起引發夜間行為的夢境。這與本書先前討論的其他睡眠障礙不同，例如發生在熟睡時的夜驚。這種睡眠障礙最令人擔心的地方，就是它似乎是帕金森氏症或其他病症強而有力的預兆。事實上，某項研究數年來追蹤二十九位患有REM睡眠行為障礙的男性，[32]其中約百分之八十的人後續發展出帕金森氏病或失智症，非常戲劇性。聽起來令人震驚，但值得注意的是，這項研究將重點放在五十歲以上的男性，且他們患有這種睡眠障礙的原因不得而知。換句話說，REM睡眠行為障礙的原因不明，意思是不能將它解釋為是其他東西的症狀，例如頭部受傷或神經障礙的症狀。這種戲劇性的關聯比較不會發生在年輕人身上，年輕人如果有REM睡眠行為障礙，比較可能是其他原因，例如對某些抑鬱症藥物的反應，或因為患有創傷後壓力症候群。因此，如果各位有這種睡眠障礙的跡象，請勿驚慌，而是要跟醫生討論，試著了解發生了什麼事情。

研究人員已經提出多種機制，試圖解釋為什麼睡眠與神經退化障礙可能有所關聯。[33]睡眠問題過去一直被認為是這些疾病的結果。例如，因為帕金森氏症會改變大腦結構、和睡眠相關的神經傳遞質、引發疼痛、需要服用特定藥物治療等等，所以可能會造成睡眠問題。但是現在的解釋方向完全相反，認為睡眠問題在神經退化障礙中也起了推波助瀾的效果。最令人信服的關聯，可能是上述睡眠與腦中β－澱粉樣蛋白累積間的關係，是阿茲海默症的關鍵特徵。這不代表缺乏睡眠會導致β－澱粉樣胺基酸的積累，而是沒有睡眠就無法有效地將它們從大腦中清除。[33]還有許多其他機制可能將睡眠與大腦退化連結起來，例如缺乏睡眠會導致大腦發炎，進而使大腦暴露在衰退的風險中。因為缺乏證據，所以這些關聯背後的假設只不過是推測而已。

有鑑於睡眠與神經退化障礙間的關係，讓我不禁慶幸自己仍然健康。認識這些疾病的患者所面臨的多重挑戰，讓我得以找出提供協助的可能管道。[33]罹患這些現今仍為不治之症的患者，若注意定時暴露在明亮的光線中、獲取關於睡眠衛生的資訊、採用治療失眠的認知行為療法，某些案例也可以服用睡眠問題藥物，都有望改善他們在白天、黑夜的生活。

心血管結果與糖尿病

本書先前的章節（見第六章）討論了睡眠與體重之間的關聯，並指出輪班工作會增加心臟病、中風的風險。因此，睡眠的其他面向會與糖尿病、中風、心臟病等問題相關，也就不足為奇了。睡眠時間長短會影響胰島素敏感性和葡萄糖耐量，從而讓睡眠也與糖尿病的發展有所關聯。[34]糖尿病對有心血管疾病的患者來說是風險，也因此成為睡眠時間長短與心血管結果有關的許多可能解釋之一。[35]睡眠時間短也可能導致鈣在心臟中無聲無息地累積，是睡眠會增加心臟事件風險的另一種機制。[36]睡眠呼吸中止與心血管事件有關，[37~38]部分原因是血液中缺氧會增加心臟的壓力，因為身體正在努力藉由增加血壓，彌補含氧量的不足，以確保重要器官在供給有限時，仍能獲得所需的氧氣。

癌症

然後還有癌症，另一種毀滅性疾病。除了先前討論過癌症與輪班制工作令人憂心的關聯之外，睡眠的其他面向也可能與癌症病情的發展、加劇有關。某些假設已指出，睡眠時間短、睡眠時間長、小睡、睡眠品質不佳和癌症是有關的。一群科學家檢視了實驗與流行病學的研究，包括來自十三個國家共一百五十萬名參與者，試圖了解睡眠與癌症之間的關係。[39]他們的結論是，實驗室資料和所提出的機制，與睡眠的某些面向可能導致癌症的想法是一致的。相反地，在實驗室之外、以流行病學的資料檢視這種關聯時，兩者間的關係十分模糊、難以得到清楚的結論。這不代表現實世界中不存在這種關聯，而是未來的研究必需更系統性地考慮睡眠與癌症之間的潛在關係，才能得到強而有力的結論。

另一個與癌症相關的睡眠特徵是睡眠呼吸障礙，指的是在夜裡反覆停止呼吸一段時間，或是呼吸變淺，無法攝取足夠的氧氣。[40]美國和西班牙的科學家進行了研究，在睡眠實驗室中評估睡眠呼吸障礙。[41]研究人員根據參與者是否有呼吸問題、問題的輕重程度加以分組，然後追蹤參與者長達二十二年，想要觀察首次評估時的睡眠呼吸障礙，以及後續因癌症而死亡的案例之間，是否存在關聯。兩者之間有很明顯的劑量反應關係，也就是在實驗室評估出來的呼吸問題愈大，之後死於癌症的機會就愈大。這種關聯可能令人驚訝，但如果與動物實驗放在一起看，或許就會比較有道理。拿老鼠做實驗的研究顯示，缺氧（或氧氣剝奪）與癌症腫瘤的生長之間，有著令人憂心的關聯。[42]這種實驗結果再次提醒我們，絕不要輕忽夜裡呼吸困難的問題。

其他健康問題

與睡眠方式有關的惡疾，在清單上持續增加。然而，即使不談最令人擔憂的健康問題，轉而把焦點放在普通感冒這種日常小病上，睡眠似乎仍然脫不了關係。難道是因為睡眠方式與我們在討人厭的冬季裡花了多少時間打噴嚏、擤鼻涕有關嗎？好像真的是這樣。

二〇一五年發布的某項研究，評估了一百六十四人在一週內的睡眠情形，[43]然後提供含有鼻病毒的滴鼻劑給參與者；鼻病毒的感染會引發普通感冒。研究後續追蹤參與者五天，看他們是否生病。根據活動記錄器（類似手錶的裝置）的評估，睡眠時間短（每晚最多六個小時）的人，比睡眠時間長（每晚超過七個小時）的人，更容易感冒，*也許是因為當我們睡眠不足時，會損害免疫系統。即使只有一晚沒睡，也會使發炎的情形惡化，讓身體表現出好像在抵抗感染時一樣的反應。[44]不論關聯為何，這些結果都與生活經驗相當一致。當我們筋疲力盡時，有時會覺得就算只熬一夜，都足以成為壓垮駱駝的最後一根稻草，讓我們在床上躺一個星期。

病房裡的睡眠

運氣不好的話，睡眠和健康狀況一路走下坡，可能讓我們必須住院。住院本身就會對睡眠造成破壞。[45]醫學界對患者的睡眠沒有表現出更多尊重，可能因此錯失其重要性。病房裡有喋喋不休的各路人馬，而且全天候不熄燈。不僅老年人的病房如此，各年齡層患者的病房都是如此。

更糟的是，住院期間的經歷，是否可能對睡眠產生持久的負面影響？如果小朋友半夜因為醫療緊急情況被喚醒、在半醒半睡間抽血或插鼻胃管，回家後是否有可能再也無法像以前那樣安睡？畢竟，小朋友如果從此不再認為熟睡是安全的，也是很合理的反應。這些假設必須經過嚴格的驗證，但是某些研究與住院會對睡眠問題造成風險的可能性是一致的。一項小型研究發現，與住院前相比，患者出院後三個月的失眠機率更高。[46]醫院不一定優先考量睡眠，醫護人員要維持的平衡也十分艱鉅。醫院可能資源有限，而且雖然患者想要拉上簾子、關燈睡覺的意

＊如果睡眠時間長短是參與者自己回報的，就不存在這種關聯；目前尚不清楚其中原因，也許是因為參與者不是很擅長估計自己的睡眠時間。在這個領域中，根據睡眠評估的方式，研究人員在研究中有時會得到不同的結論。

願很重要，但護理師在夜間觀察患者是否出現潛在健康惡化的需求，可能更重要。要維持其中的平衡十分困難。

我們當然可以做更多事情幫助患者康復，以天然方法恢復睡眠的處方可能會有所幫助。以此為出發點，參考各種提案，可能會讓各位比較知道該怎麼做，例如調整聲音、光線、溫度，並儘量減少夜間探病，改善住院患者的睡眠。[47]這樣身體不僅最有機會康復，還能更早出院、空出床位。睡眠還可以減輕患者的痛苦。研究顯示，睡眠不足時，人們感受到的疼痛更加嚴重。[48]實際上，睡眠不足影響疼痛知覺的幅度，甚至等同於某些止痛藥。下次當我們感到輕微疼痛時，拿起睡衣而不是藥丸，可能是不錯的主意。

時相治療法

醫生除了改善患者的睡眠之外，另一種最終可以改善患者整體健康狀態的方法，是注意患者的生理時鐘。生理時鐘對於我們的許多生理過程都是必不可少的，可以解釋為什麼一天中的某些時間可能最適合上床睡覺、起床、進餐、考試，甚至參加跑步比賽。而且，我們經歷的許多病痛，其症狀似乎都以類似時鐘的方式控制，例如消化性潰瘍會在晚上最痛。[49]其他類似的例子還有癌症、過敏、哮喘、關節炎、心血管疾病等許多病痛的症狀，都可能會隨著晝夜作息而波動。因此，生理時鐘在預測某些藥物是否有效，以及其副作用的程度方面，似乎很重要，也就理所當然了。時相治療法指的是將這一點納入考量，並調整藥物治療與晝夜作息同調，以優化結果。

時相治療法現正成為熱門的研究領域，像喝咖啡最好的時間是一大早一樣，某些藥物如果在某些特定時間服用，也可能是最有益的。現在，數百項研究都在鑽研這個議題。英國伯明翰的科學家進行的研究發現，就抗體反應而言，早上給老年人接種流感疫苗似乎比較晚的時間更有效。[50]雖然不是每個病毒株都有這種反應，研究本身的規模也較小，但是這樣的結果讓研究成為實例，表明這類型的研究或許可以以零成本的方式改善公共衛生。

設想一下，我們在一天中的什麼時候去醫院作化療，會不會當真是攸關生死的大事？對於症狀會隨白天、黑夜變化而起伏的疾病，例如上述讓人晚上不得安寧的消化性潰瘍，施用藥物的時間會特別重要。往後快轉五十年，醫學界可能會有一番革命，個人化藥物和時相治療法將改善治療效果、減少副作用。但是，即使這些改善未來可能實現，最好的照顧、最周密的治療方案有時也無濟於事，死亡仍然無法避免。體內的時鐘影響我們直到臨終，並可能有助於解釋我們何時會嚥下最後一口氣。

死了才要睡

直覺上，睡眠與死亡似乎有所關聯。當最後一刻來臨，我們讓心愛的寵物永遠沉睡，或看著親人在睡眠中離世。但是，生命中其他階段的睡眠習慣，是否可以預測死亡？答案可能是「可以」。二〇〇三年發表的某項研究，在睡眠實驗室對一百八十五位健康的老年人（年齡主要在六十至八十歲之間）進行評估，[51]然後追蹤參與者達四至十九年。在這段期間，六十六位受試者死亡。研究作者發現，睡眠的好幾個面向對於預測誰會在這段期間死亡至關重要。例如，即使將參與者的年齡以及其他因素，例如初次評估時的健康狀況等等考慮在內，上床後至少半小時才睡得著的人，以及夜裡清醒時間較長的人，更可能死亡。睡眠階段也觀察到有趣的關聯——REM睡眠時間特別短或特別長的人，也更可能死亡。除非支持這類結果的其他研究數量充足，否則這種結果不應被視為最終結論。但是，這些研究讓我們更了解睡眠不同階段和免疫系統、心血管健康、癌症之間的關係。睡眠品質可能攸關生死，這個論點是非常重要的。

睡眠時間長短與死亡之間的關聯，長久以來一直讓研究人員深感興趣，也是許多整合分析的主題。這些研究成果已經得到結論，認為睡眠時間短和睡眠時間長的人，與睡眠時間正常的人相比，都有更早死亡的風險。[52~53]最近的評論也支持這些發現，其中一份報告說明，睡眠時間短的人與睡眠時間正常者相比，在後續一年或更久的追蹤期中，死亡風險高了百分之十二。[54]而且兩者間的關係是線性的：睡眠時間從六小時逐漸減少，與死亡風險增高相關。[54]有趣的是，根據研究，睡眠時間長與死亡風險增加之間，在後續一年或多年的追蹤期中，也出現劑量反應關係。[55]我與拜西教授（見第一章）討論這種情形時，他告訴我：「睡眠時間長短與死亡的關係最迷人的地方，就是我們是可以發揮影響的。儘管睡眠會被生物性因素影響，但它某種程度上也是一種自願行為。接下來要搞清楚的，就是幫助睡眠時間短的人睡得更久，是否能對生理機能產生積極的影響，以及這種積極影響是否能反過來有助於長期健康、甚至死亡風險。兩者間的關係對睡眠時間長的人，則比較難以處理；我不確定讓他們縮短睡覺時間是個好主意。但是至少，我們可以繼續研究長時間睡眠對我們的身體有什麼作用，才會產生這種明顯的負面影響。」

除了睡眠時間長短和死亡之間複雜的關係外，這兩者還以其他方式互相牽連；生理時鐘甚至可能影響我們的死亡時間。根據某篇論文，因病致死（例如心臟病）而非受傷致死（例如被車撞到）的案例，比較可能發生在早晨（高峰期是上午八點），發生在下午的機率較小（高峰期是下午六點）。[56]死亡的時間可能取決於死因，因為不同疾病的症狀會在一天的不同時間達到高峰，[57]這點非常有趣。如果觀察心血管事件的風險時間，會發現似乎是早上最危險。這可能是因為早上發生的生理變化，例如壓力荷爾蒙皮質醇達到高峰、血壓升高，而使身體受到壓力。

死前就要睡

隨著我們進入遲暮之年，不斷變化的身體和生活，可能使我們難以入睡。荷爾蒙變化、控制睡眠的大腦區域細胞死亡、眼睛改變，都意味著睡眠比以前更不受控制。我們比以前更淺眠，身體也與其他人的時間不同調：日落而息，隔天起床時間比以前更早。這件事情的殘酷面，是睡眠品質不佳也預示著與老化相關的問題，例如認知困難。

然而，也不是所有人在這個年紀都睡不好；有些人還是睡得很好。壯年時期覺得自己忙得難以負荷的人，渴望老年的到來，讓他們可以放慢腳步、想賴床的時候就可以賴床。老年生活有時責任較輕，讓我們得以把鬧鐘丟到一邊，享受白天的新機會。雖然睡眠問題在老年人中很常見，但絕不是老化過程中不可避免的一部分，而且有需要時都可以輕鬆取得協助。下一章將提供建議和訣竅，讓各位可以擁有寶貴的睡眠。為了充分利用在地球上的時間，我們必須盡可能獲得最佳睡眠。

第九章　夢鄉直達車：睡好睡滿、美夢成真的祕方

睡眠不足流行病？

進入本書最後一章，各位現在應該已經相信，睡眠真的很重要，是經常被忽視的健康支柱。但如果我們想要表現出自己最好的一面，就必須重視睡眠。如果能認知到大家現在都嚴重地睡眠不足，應該將睡眠列為優先項目的主張可能因此應勢而生。本書建議成人要睡七到九小時，但許多人都沒有達到這個目標。[1]各位對此應該不會驚訝，因為媒體經常宣稱社會上有睡眠不足的流行病。[2]但這到底是什麼意思？真的有這麼回事嗎？近年爆發的流行病，有伊波拉病毒和禽流感（H7N9）。雖然睡不夠顯然不是傳染病，但用「流行病」一詞來形容，可能暗示睡眠不足非常常見，而它變得這麼普遍是最近才發生的。

首先看看睡眠不足是否真的很常見。二〇一二年美國的國民健康調查清楚顯示，許多人睡

著的時數遠不及建議的睡眠時數。接受調查的三十多萬名成年人中，[3]有百分之二十九的人聲稱每晚睡眠時間不超過六小時。國家睡眠基金會以其他年齡層人口為對象做的《美國睡眠》（*Sleep in America*）調查，也顯示了相同的結果。接受調查的青少年中近一半回報說，要上學的日子，他們的睡眠時間比建議最少要睡足的八小時更少。[4]

這種令人不滿意的情況是否最近才出現，尚不清楚。許多成人的生活節奏像在快車道上一樣飛快，靠咖啡因撐過一天，深夜可能還會收到電子郵件和電話。其他人則可能因為花大把時間看電視、打電動、上網而錯過睡眠時間。某些使人分心的事物不適用於我們的祖父母輩，因為以前家裡沒有網路，他們可能會用看書、聽廣播等老派的方式打發時間。但如果把現代生活的其他面向，與上上一代的生活方式相較，阿公阿嬤睡覺的機會真的比較多嗎？

一天接近尾聲時，我們可以將衣服扔進洗衣機和滾筒烘衣機中。如果想吃飯的話，我們可以讓別人做，只要幾秒鐘的時間就可以準備好一餐。店裡可以買到雞肉，已經壓成泰迪熊的模樣好逗孩子開心；打開馬鈴薯的包裝，馬鈴薯已經壓成泥，讓我們可以隨自己的意重新料理。洗碗機負責洗碗。只要打開水龍頭，就可以泡個熱水澡。

但是祖父母或祖先呢？他們的生活也這麼輕鬆自在嗎？他們用手洗衣服，然後用熨平機擰乾，再晾起來。晚餐從零開始準備（二十世紀上半葉出生的孩子沒有雞肉泰迪熊），當然也沒有洗碗機或中央暖氣系統，而且必須辛苦地把沸水倒進金屬管中，才能享有泡熱水澡的奢侈。這樣真的可以早睡嗎？

進一步回顧工業化對睡眠的影響時，又會發現什麼？一支研究團隊檢視了各自獨立居住在玻利維亞、納米比亞、坦尚尼亞三個狩獵採集／園藝社會成員的睡眠方式。[5]研究人員使用活動記錄手錶測量睡眠，發現這些社會中的人，睡眠時間（平均六點四小時）與工業化社會的人大致相同。他們會在日落後大約三個小時左右就寢，同樣與工業化社會的睡眠方式大致相同。這是否意味著，雖然工業化讓我們關心的是電子郵件而不是領土，但其實對睡眠方式沒有造成太大的改變呢？專家對此的意見並不一致。

薩里大學時間生物學教授馬爾科姆．馮．尚茨說：「以（南美和非洲）正準備電氣化的社群為對象的研究持續指出，生活型態變化的結果是睡眠階段的延遲。因為有光線、有娛樂，自然促使人們晚睡。」他接著指出：「但這是否意味著他們也睡得比較少？德拉伊格雷西亞教授及其同事在比較阿根廷的兩個社群時，發現情況確實如此。但當我們在莫三比克進行類似的比較時，發現睡眠時間長短沒有差異。我懷疑這說明了人類睡眠時間有很大的可塑性。電氣化使人們睡得更晚，而且可能睡得更少，但是這也大大改變了早上可以睡懶覺睡到多晚的時間。」

其他著重不同時代的研究，直接測試了睡眠時間愈來愈短的想法，得到的結果不一。某些研究回報了近幾十年來（或更長時期內）成人[6]及兒童和青少年的變化。[7~8]其他關於成人的研究和文獻回顧，包括一份著重客觀測量過去五十年睡眠時間的研究，都沒有指出睡眠時間有任何改變。[9]芝加哥大學生物醫學人類學家克莉絲汀．可努森博士主持的研究，檢視了從一九七五至二〇〇六年間進行的八項不同研究的時間日誌。這些全天候的日誌，是參與者提供的開放式資訊，記錄他們所有活動的時間以及持續長度。整體而言，睡眠時間短在近年才成為較為重大的議題一事，沒有太多的佐證。[10]可努森博士告訴我：「綜觀所有人的情況都是如此。但是，睡眠時間短的人在全職勞工中的比例確實有所增加，代表勞動條件可能導致睡眠時間短的人數增加。」她繼續解釋說，儘管睡眠不足的後果必須因時因地加以考量，但研究仍然傾向將睡眠與其他因素分離開來。她舉例：「如果實驗性研究說的是對的，睡不足六小時確實會增進食欲，但只要你身體機能活躍或是獲得食物的機會有限，肥胖就不見得是必然的結果。如果我們想了解睡眠模式如何影響健康，就必須在發生這些關聯的特定文化或環境中研究這些關聯。」如果看長期的趨勢，整體而言，許多人需要的睡眠比實際上睡足的時數更多——生活方式成為睡眠的阻礙。但是，睡眠時間短的後果，在今天可能與過去大不相同。

撇開睡眠時間長短，睡眠的其他面向是否會隨時代改變？歷史學家羅傑．埃基希認為會。他在一九八〇年代研究《夜幕降臨》（*At Day's Close*）一書，著重工業革命之前夜晚的情形。

[11]他發現一件令人驚訝的事情不斷出現——關於兩次睡眠的描述。我與埃基希討論這件事時，他說：「關於『第一次』和『第二次』睡眠的紀錄，首見於中古世紀晚期至一七〇〇年代間，英國倫敦法院巷舊國家檔案局的法庭證詞、旅遊描述、詩歌與其他文獻。」他接著提及，他後續發現十九世紀的歐洲作家（包括狄更斯和托爾斯泰）也提到了「第一次」和「第二次」睡眠。進一步研究的話，會發現這件事情愈來愈明朗——工業化之前，人們通常在晚上九點到十點間上床睡覺，然後在午夜之後不久醒來一個小時左右，接著再享受第二次睡眠。清醒的那段間隔可以用來做愛、思考夢境以及做其他更多事情。如果把這種睡眠模式當成睡眠維持型失眠患者的替代方案，讓他們不用清醒地躺在床上發愁，應該相當有趣。這個模式的意義是，失眠時，不要為此擔心；相反地，或許我們應該試試前人的睡眠模式，坦然享受第一次和第二次睡眠。

儘管有這些讓人安慰的資訊，但並非所有人都表示贊同。例如，上述調查玻利維亞、納米比亞、坦尚尼亞三個各自獨立的狩獵採集／園藝社會成員睡眠模式的研究，沒有發現有力的證據證明這些社會的成員會在夜裡醒來一段較長的時間。[5]因此有人爭論說，埃基希描述的雙峰分布睡眠模式，也許根本不是我們的自然狀態。但是，為什麼第一次和第二次睡眠的陳述廣見於工業化前的歐洲與非歐洲國家，著實令人感到費解。[12]要統整這些相異但對睡眠的理解極為重要的貢獻，還需要更多的研究。

改善睡眠的首選祕訣

無論我們是否正面臨新型的失眠流行病，顯然許多人都需要更多的睡眠，並急於改善現有的睡眠品質。就算會讓白天清醒的時間變短，我們仍想獲得這種靈丹妙藥。那麼，怎樣才能得償所願？

因應健康問題

健康問題可能會干擾睡眠，包括清醒時發生的、與身心健康有關的問題，因此必須加以因應。就像腫塊或瘤必須認真對待、迅速解決一樣，涉及心智健康的問題也應該如此。可能干擾睡眠的健康問題包括睡眠障礙，例如睡眠呼吸中止，常見於特定年齡層的男性；如第八章所述，睡眠呼吸中止與許多問題有關，包括中風和心臟病。[13]患者經常回報說有記憶和認知障礙，[14]白天可能會感到筋疲力竭，增加車禍和職場意外的風險。[15]雖然睡眠呼吸中止相當普遍，這種病症與相關風險間的關聯也相當充分，但大眾對這種關聯的了解卻不夠充分。許多人聽說睡眠呼吸中止導致嘉莉・費雪身亡，都大感震驚；嘉莉・費雪以飾演《星際大戰》中莉亞公主暨將軍一角，備受影迷喜愛。[16]睡眠專家倒是沒這麼驚訝，因為這種疾病會給身體帶來巨大的壓力。診斷這種睡眠障礙的重要性一再被提及，並在二〇一六年一次火車事故中達到高峰：一列火車在紐澤西州撞毀、造成一百多人傷亡，牽涉其中的火車司機後來被發現患有未診斷出來的睡眠呼吸中止——雖然我們可能永遠不會知道他的症狀有多嚴重。[17]絕不要輕忽這種疾病。任何有症狀的人都應該去看醫生，或是多方徵詢意見，才是明智的做法。如有必要，請試著聯繫專家。

避免服用安眠藥

另一個安睡的技巧可能與直覺相反，就是審慎考慮是否可以避免服用安眠藥。從小時候開始，孩子有時就會服用褪黑激素幫助入睡。這對治療某些難以入睡的兒童可能有幫助，在行為技巧行不通時也可能會有用。[18]但是，如第三章所討論的，各方一直在反覆提醒，目前尚缺乏檢視褪黑激素對兒童長期影響的研究。[19]

有時候，失眠成人服用的安眠藥也有問題，因為它們不會帶來「正常」的睡眠，只會掩蓋而非解決任何潛在的問題。服用處方藥（包括苯二氮平類藥物和Z字頭成分安眠藥）或成藥

（包括抗組織胺藥物和草藥）前，最好三思，並且一定要避免非法管道才能取得的藥物。

美國內科醫師學會指出，治療失眠的安眠藥會引起某些令人擔憂的問題，例如失智，或可能由於虛弱而跌倒導致骨折，因此僅應短期服用。[20]要幫助某段時期失眠的患者，例如親人死後難以成眠的人，開立安眠藥或許有幫助。

但是，用藥必須考慮每個個案的個別情況，且沒有專家建議就貿然停用處方藥的話，是很不明智的做法。當然，諸如猝睡症之類的睡眠障礙，如果不諮詢醫生就停藥，可能會很危險。書籍提供的意見，絕不會比醫生在審慎考慮患者的病史之後提出的意見更好。但是，建議各位確定自己在與醫生討論睡眠相關藥物是否確實是最佳療法時，不是一無所知，並了解醫生不願意開這些藥的原因，很可能是有醫學根據的。一位同事描述某位失眠患者要求要「一整桶的藥丸」，也許是因為這位患者不知道，就算有一桶藥丸也不太可能產生他想要的結果，即長期安穩的睡眠。

與其服用安眠藥治療失眠，不如試試認知行為療法；不論是兒童[21]或成人，[20]認知行為療法都有助於克服長期失眠。鑑於睡眠與我們的健康息息相關，投入時間改善睡眠是非常值得的。

審慎評估裝置和設備

我們可能還需要仔細考慮為了幫助睡眠而購買的設備。睡眠應該是自動的過程，而不是要費力或刻意取得的東西。牛津大學教授科林．埃斯皮（見第七章）曾拿睡眠、性愛、高爾夫做了一個引人發噱的比喻。他指出，當我們在做這些事情時，如果太在意自己的表現，結果肯定慘不忍睹。

考慮到這一點，那麼，會發出類似子宮內液體流動聲響的泰迪熊，真的是必要的嗎？還有重製為搖籃曲的搖滾音樂呢？或是自發性知覺高潮反應影片，目的主要是在頭皮和脖子上產生刺痛感，以回應視覺與聽覺的刺激，可以導引出有助於睡眠的放鬆狀態？我們是否可以不用那些以追蹤睡眠為目的、長得像手錶的設備？是否可以不用專門設計來阻止伴侶弄皺床單的扣鍊？還有體積可以膨脹起來當成靠墊的連帽衣？讓我們覺得有人環抱的「男友枕頭」？高檔商店裡買的美麗絲綢眼罩到底會不會派上用場？可以幫助睡眠的商品一直在增加，但是它們真的有用嗎？

有些產品的構想很好，也許確實有用，但也有些產品可能干擾睡眠，或讓我們變得要依賴它們才睡得著。一位同事說，買了追蹤睡眠的裝置後，她變得對睡眠極為沉迷，陷入無止無盡的自我競爭中，期待自己的睡眠時間長度和品質可以超過前一晚的統計數字。這對她沒有任何好處，最後反而只讓她清醒地躺在床上。

考慮運動和飲食

運動是另一種有助於睡眠的有效方法（請參閱第六章）。一大早就在公園裡做拜日式，額外的好處是可以接觸光線。當我與退休的大學講師馬可談話時，他告訴我，白天活動得愈多，他當晚睡得就愈好。馬可還說，如果在晚上七點後吃東西或喝酒，可能會干擾他的睡眠。

想想嘴巴吃進去的都是什麼東西，可能確實會有幫助。多數人一定都曾聽說過要吃什麼或喝什麼，晚上才能睡得比較好。各位可能聽說過睡前不要吃起司，因為會讓人做惡夢；也許有人建議睡前小酌一杯有助於入眠；或許應該用甘菊茶代替咖啡以幫助我們在晚上放鬆？或是睡前來點薰衣草餅乾？我們是否應該根據這些建議更改線上購物車內的商品？滑鼠點下去前，應該要先看看證據。

先想像一下以睡眠世界為題材的童話舞台劇。咖啡因可能就是虎克船長之流的壞人。＊許多成人喝咖啡幫助自己振作精神，意味著在睡覺之前喝咖啡沒什麼道理。當然，含咖啡因的不只有咖啡和茶，可可、巧克力、某些止痛藥、綠茶、某些碳酸飲料也都含有咖啡因。我們知道咖啡因會影響睡眠，使人更難入睡，並導致睡眠時間縮短、淺眠、睡覺時更為不安，甚至也知道這套機制如何運作（還記得第一章中的腺苷嗎？）。

每個人對咖啡因的敏感程度有很大的不同，咖啡因對睡眠的影響也取決於年齡、性別、體重以及個別遺傳差異。[23]有些人聲稱可以在睡前灌一大杯咖啡，對他們似乎沒有不良影響；有些人則光用想的就會坐立不安。第一種人能體驗晚餐後來杯咖啡的樂趣，但無法得到在必要時用咖啡保持清醒的益處。建議各位遵循的大致原則是，時間愈晚，愈要避免攝取咖啡因，因為它可以在我們體內停留很長的時間。某項研究發現，攝取咖啡因的時間就算離上床時間有六小時之久，都可能大幅干擾睡眠，為這個論點提供了實例。[24]研究提供受試者四百毫克的咖啡因——這個劑量有時被認為對多數成人而言，是安全的一日攝取量上限，大致等於四杯自家手沖的咖啡，或是一大杯各位最愛的咖啡店賣的咖啡。受試者攝入咖啡因的時間，有些是喝完立刻上床，有些是喝完後三到六小時才上床。即使受試者是在攝入咖啡因後六小時才上床，服用咖啡因的人也比服用安慰劑的人少睡一約小時。若要再更進一步，其實可能要考慮完全避免攝入咖啡因，因為研究已經發現，咖啡因可以在我們體內停留很長的時間。就算早上八點喝咖啡、

＊咖啡因可能造成睡眠問題，但它也有好處，例如在必要時降低疲勞，也已成功用於治療早產兒的睡眠呼吸中止。[22]

一直到午夜才睡覺，咖啡都可能讓我們比較淺眠。

然後是酒。在辛苦奔忙一天之後，無論是葡萄酒、真麥酒、金湯力，很多人都會小酌一杯，希望能使自己放鬆，有助於進入幸福夢境。有那麼一會兒，酒精似乎確實達到了這種效果，背後的機制就是酒精會模仿GABA的作用。第一章中首次討論GABA時有說明，它是一種幫助睡眠的中樞神經傳遞質（各位可能還記得，GABA也是某些失眠安眠藥的關鍵）。因此，喝酒時，我們會更快入睡，夜幕才剛降臨就睡得不醒人事，而且比較不容易醒來，停留在深層睡眠的時間更久[25]——但好處到這裡就沒了。例如，某項研究發現，如果詳細研究飲酒者的「深層睡眠」，會發現有點不尋常：這種睡眠包括α腦波，常見於清醒時的放鬆狀態。這意味著在晚上縱情痛飲後的深層睡眠，可能無法發揮讓人恢復元氣的最佳效果。[26]到了下半夜，它甚至連好人都懶得裝了——我們很可能在這時候醒來。如果之前喝很多的話，可能還會錯過REM睡眠。

若各位曾與狂喝的人同床共枕，或許可以作證：酒精會加劇打呼的情形，夜裡也會更需要上廁所。在考慮飲酒和睡眠時，也許最重要的是要考慮安全。例如，將酒精和安眠藥混在一起，可能是致命的組合；媒體上經常可以看到關於這類悲劇的報導。總而言之，考慮到這些證據，睡前小酌的提議就比較沒有吸引力了。

其他關於飲食對睡眠影響的理解，都還沒有定論。儘管如此，高脂肪飲食看來是另一個對睡眠有害的壞人，相關的問題包括整體睡眠減少[27]、白天昏昏欲睡的情形增加。[28]要避免的食物和飲料清單不斷變長，可能讓我們覺得是不是乾脆不要吃最好——這個答案也不行，因為嚴格限制卡路里可能會對睡眠產生負面影響。[29]二十多歲的莉亞熱愛健身，她向我描述她曾實行過一段時間的「五：二輕斷食」，就是一週內有五天正常飲食，另外兩天將卡路里攝取量限制在五百大卡。在遵行這套節食法時，她經歷了人生首次無法入睡的夜晚。她驚嘆道：「因為我通常很容易入睡、睡得又好，所以這種情況真讓人難以理解。」由此看來，限制食物有時會在晚上準備躺下睡覺時造成問題。但是到底應該吃什麼，才能睡個好覺呢？

在看待睡眠時，如果咖啡因是飲食中的虎克船長，那誰是小仙子叮噹呢？或許是多脂魚類？酸櫻桃汁？答案不是很明確，因為多位候選人都十分覬覦這支魔杖。[30]那麼，它們憑什麼認為自己有資格獲得這項榮耀呢？

檢視探討食物如何影響睡眠的研究之後，研究人員統整出幾類可能有益的食物。[30]以高碳水化合物飲食為例，儘管各項研究的結果不一，但這種飲食可能與更快入睡（以及REM睡眠增加、慢波睡眠減少）有關。食物中其實有大量的碳水化合物，包括健康的食物，例如蔬菜和豆類；以及不健康的食物，例如蛋糕、大塊的新鮮白麵包和白色麵食。雜誌會叫我們要避免其中某些食物，以維持身材。但這些壞蛋是不是其實正是可以幫助我們入睡的東西？

回想一下我們的好朋友，分泌機制迂迴的褪黑激素：食用碳水化合物時，身體會發生變化，讓被稱為色胺酸的胺基酸更容易進入大腦；色胺酸是血清素和褪黑激素的先驅物質。這是不是說，在床頭備好一盤餅乾，在睡前狼吞虎嚥地吃下去，是最好的助眠方法？很遺憾地，不是。這種做法不僅到目前為止證據十分薄弱，食用的碳水化合物類型也可能很重要。此外，進食的時間也要納入考量，應該在固定、合理的時間進食，以維持體內晝夜作息同步。[31]

鑑於高碳水化合物食物可能影響睡眠的過程，本就含有色胺酸的食物——如火雞、堅果、魚、牛奶——可能對促進睡眠有益。但我們在這裡又回到原點了：這種色胺酸是否真能進入大腦，在某種程度上取決於體內其他情況，例如碳水化合物的消耗量。就像學校家政課教的飲食金字塔指南一樣，在看待食物時，不應該個別分開考慮，未來的研究也必須進一步確認我們應該吃哪些食物組合、什麼時候吃，才能獲得最佳睡眠。也有人認為食物對睡眠在心理上的影響十分重要。例如，有研究指出，溫牛奶促進睡眠的可能原因，就是喚起對兒時睡眠儀式的記憶。[32]

然後，有些食物本身就含有褪黑激素。以酸櫻桃汁為例——這種飲料可能有點不尋常，我猜多數人都沒喝過。但是，酸櫻桃（尤其是蒙特羅西的酸櫻桃）富含褪黑激素。[33]某項研究發現，飲用酸櫻桃汁，會讓尿液樣本中的褪黑激素增加、睡眠時間更長、品質更佳。[34]人和動物的褪黑激素含量，通常都在夜間最高，因此有人提出，夜裡擠的奶可能對促進睡眠特別有益。[32]牛奶中的褪黑激素可能會使我們覺得想睡，就像母親的母奶在夜裡哺乳時，可能會讓寶寶想睡是一樣的。

許多植物、草藥也宣稱具有放鬆、促進睡眠的特性，包括洋甘菊、卡瓦胡椒、檸檬香蜂草，[35]還有多年生植物纈草，通常會泡成茶來喝，也特別受到矚目。有些失眠症患者發誓這些植物真的有效，某些研究也支持這種意見，認為食用這些植物能讓人覺得睡眠有所改善。但是，研究結果不一，而且如果客觀測量睡眠的話，幾乎沒有證據顯示植物含有任何神奇的成分，可以讓它們比安慰劑更有效。[36]

在重新調整個飲食結構以改善睡眠、享受相關益處之前，我們必須自問，這樣究竟能造成多大的影響。呃，避免咖啡因和酒精絕對是正面的。至於飲食中該增加什麼，我只能說，短時間內我放進購物菜籃的東西不會有任何改變。這個領域需要更多努力，因為現有研究包含的人數通常不多，結果也不一致。在對食物組合和時機有更多了解之前，獲取健康的飲食仍然是我們可以聽取的最佳建議。儘管令人存疑的睡眠益處，可能會被拿來當成偶爾放縱、大吃不良食物的爛藉口，但也只好這樣了。

打瞌睡就會落後？正視小睡

小睡有益處，但會不會也有壞處？所有人都曾在生活中的某個時刻打盹。嬰兒和幼童時期肯定會小睡，身體受到壓力的時期也不可少，例如懷孕、生病、年事漸高的時候。與其疲勞駕駛，不如小睡一下，是更好的選擇。小睡可以讓我們在白天神清氣爽、保持專注、表現更好，可以支持免疫系統，減輕壓力程度和對疼痛的敏感程度，有助於心理健康。[37]小睡可能在午飯後特別有效，因為在這個時候，我們的專注力和表現會自然下降。有些人發誓「睡布奇諾」（nappucino）真的有效，就是灌下一杯咖啡後，趕在咖啡因發揮作用前小睡一下，醒來時就能馬力十足。

儘管小睡有益處，但也有黑暗的一面。午餐後休息可以讓我們充電，完成拖太久的報告，或是以精力充沛的談吐讓人印象深刻。但是，小睡也可能導致昏昏欲睡的睡眠慣性狀態。雖然我們通常建議小睡不要超過二十分鐘，以避免睡眠慣性，但即使短暫小睡有時也會導致這種讓人不快的狀態。[38]小睡也可能使我們欠缺夜間睡眠。回想一下自以為是船長的故事——我們醒得愈久，睡眠驅動力就愈大。如果下午睡了午覺，晚上想要睡覺的驅動力就會減少，更難睡著。退休講師馬可告訴我，他的情況就是如此。對患有失眠之類睡眠障礙的人來說，這種情況似乎特別嚴重，因此通常會建議患者避免小睡。

談到小睡，人人各有一套模式——這是一位同事說的。她看過關於小睡的研究後，堅信她也可以從中受益，甚至還設法說服她老公加入小睡的行列。他們會在每天下午一點一起爬上床，肩並肩地躺著，讓自己入睡。但他們非但沒有睡著，反而會整整二十分鐘呆呆地盯著天花板，然後起身繼續工作。午睡一週後，他們承認失敗並總結：小睡雖好，但不見得每個人都適合。

只要炒飯，不要吵架

睡眠最怕的就是壓力，但可悲的是，壓力無處不在。設想一下我們感到壓力的情境：考試即將來臨、被老師或老闆大聲斥責、要趕到某個地方卻偏偏被卡在車陣中……壓力會對睡眠造成影響，其實不足為奇。在高壓情境中，壓力荷爾蒙皮質醇、腎上腺素都會增加。皮質醇通常在就寢前含量較低，早上醒來後開始飆高。直覺上，夜裡臨睡前來杯雙份皮質醇，還不加糖、不加奶，似乎不是一件好事。腎上腺素是會讓我們處於「戰鬥或逃跑」狀態的荷爾蒙，但當我們只是想在睡覺前放鬆時，真的需要準備戰鬥或逃跑嗎？實驗數據提供了佐證，證實諸如他人態度惡劣造成的壓力，可能導致難以入眠。[39]深夜不太可能是解決問題能力的最佳狀態，嘗試在這時候解決問題，我們的睡眠也不會表示感謝。而且，若精神和身體在睡前處於激發狀態，會讓我們睡不著。因此，不妨試著在離就寢還有一段時間的時候解決問題；晚上最好避免進行激烈的討論。

那性愛呢？一點親密互動有助於好眠嗎？直覺上而言，是的，但鑽研這點的研究似乎少得出奇。然而，做愛有助於睡眠確實有道理，因為討論做愛的原因時，有時會提到是為了減輕壓力，[40]放鬆也可以增加高潮後快感，[41]對睡眠而言當然是好事。這完全符合睡眠專家的口頭禪，就是臥室應該只留給睡眠和性愛；言外之意或許在強調，炒飯、滾床單，對睡眠有益無害。

臥室裡少做其他事

好吧，臥室裡可以愛愛，那其他事情都不可以做嗎？呃，如果是很難睡著的人，可能真的是這樣。以閱讀為例，對容易入睡的人而言，這種過時的睡眠儀式可能沒什麼傷害，甚至可能是他們最大的樂趣之一。但是，對那些努力想睡卻睡不著的人而言，閱讀可能導致激發狀態。

睡前聽點音樂呢？同樣地，雖然聽舒緩的音樂，可以幫助想睡但睡不著的人，但我們仍然建議，難以入睡的人在臥室裡應該要限制這類活動。[42]我聯繫了琦拉·福卜·亞斯本生，她在享有盛譽的《考科藍文獻回顧》*中，負責撰寫聽音樂治療成人失眠的章節。我問她對於此事的看法，她說：「某些證據顯示，對有睡眠問題的人而言，聽音樂可以改善主觀的睡眠品質；音樂對睡眠造成的主觀影響非常重要。但是就客觀睡眠品質而言，仍然需要更高品質的研究以確定音樂對這群人是否有幫助。」換句話說，聽音樂可能讓我們覺得睡眠品質較好，但是睡眠實驗室還沒有足夠的證據支持這一點。

在臥室進行其他活動，對睡眠有什麼影響？菠菜班尼迪克蛋或其他好料，或許可以讓伴侶更愛我們，偶一為之無妨。但還是那句老話：不建議難以入睡的人來這套，包括在床上用筆電工作、看串流影片或玩遊戲。

所以，難以入睡的人，為什麼不能找點樂子？為什麼建議他們，臥室活動應該僅限於做愛和睡覺？自認為睡得好的人，在床上閱讀、聽音樂、吃東西、寫作都可以，甚至覺得這是一種樂趣，但這種做法在某些情況中可能有問題，因為會增強臥室和清醒之間的聯繫。臨床醫生描述，對多數人而言，閱讀、看電影、聽音樂或其他活動可能相當催眠，但是這些活動有時會對失眠患者造成極大的困擾，使失眠加劇。也許最好的建議是，如果想讀《戰爭與和平》、聽肉塊合唱團、狼吞虎嚥吃早餐，應該找合適的地方，而臥室不太可能是合適的地方。

---

*《考科藍文獻回顧》提供高標準、以證據為基礎的健康照護資訊。

不要隨興

羅馬驚喜之旅的興奮，或許可以讓最會吵架的夫妻開心；然而要一夜好眠，比較好的方法是不要隨興，堅守已知的做法：每天用同樣的方法、在同樣的時間做所有的事情。聽起來雖然無聊，卻很可能會為睡眠帶來奇蹟。睡覺這件事，愈無聊愈好——生活單調就對了！如果每天做一樣的事情，在一樣的時間上床，身體就會知道某些暗示與睡眠有關，自然會在每天同一時間調整至入睡狀態。一致的起床時間也很重要，有助於獲得恢復性睡眠，夜裡也不會驚恐地醒來。檢視起床模式這個在睡眠時會有所變化的因素，會發現支持上述論點的證據。[43]研究發現，起床模式變化較大的人，睡得較差、失眠症狀較多，壓力、抑鬱的症狀也較嚴重。理想上，週末也應該保持相同的習慣，避免社交時差。雖然維持一致的就寢時間是金科玉律，但因為在週間沒有充足機會可以好好睡覺，所以偶爾賴床也有助於我們從一週的壓力中恢復過來，畢竟欠下睡眠債是我們不樂見的。

如果真的欠了睡眠債，最好試著償清債務，而不是任由債務累積。然而，這好像不是非常簡單直接，因為如果我們負債累累，似乎無法選擇一次清償所有債務。第一章中討論的蘭迪·加德納經典研究，證明了這一點。研究以科學的名義，迫使加德納兩百六十四個小時不睡覺。[44]以他十七歲的年齡而言，如果每晚的睡眠需求平均為九小時，他就要補大約九十九小時的睡眠（一天九小時，總共十一天！）。然而，當他可以睡覺時，他沒有倒頭大睡九十九小時，而是在第一天晚上從微不足道的十五小時開始睡起。到第三天晚上，時數減少到僅九個多小時。實驗結束後一週，他只睡了七個小時。[45]雖然一開始加德納似乎有多睡一點，以彌補缺乏的睡眠，但是這個過程很緩慢。研究人員觀察他的睡眠類型時，發現他的身體似乎想優先取得REM和NREM深層睡眠，然後才是淺層睡眠；或許反映了REM和NREM睡眠特別重要。整體而言，當我們思考如何保持上床、起床時間一致時，也必須考慮睡得是否足夠，在兩者間維持平衡。*

晚上出去玩，不如早點睡

對於某些人而言，隨著年齡增長，派對、夜總會、夜間巴士相關的娛樂機會，將會被早點上床取代。但我們是該因此哀嘆蹉跎青春到此為止，還是應該張開雙臂歡迎傍晚時光這塊新大陸？當然，我們上床的時間與獲得的睡眠量有關，這點是有證據支持的。第七章中提到的研究

---

*有些建議認為，上班日與休息日的起床時間，儘量不要差超過兩小時。一致的起床時間對促進不受干擾、恢復性的睡眠很重要。

利用了智慧型手機應用程式，獲取世界各地成人的睡眠資訊。[46]不同國家的人睡眠時間長度不同，例如英國人睡得比巴西人多。更進一步探索這些資料會清楚發現，驅動睡眠時間長短的關鍵，是上床時間而不是起床時間。其他年齡層的受試者身上也觀察到同樣的現象，如第四章討論的，青少年的睡眠量似乎與父母規定的就寢時間有關。[47]上床時間對睡眠時間長短很重要，是很有道理的，因為晚上何時要休息，通常是可以控制的；白天有必須做的事情，意味著起床的時間是沒得商量的。因此，早睡可能讓我們睡更多，對多數人而言不是壞事。*

白天多曬太陽，晚上避開光線

光線是環境中最好的線索，可以幫助生理時鐘與外在的世界同步。因此，追隨離群索居的人、拋棄一切，在遺世獨立的地方以帳篷為家，也是一種解決方式嗎？我的朋友安．瑪麗就這樣做了。她厭倦了日復一日的盲目競爭，決定和年幼的兒子一起搬到英國鄉下，住在蒙古包裡；沒有電、自來水或暖氣。她遵照自然的節奏生活，順應白天、黑夜、季節的腳步。她回報說這輩子從來沒有睡得這麼好過。安．瑪麗良好的睡眠體驗獲得美國研究人員的佐證。研究人員進行了一系列實驗，旨在試圖更了解明暗對睡眠模式和生理時鐘的影響。[48]在一次實驗中，他們評估一群人一週的睡眠模式，然後要求參與者在冬季去科羅拉多州的洛磯山脈露營。參與者的光線來源只有太陽、月亮、篝火。研究發現，與有人造光源和其他現代便利裝置時相比，露營者上床的時間會提早一個半到兩個小時。此外，他們每晚的睡眠時間比以前多了兩個多小時，白天也更為活躍。這些發現的可能解釋是光線。露營時，參與者所受到的光照，是在家中的十三倍；黑夜可能也有幫助。光線對睡眠如此重要，提醒我們白天出門的價值，也可以考慮裝遮光百葉窗、眼罩、調光器。即使是少量的光線都可能影響睡眠，因此，如果決定使用電子鬧鐘，睡覺時應該把它們拿遠一點。

冷卻還是保暖？

有些人睡覺前喜歡把自己弄得溫暖舒適。晚上我打發時間的方式，就是穿著心愛的舊式浴袍，鑽進棕色絨毛毯裡，躺在我家沙發上。其他人也對就寢時間保持溫暖很有共鳴，有人可能喜歡洗個熱呼呼的澡，有人喜歡抱著熱水袋，好在夜裡保持身體暖和。

因為大家都喜歡鑽進暖呼呼的被窩，所以這裡提出的建議可能會讓人不解。為了一夜好

---

*對睡眠不足的人來說，把就寢時間慢慢提前可能有益處。但是，只有在提早上床還能睡得著的前提下，才應該提早上床。這種做法對失眠的人沒有幫助，因為最後他們只是花更多時間清醒地躺在床上而已。

眠，建議各位在涼爽的環境中睡覺。喜歡實用建議的話，一般推薦大家將房屋的溫度設為寒冷的攝氏十六到十九度（約為華氏六十到七十度），是最適合成人的睡眠溫度。建議的溫度會有波動，因為不同人對於哪種溫度最舒適的感受，有個別差異。怎麼設定恆溫器，也取決於我們選擇穿著厚重的連身衣睡還是裸睡、羽絨被的保暖程度、我們的體型。根據某項模擬，「平均值男性」（身體質量、皮膚表面積、新陳代謝等項目的平均值）在睡覺時將恆溫器設置在攝氏十五度（華氏五十九度）可能會很舒服[49]——最省能源，同時也省了荷包、保護地球。睡眠時維持涼爽環境，對嬰幼兒也非常重要，因為過熱可能是造成嬰兒猝死症的風險之一。[50]

既然熱水澡和涼爽環境都可以帶來一夜好眠，要怎麼統整這些建議？或許最簡單的解釋是，兩種方式的整體目標可能都是要讓身體中心降溫。身體的溫度會在一天中不停地改變。夜幕低垂時，核心體溫下降，與我們入睡的時間正好吻合。[51]維持核心涼爽是有道理的，因為擾亂核心體溫有可能擾亂的睡眠。

當環境溫度涼爽，身體會散發熱量，因此將恆溫器調低是合理的。但熱水澡呢？生存技能課程上，教官會叫我們不要摩擦體溫過低的人，或讓他們泡熱水澡。這是因為當摩擦皮膚或以熱水澡溫暖皮膚時，血管會擴張，意思就是會有更多的血液流向皮膚，遠離身體中心；如果流得太快會很危險，就像體溫過低的人一樣。當血液靠近皮膚時，更容易失去熱量。因此，這個過程可能導致核心體溫降低，與入睡有關。但是我的舊式浴袍呢？該丟掉嗎？無論科學怎麼說，為了我的婚姻，答案是很堅定的「是的」。

儘管溫度對睡眠很重要，但它的重要性遠不及光線。與關上百葉窗、調暗燈光相比，許多人在睡前都不會想到要調整恆溫器。但是也許我們忽略了某個訣竅。這些問題的考量範圍不應限於住家，對設計、經營旅館、青年旅館、醫院、宿舍、合宜住宅、安養院的人來說，仔細考慮這些住處的光線和溫度，也非常重要。這不僅是為了使居住者感到舒適，也是為了他們的睡眠著想。

因為涼爽的環境對幸福快樂的夢境之旅有種種益處，所以也許我們應該關心全球暖化對睡眠的影響。哈佛大學科學家主持的某項研究中，將七十五萬名參與者自行提供的睡眠不足資料，與夜間溫度資料一起進行分析。[52]夜間溫度升高與睡眠品質下降之間確實有所關聯。研究作者預測，全球氣溫預計將逐漸升高，可能導致失眠加劇。也許為了能幸福快樂地進入夢鄉，我們更有理由盡力保護地球。

驅逐電子產品

睡覺時需要保持涼爽的含意是，我們可能想把電毯從臥室驅逐出去。但是，要禁止的電子產品大軍遠不止於此。讓孩子放一台電視機在他們房裡，可能會讓你更受愛戴，但半夜看電視看到睡著、電視都沒關，對他們的睡眠品質毫無幫助。把電視設計成放在床尾的櫃子裡，看起來可能很奢華，但這是有風險的。看電視節目確實會引起問題；據報導，網飛的執行長聲稱，睡眠是他們最大的競爭對手。美國睡眠醫學學會因此發表聲明，鼓勵串流媒體服務的用戶在大看特看之餘，不忘秉持負責任的態度。例如，用戶可以考慮過濾掉平板和電話的藍光、不要躺在床上使用觀看設備，並且在上床前至少半小時關機。[53]

手機、平板電腦，甚至音樂系統都應該從臥室裡拿出去，讓臥室成為安詳的綠洲。可能破壞睡眠的不只有平板電腦發出的光線，深夜來電引起的激發狀態、有趣的手機應用程式也都會造成問題。除了避免使用電子設備外，還要禁用時鐘，因為睡不著時一直「盯著時鐘」，保證各位肯定睡不著。如果臥室裡一定要有時鐘，而且使用電子鐘的話，請調暗它的光線。

保持清爽

有些人最喜歡清爽的床單，沒什麼不好。想想我們在床上度過多少時間、我們在這三十多平方英尺的空間做過多少事！春天般清新的床，要不了多少時間就可以變成臭水坑。晚上出汗、藏汙納垢的腳趾甲、宵夜盛宴、乾咳——我們每天會排除數以百萬計的細胞，這些細胞與蟎蟲可以在很短的時間內累積起來，在床單上留下明顯的汙漬。實際上，有研究檢視了我們睡眠中所接觸的空氣汙染物，讀起來可能會讓人直皺眉頭；床墊中的細菌、真菌、過敏原、汙染物，都可能與我們同床共枕。[54]上述這些東西都不太可能有助於獲得最佳睡眠，有人甚至認為乾淨的床單等同於一夜好眠。美國國家睡眠基金會真的進行過臥室調查，詢問一千五百名二十五至五十五歲成人的臥室環境和睡眠情況。[55]調查發現，每十人中就至少有七人回報說，當「床單有清爽的味道」時，他們睡得更舒服。定期更換床單，或早上把羽絨被翻過來，讓床可以接觸空氣，這樣夜裡產生的任何水氣都會變乾。睡眠也許會感謝你。

若要進一步考慮臥室的空氣品質，許多人睡覺時都會關上窗戶和臥室的門，這點值得注意。這樣做，有時是出於實際原因，例如為了保護自己不讓汙染、交通噪音、喔喔叫的小公雞干擾我們睡覺。但是，在可能的情況下，給臥室通風有許多好處。它可以消除凝結的水氣，減少可見黴菌和黴菌孢子生成的機會，杜絕伴隨黴菌發生的呼吸系統疾病、過敏、哮喘的風險；[56]房屋周圍看得到黴菌，與睡眠品質不良有關。[57]打開窗戶也可以減少臥室裡累積的二氧化碳。某項小型研究還發現，降低二氧化碳含量，與改善睡眠品質、白天表現都有關係。[58]

與家庭成員相處

睡眠和家庭生活常常不太協調。會打呼、搶棉被的枕邊人，或硬要擠來一起睡的孩子，不太可能對我們的睡眠有任何益處，所以睡眠一定要放在家庭的框架中考慮。我們應該主動選擇。如果發出噪音的伴侶導致我們在工作時疲勞、表現不佳，我們能不能去別的地方睡？如果孩子硬要擠上床，讓我們脾氣暴躁，可以在他們每次跑來時將他們放回自己的床上，這種行為就不會得到強化。

動物常被認為是家庭的一份子，在測試我們睡眠的能力方面，有時與孩子具有同樣的地位。要讓照顧者不得安眠，剛出生狗狗一點也不讓剛出生的寶寶專美於前。即使是年紀較大的寵物，也可能干擾我們睡眠，而且狗狗可能需要噓噓或抱抱，或甚至在夢裡真的跑給我們追（與人相比，REM麻痺對狗的作用似乎效果較差）。許多人有養寵物，約半數的寵物飼主會讓寵物睡在臥室裡。[59]雖然這樣可能會嚴重破壞睡眠，但也有人宣稱有某些益處。如同我們必須覺得安全才能睡覺的概念一樣，有人認為養狗或養貓可以讓我們感到被保護，因此可以安然入睡。美國的研究人員進行了相關研究，讓四十位成人和他們的狗連著七天配戴睡眠追蹤器，檢視狗狗對我們睡眠的影響。[60]結果顯示，臥室裡有狗，與百分之八十一的睡眠效率相關，[*]意思就是平均而言，飼主在床上的時間內，有百分之八十一是真的在睡覺。[†]當研究人員更進一步檢視時，發現臥室裡有狗，而不是床上有狗，與較高的睡眠效率顯著相關（百分之八十三）；讓狗睡在床上的睡眠效率則較低（百分之八十）。可能的結論之一是，如果我們真的決定讓鬥牛犬榛果留在臥室裡，比較好的做法可能是確定她的最佳位置在地板上。

別讓睡眠成為「那件事」

我們知道睡眠問題，無論是時間太短或太長、會中斷或有障礙，通常都與其他問題有關。但是我們也要放輕鬆，因為我們對睡眠的想法，對最終睡眠是否會發展為慢性問題極為重要。[62]如果某一晚睡不好，不一定代表問題加劇；畢竟，誰能說自己從來沒有睡不好過？造成睡眠不佳的原因，不只是精神或身體的病痛、工作不順的一天，還有多種可能因素。對於睡眠一事，應該輕鬆看待，因為理想上，睡覺應該是一件樂事而非壓力來源。某些影響睡眠的問

＊要計算自己的睡眠效率，必須將實際睡眠的時間加總，除以躺在床上的時間。如果各位躺在床上十小時，睡了八小時，那麼效率就是百分之八十。

†美國國家睡眠基金會為了讓這些發現具有實質意義，認為在成人身上的效率若達到百分之八十五，代表良好的睡眠品質。也有人提出，對多數年齡層（年輕人除外）而言，睡眠效率沒有達到百分之七十四，就代表沒有良好的睡眠品質。[61]

題，例如年齡，是我們無法控制的。也許在遵循良好的睡眠習慣、並設法解決可能遇到的所有困難後，我們應該試著接受現況。諷刺的是，如果我們更能接受睡不好的事實，或許能防止我們採取可能無意間助長問題的行為，甚至可以改善睡眠品質。[63]

祝您作個好夢

如果想睡得舒舒服服，有些人需要的不只是能安詳地睡到飽。完美的睡眠可能還包括讓人希望永不結束的美夢：輕輕動一下手腳，就能飛天遁地。有些人希望更能掌控自己的夢境，讓作夢的時間可以延長或以不同的方式發展。清醒夢就是這樣——一半以上的人都有幸在一生中經歷過一次清醒夢，大約四分之一的人回報說每月經歷至少一次。[64]第一章中討論過的哈佛醫學院精神病學榮譽教授艾倫．霍布森，是夢境研究領域中最著名的人物之一。他描述在一九六〇年代的某段時間，他可以藉著清醒夢，想跟誰睡就跟誰睡。[65]正在作清醒夢的人，若觀察他們的大腦活動，可以發現腦部狀態涉及清醒和作夢兩類元素，才造成了這種不尋常、介於兩者間的狀態。

想作清醒夢的人，可以利用哪些技巧？現在已開發出許多不同方法，包括諸如「現實檢查」之類的認知方法。[66]這類方法是要在白天自問現在是作夢還是醒著的，有助於激發我們對睡眠狀態的意識，從而使我們能夠主動控制自己的夢境。

其他技巧包括在REM睡眠期間施加刺激，例如光、聲音或水。例如，在作夢的時候，可以播放「這是夢」這句話，目的是讓作夢的人獲得自己處於睡眠狀態的意識，然後控制自己的夢境。[66]關掉鬧鐘後再倒回去小睡，也是獲得清醒夢的另一種技巧，[67]清醒的大腦可能有某部分的活動會回到作夢的狀態。但各位想作清醒夢的人，很不幸地，這些不同技巧的公信力相當有限，[66]所以要獲得清醒夢，可能無法那麼直接。而有幸能作清醒夢的人，請明智地使用這種能力。

藥物

本書的目的是分享資訊，讓各位更了解占人生三分之一時間、不可思議的活動——我們的睡眠。如果各位讀完本書後獲得優質睡眠，或是更享受睡眠，那就更好了！也許我們應該花點時間思考一下，要重視自己、親人的睡眠，還可以做什麼。或許直接上床睡覺，而不是再看一集電視劇，或是購入早就該買的遮光窗簾，或是把討人厭的電子設備從臥室中驅逐出去。

但是，如果還有不同的選擇呢？若有某種口服或注射的藥物，能消除我們對睡眠的需求呢？目前這仍是不現實的；但以前大家也覺得網際網路是不現實的，不過十幾年的時間，今天網際網路已經是人人熟知的了。而且，已經有藥物可以使人長時間保持清醒並避免睡眠。例如普衛醒，這種藥物有時會開給有猝睡症的人，幫助患者保持清醒、警覺，[68]也用於治療白天嗜睡的症狀，例如輪班勞工，或患有睡眠呼吸中止、不寧腿症候群的人。普衛醒有時被稱為「聰明丸」，因為它可以提供神經增強作用，對健康的人而言，可以促進某些大腦機能[69]——但它是有風險的。長期以來，學者一直在爭論說，我們離開發出能大幅減少睡眠需求的藥物，其實不遠了。[70]

若我們真能完全消除睡眠的需求，會發生什麼事情？這種設想不是什麼新鮮事。[71]著名的睡眠科學家吉姆．霍爾納教授在他的大作《睡眠的科學之旅》（*Sleepfaring: A Journey Through the Science of Sleep*）中，就描述了這種假想的情形。我在這裡略述霍爾納教授的概念並加以衍生。完全消除睡眠需求的藥物，可能極為美妙。累壞了的孩子再也不會在餐廳或長途航班上大吵大鬧，為了睡覺而吵架的事情也會成為過去式。再也沒有惡夢。第三章中提過的華再也不用擔心女兒玲會在夜裡夢遊走出旅館房間，辛克萊太太也不會醒來時發現自己動彈不得、恐懼萬分。我們也不用擔心自己的頭在夜裡會爆炸。不會再看到我穿著舊式浴袍滿屋子踱步，我老公會一定高興不已。

我們會有時間，幸福快樂的時間。九十歲的人這一生清醒的時間多了三十年。在上學前，父母或許會有時間和孩子玩，而不是大聲下令，好讓每個人都能準時抵達該去的地方。老闆會因為我們有更多時間投入工作而感到高興。伴侶間將有時間好好進行對話。

但是，疲倦的孩子也許自有討喜之處。睡眠沒了，替孩子讀床邊故事的樂趣也沒了。玩笑話都會這麼說：「孩子睡著的時候，最得父母疼愛。」永遠清醒的孩子，受疼愛的程度會不會少了一點點？孩子與父母就寢時間之間那天堂般的空檔也不復存在。成人收拾屋子的速度終於可以快過小孩製造混亂的速度了嗎？早上的疲勞，讓有些人能沉醉於一天第一杯香醇的咖啡。夜裡的疲勞會鼓勵我們小酌一番，因為我們知道反正大腦這個時候沒什麼作用。疲勞是寶貴的藉口，讓我們可以名正言順地看書或看電視放鬆。上床睡覺讓人有理由換衣服。有些人最喜歡的就是穿上乾淨的睡衣、鑽進清爽的床單裡。即使我們累到無法互動，夜裡躺在伴侶身邊也能讓我們安心。從惡夢中驚醒時會感到無比慶幸，並對沒有惡夢的夜晚心懷感激。共享白天和黑夜，鼓勵社會中的人們共同協調，和諧地共度一生。晴天的英格蘭是一個美好的地方；雲雨消逝，普天同慶。然而，陽光普照的世界裡會發生乾旱，那麼，沒有睡眠的世界會是什麼樣子呢？

而且，這種藥物真能使我們有更多時間與伴侶相處嗎？企業可能對員工有更多要求。第七章中的拉克什會獲得允許回家、回到他永不睡覺的妻子身邊嗎？當員工不需要睡眠時，何必給他們回家睡覺的時間？相反地，企業可能大力鼓勵員工放棄睡眠的權利，留在工作崗位上寸步不離。而且，就算我們能保持專注，如果沒有時間抽離工作，好好反省、「沉澱一夜」，我們能做好自己的工作嗎？我們會檢討一天中發生的事情嗎？歸因於睡眠或夢的新發現將永遠不會有進展。第三章中，我那個相信自己能在夢裡預知未來的朋友米雪兒，她的第三眼從此再也沒有表現的機會。

還有，我們的夢境會發生什麼事？當肉體消逝，夢境是我們與親人團聚的最後機會。所以我的問題是：如果我們能製造出藥物，永久消除睡眠的需求，會發生什麼事情？這種安全的藥物可以讓我們修復身體，清除大腦中的毒素，學習、記憶、遺忘，並感到重獲青春，準備面對一天中會遇到的情緒衝擊。我們可以告別睡眠，這個朋友有時難以判定好壞，但總是常伴我們左右。回想一生中的睡眠，我不禁想知道，與我討論過睡眠的許多人、這些各自在人生不同階段的人，他們會服用這種藥物嗎？米契家有被診斷患有整體發展遲緩的兒子小查理，米契會因為這種藥物而受惠嗎？深受失眠所苦的羅傑呢？輪班勞工蓋伊呢？長久以來已經覺得睡覺索然無味的年長夫婦馬可和瑪麗亞呢？如果這種藥物今晚出現在我的枕頭上，我知道我會怎麼做。你會怎麼做呢？

致謝

首先，感謝我的孩子赫克托和奧森無窮的精力，但也同樣感謝他們願意偶爾睡一會兒，讓我可以埋頭寫書。感謝我摯愛的丈夫金狼（也就是保羅．泰勒）為我做的一切，尤其是每天準時在床上來一杯咖啡。感謝我的父母，喬安娜和蓋瑞．葛雷戈里；毫無疑問地，多年來想必我經常打斷你們的睡眠。

感謝布魯姆斯伯里出版社的發行人兼朋友吉姆．馬丁，他能夠立即「理解」睡眠的重要性，證明了他與一般一九八〇年代的主管大不相同。感謝安娜．麥克迪亞米的全心投入和支持，以及出色的審稿編輯艾蜜莉．齊恩斯。感謝一流的插畫家馬克．丹多。還要感謝其他布魯姆斯伯里出版社的作者，包括羅伯．博瑟頓、黎恩．卓魯、凡妮莎．波特、蘿莉．溫克勒斯、海倫．斯卡斯，以及Neuwrite的其他成員，包括若瑪．阿瓜娃和克莉絲汀．狄克森。

特別感謝許多睡眠專家的慷慨投入，包括回應、引述、點出其他有趣的文章，以及全然的友善。他們的幫助無比珍貴，文字中若有任何錯誤，都是我的問題。這些專家包括丹尼爾・拜西、艾瑞卡・福布斯、麗莎・梅爾澤、布萊恩・夏普勒斯、莎拉・布倫登、馬爾科姆・馮・尚茨、布蘭特・哈斯勒、麥可・格蘭德納，麥克・格拉迪薩、羅傑・埃基希、史蒂芬妮・克勞利－麥克威廉、露西・維格斯、克莉絲汀・可努森、王傑森、尼可拉・巴克萊、丹・丹尼斯、梅根・克勞福、科林・埃斯皮、賽門・亞契、馬克・帕森斯、迪特・里曼、坎蒂絲・阿爾法諾・彼得・弗蘭岑、羅特姆・佩拉奇、西巴・哈桑、溫蒂・特羅塞爾、琦拉・福卜・亞斯本生。

其他學者也提供了寶貴的支持或回應，包括親愛的朋友埃西・維丁、伊恩・克雷格、提姆・馬修斯、路易絲・阿塞內奧特、阿吉莉卡・羅納德、湯姆・歐康納、露西・福克斯、瓊・米爾、克蘿伊・汪、理查德・羅威。還要感謝許多深刻影響我職涯的學者，包括將我引進睡眠研究的艾莉森・哈維；出色的合作者和朋友阿維・薩德赫，我永遠感念他的靈感和建議；主要指導我的塔莉亞・艾利、阿夫沙洛姆・卡斯皮、泰瑞・墨菲特，我的職業生涯中有他們的支持長伴左右，成為我的榜樣和朋友。也非常感謝許多學生、合作研究者，我從他們身上學到很多，也在本書中說明了他們所做的研究。

也感謝摯愛的家人和朋友分享對本書的興奮之情。要感謝的人實在太多，有些一定要特別提出來，包括瑪麗・安德森－福特輕鬆自如地將本書重新命名為《Nodding Off》、讀了兩份草稿、從頭到尾都給予友誼和熱情；詹姆斯・史密斯極為支持，逗我的孩子開心，並不吝分享他的時間和專業知識；儘管這書不是什麼經典，他還是慷慨地每章都讀了好幾遍。還要感謝羅莎德・柏瑪、加百列・埃蘇一直以來的和善與訣竅。感謝姐姐安娜・葛雷戈里對初期草稿的評論，也感謝姐夫喬・史拉普內爾。感謝克里斯蒂・柯克帕特里克對出版的深入了解和訣竅，以及她的友誼。也感謝艾德・費茲修、尼克・羅格特、琳恩・賀比、埃斯特・佩特森、阿麗・紐伯特、綺亞拉・麥克爾溫、布萊恩尼・威爾、喬安娜・顏森、艾德・何洛克斯、亞卓安娜・馬特、蓋瑞・吉如、瑪麗亞・拿波里塔諾、尼薩・艾爾－洽馬亞、瑞秋・鳩普、蕾貝嘉・米契爾、珍妮・史塔克、凱蒂・崔佛斯、希羅・巴巴、安娜・㞢奇蒙。還有對爺爺奶奶（和我父母）滿滿滿滿的感謝，感謝他們照顧我的狼崽，讓我可以寫書。

感謝金匠學院的朋友和同事，尤其是克里斯・法蘭奇，說服我不要因為任何障礙而放棄（也感謝他擔任最佳午餐飯友），還讀了整本書，整個過程中都極為支持。另外也特別感謝讀了本書較早章節或片段的尤莉亞・科瓦斯、羅倫・史都華、賈斯柏・艾迪曼、古斯塔夫・昆。也感謝卓迪普・巴塔恰利亞對圖表的建議。

感謝我一生中遇到的許多小天使：侄子霍頓、哈倫，還有費利克斯、安德烈、威廉、哈里、托比、小愛麗絲。

最後，感謝無數的受訪者允許我將他們的經歷和故事（已匿名）放入本書中。對各位表達最誠摯的謝意，並祝福各位未來夜夜高枕無憂。

參考資料

序言

1 Harvey, A. G., Gregory, A. M. & Bird, C. 2002. The role of cognitive processes in sleep disturbance: a comparison of Japanese and English university students. *Behavioural and Cognitive Psychotherapy* 30:259-70.

2 Gregory, A. M., Caspi, A., Eley, T. C., et al. 2005. Prospective longitudinal associations between persistent sleep problems in childhood and anxiety and depression disorders in adulthood. *Journal of Abnormal Child Psychology* 33:157-63.

3 Gregory, A. M., Rijsdijk, F. V., Dahl, R. E., et al. 2006. Associations between sleep problems, anxiety and depression in twins at 8 years of age. *Pediatrics* 118:1124-32.

4 Gregory, A. M., Willis, T. A., Wiggs, L., et al. 2008. Presleep arousal and sleep disturbances in children. *Sleep* 31:1745-7.

5 Barclay, N. L., Eley, T. C., Buysse, D. J., et al. 2010. Diurnal preference and sleep quality: same genes? A

study of young adult twins. *Chronobiology International* 27:278-96.

6 McMakin, D. L., Dahl, R. E., Buysse, D. J., et al. 2016. The impact of experimental sleep restriction on affective functioning in social and nonsocial contexts among adolescents. *Journal of Child Psychology and Psychiatry* 57:1027-37.

7 Denis D., French, C. C., Rowe, R., et al. 2015. A twin and molecular genetics study of sleep paralysis and associated factors. *Journal of Sleep Research* 24:438-46.

8 Troxel, W. M., Robles, T. F., Hall, M., et al. 2007. Marital quality and the marital bed: examining the covariation between relationship quality and sleep. *Sleep Medicine Reviews* 11:389-404.

第1章　睡覺那件小事

1 Gent, T. & Adamantidis, A. 2017. Anaesthesia and sleep: Where are we now? *Clinical and Translational Neuroscience* https://doi.org/10.1177/2514183X17726281.

2 Borbely, A. A. 1982. A two process model of sleep regulation. *Human Neurobiology* 1:195-204.

3 Allada, R., Cirelli, C. & Sehgal, A. 2017. Molecular mechanisms of sleep homeostasis in flies and mammals. *Cold Spring Harbor Perspectives in Biology* 9:a027730.

4 Clark, I. & Landolt, H. P. 2017. Coffee, caffeine, and sleep: a systematic review of epidemiological studies and randomized controlled trials. *Sleep Medicine Reviews* 31:70-8.

5 Takahashi, J. S. 2017. Transcriptional architecture of the mammalian circadian clock. *Nature Reviews Genetics* 18:164-79.

6 Rechtschaffen, A. & Bergmann, B. M. 2002. Sleep deprivation in the rat: an update of the 1989 paper. *Sleep* 25:18-24.

7 Llorens, F., Zarranz, J. J., Fischer, A., et al. 2017. Fatal familial insomnia: clinical aspects and molecular alterations. *Current Neurology and Neuroscience Reports* 17:30.

8 Ross, J. J. 1965. Neurological findings after prolonged sleep deprivation. *Archives of Neurology* 12:399-403.

9 Lockley, S. W. & Foster, R. G. 2012. *Sleep: A Very Short Introduction*. Oxford University Press, Oxford.

10 Carey, H. V., Andrews, M. T. & Martin, S. L. 2003. Mammalian hibernation: cellular and molecular responses to depressed metabolism and low temperature. *Physiological Reviews* 83:1153-81.

11 Jung, C. M., Melanson, E. L., Frydendall, E. J., et al. 2011. Energy expenditure during sleep, sleep deprivation and sleep following sleep deprivation in adult humans. *Journal of Physiology* 589:235-44.

12 Mascetti, G. G. 2016. Unihemispheric sleep and asymmetrical sleep: behavioral, neurophysiological, and functional perspectives. *Nature and Science of Sleep* 8:221-37.

13 Schmidt, M. H. 2014. The energy allocation function of sleep: a unifying theory of sleep, torpor, and continuous wakefulness. *Neuroscience and Biobehavioral Reviews* 47:122-53.

14 Xie, L., Kang, H., Xu, Q., et al. 2013. Sleep drives metabolite clearance from the adult brain. *Science* 342:373-7.

15 Vorster, A. P. & Born, J. 2015. Sleep and memory in mammals, birds and invertebrates. *Neuroscience and Biobehavioral Reviews* 50:103-19.

16 Wagner, U., Gais, S., Haider, H., et al. 2004. Sleep inspires insight. *Nature* 427:352-5.

17 Tononi, G. & Cirelli, C. 2014. Sleep and the price of plasticity: from synaptic and cellular homeostasis to memory consolidation and integration. *Neuron* 81:12-34.

18 Walker, M. P. & van der Helm, E. 2009. Overnight therapy? The role of sleep in emotional brain processing. *Psychological Bulletin* 135:731-48.

19 Barras, C. 2016. What is the real reason we sleep? www.bbc.com/earth/story/20160317-what-is-the-real-reason-we-sleep.

20 Goldstein, A. N. & Walker, M. P. 2014. The role of sleep in emotional brain function. *Annual Review of Clinical Psychology* 10:679-708.

21 Kurth, S., Ringli, M., Geiger, A., et al. 2010. Mapping of cortical activity in the first two decades of life: a high-density sleep electroencephalogram study. *Journal of Neuroscience* 30:13211-9.

22 Mander, B.A., Rao, V., Lu, B., et al. 2013. Prefrontal atrophy, disrupted NREM slow waves and impaired hippocampal-dependent memory in aging. *Nature Neuroscience* 16:357-64.

23 Siegel, J. M. 2009. Sleep - Opinion: sleep viewed as a state of adaptive inactivity. *Nature Reviews Neuroscience* 10:747-53.

24 Dahl, R. 1982. *The BFG.* Jonathan Cape, London.

25 Cartwright, R. 2008. The contribution of the psychology of sleep and dreaming to understand sleep-disordered patients. *Sleep Medicine Clinics* 3:157-66.

26 Hobson, J. A. & McCarley, R. W. 1977. The brain as a dream state generator - an activation-synthesis hypothesis of dream process. *American Journal of Psychiatry* 134:1335-48.

27 Hobson, J. A. 2009. REM sleep and dreaming: towards a theory of protoconsciousness. *Nature Reviews Neuroscience* 10: 803-813.

第二章　睡得跟寶寶一樣：新生兒睡眠

1 Paruthi S., Brooks L. J., D'Ambrosio, C., et al. 2016. Recommended amount of sleep for pediatric populations: a consensus statement of the American academy of sleep medicine. *Journal of Clinical Sleep Medicine* 12:785-6.

2 Fifer, W. P., Byrd, D. L., Kaku, M., et al. 2010. Newborn infants learn during sleep. *Proceedings of the National Academy of Sciences of the United States of America* 107:10320-3.

3 Mindell, J. A., Sadeh, A., Wiegand, B., et al. 2010. Cross-cultural differences in infant and toddler sleep.

Sleep Medicine 11:274-80.

4 Lee, K. A. & Rosen, L. A. 2012. Sleep and human development. Edited by Morin, C. M. & Espie, C. A. 2012. *The Oxford Handbook of Sleep and Sleep Disorders*. Oxford University Press, Oxford.

5 Mirmiran, M., Maas, Y. G. H. & Ariagno, R. L. 2003. Development of fetal and neonatal sleep and circadian rhythms. *Sleep Medicine Reviews* 7:321-34.

6 Engler, A. C., Hadash, A., Shehadeh, N., et al. 2012. Breastfeeding may improve nocturnal sleep and reduce infantile colic: potential role of breast milk melatonin. *European Journal of Pediatrics* 171:729-32.

7 Ferber, R. 2013. *Solve Your Child's Sleep Problems*. Vermilion, London.

8 Marks, G. A., Shaffery, J. P., Oksenberg, A., et al. 1995. A functional role for REM-sleep in brain maturation. *Behavioural Brain Research* 69:1-11.

9 Dumoulin Bridi, M. C. D., Aton, S. J., Seibt, J., et al. 2015. Rapid eye movement sleep promotes cortical plasticity in the developing brain. *Science Advances* 1:e1500105.

10 Carnegie, D. 2006. *How to Win Friends and Influence People*. Vermilion, London.

11 Plomin, R., DeFries, J. C., Knopik, V. S., et al. 2013. *Behavioral Genetics*. 6th ed. Worth Publishers, New York.

12 Fisher, A., van Jaarsveld, C. H. M., Llewellyn, C. H., et al. 2012. Genetic and environmental influences on infant sleep. *Pediatrics* 129:1091-6.

13 Barclay, N. L. & Gregory, A. M. 2013. Quantitative genetic research on sleep: a review of normal sleep, sleep disturbances and associated emotional, behavioural, and health-related difficulties. *Sleep Medicine Reviews* 17:29-40.

14 Marinelli, M., Pappa, I., Bustamante, M., et al. 2016. Heritability and genome-wide association analyses of sleep duration in children: the EAGLE consortium. *Sleep* 39:1859-69.

15 Hammerschlag, A. R., Stringer, S., de Leeuw, C. A., et al. 2017. Genome-wide association analysis of insomnia complaints identifies risk genes and genetic overlap with psychiatric and metabolic traits. *Nature Genetics* 49:1584-92.

16 Mindell, J. A., Li, A. M., Sadeh, A., et al. 2015. Bedtime routines for young children: a dose-dependent association with sleep outcomes. *Sleep* 38:717-22.

17 O'Connor, T. G., Caprariello, P., Blackmore, E. R., et al. 2007. Prenatal mood disturbance predicts sleep problems in infancy and toddlerhood. *Early Human Development* 83:451-8.

18 Wiggs, L. 2007. Are children getting enough sleep? Implications for parents. *Sociological Research Online* 12:13.

19 Friedman, U. 2015. How to snore in Korean: the mystery of onomatopoeia around the world. www.theatlantic.com/international/archive/2015/11/onomatopoeia-world-languages/415824.

20 Hirshkowitz, M., Whiton, K., Albert, S. M., et al. 2015. National Sleep Foundation's sleep time duration

recommendations: methodology and results summary. *Sleep Health* 1:40-3.

21 Midgley, E. 2016. Cot death: how Anne Diamond helped save thousands of babies. www.bbc.co.uk/news/uk-england-berkshire-37908627.

22 Lullaby Trust. 2017. www.lullabytrust.org.uk/wp-content/uploads/Facts-and-Figures-for-2015-released-2017.pdf.

23 Moon, R. Y., Darnall, R. A., Feldman-Winter, L., et al. 2016. SIDS and other sleep-related infant deaths: evidence base for 2016 updated recommendations for a safe infant sleeping environment. *Pediatrics* 138:e20162940.

24 Kreth, M., Shikany, T., Lenker, C., et al. 2017. Safe sleep guideline adherence in nationwide marketing of infant cribs and products. *Pediatrics* 139:e20161729.

25 Noack, R. 2015. Why babies should sleep in cardboard boxes, explained in 2 charts. www.washingtonpost.com/news/worldviews/wp/2015/11/10/why-babies-should-sleep-in-cardboard-boxes-explained-in-2-charts/?utm_term=.bc3eadd66383.

26 BBC. 2017. Cot death charity raises doubts over baby boxes. www.bbc.co.uk/news/uk-40810110.260

27 Mindell, J. A., Kuhn, B., Lewin, D. S., et al. 2006. Behavioral treatment of bedtime problems and night wakings in infants and young children - an American Academy of Sleep Medicine review. *Sleep* 29:1263-76.

28 Williams, S. E. & Horst, J. S. 2014. Goodnight book: sleep consolidation improves word learning via story books. *Frontiers in Psychology* 5:184.

29 Meltzer, L. J. & Mindell, J. A. 2014. Systematic review and meta-analysis of behavioral interventions for pediatric insomnia. *Journal of Pediatric Psychology* 39:932-48.

30 Hiscock, H., Bayer, J. K., Hampton, A., et al. 2008. Long-term mother and child mental health effects of a population-based infant sleep intervention: cluster-randomized, controlled trial. *Pediatrics* 122:e621-e627.

31 Hiscock, H. & Fisher, J. 2015. Sleeping like a baby? Infant sleep: impact on caregivers and current controversies. *Journal of Paediatrics and Child Health* 51:361-4.

32 Gradisar, M., Jackson, K., Spurrier, N. J., et al. 2016. Behavioral interventions for infant sleep problems: a randomized controlled trial. *Pediatrics* 137:e20151486.

33 Price, A. M. H., Wake, M., Ukoumunne, O. C., et al. 2012. Five-year follow-up of harms and benefits of behavioral infant sleep intervention: randomized trial. *Pediatrics* 130:643-51.

34 Middlemiss, W., Granger, D. A., Goldberg, W. A., et al. 2012. Asynchrony of mother-infant hypothalamic-pituitary-adrenal axis activity following extinction of infant crying responses induced during the transition to sleep. *Early Human Development* 88:227-32.

35 Price, A., Hiscock, H. & Gradisar, M. 2013. Let's help parents help themselves: a letter to the editor supporting the safety of behavioural sleep techniques. *Early Human Development* 89:39-40.

36 Middlemiss, W., Granger, D. A. & Goldberg, W. A. 2013. Response to ‘Let’s help parents help themselves: a letter to the editor supporting the safety of behavioural sleep techniques’. *Early Human Development* 89:41-2.

第三章　學齡前和學齡兒童：多采多姿的睡眠問題

1 Paruthi. S, Brooks L. J., D’Ambrosio, C., et al. 2016. Recommended amount of sleep for pediatric populations: a consensus statement of the American Academy of Sleep Medicine. *Journal of Clinical Sleep Medicine* 12:785-6.

2 American Academy of Sleep Medicine. 2014. *International Classification of Sleep Disorders*. 3rd ed. American Academy of Sleep Medicine, Darien, Illinois.

3 Mansbach, A. 2011. *Go the Fuck to Sleep*. Akashic, New York.

4 Van Geel, M., Goemans, A. & Vedder, P. H. 2016. The relation between peer victimization and sleeping problems: a meta-analysis. *Sleep Medicine Reviews* 27:89-95.

5 Sadeh, A. 1996. Stress, trauma, and sleep in children. *Child and Adolescent Psychiatric Clinics of North America* 5:685-700.

6 Kajeepeta, S., Gelaye, B., Jackson, C. L., et al. 2015. Adverse childhood experiences are associated with adult sleep disorders: a systematic review. *Sleep Medicine* 16:320-30.

7 Harvey, A. G. 2002. A cognitive model of insomnia. *Behaviour Research & Therapy* 40:869-93.

8 Gregory, A. M., Cox, J., Crawford, M. R., et al. 2009. Dysfunctional beliefs and attitudes about sleep in children. *Journal of Sleep Research* 18:422-6.

9 Gregory, A. M., Noone, D. M., Eley, T. C., et al. 2010. Catastrophising and symptoms of sleep disturbances in children. *Journal of Sleep Research* 19:175-82.

10 Gregory, A. M., Willis, T. A., Wiggs, L., et al. 2008. Pre-sleep arousal and sleep disturbances in children. *Sleep* 31:1745-7.

11 Ehrlin, C-J. F. 2015. *The Rabbit Who Wants to Fall Asleep*. Ladybird, London.

12 Alfano, C. A., Pina, A. A., Zerr, A. A., et al. 2010. Pre-sleep arousal and sleep problems of anxiety-disordered youth. *Child Psychiatry and Human Development* 41:156-67.

13 De Houwer, J., Teige-Mocigemba, S., Spruyt, A., et al. 2009. Implicit measures: a normative analysis and review. *Psychological Bulletin* 135:347-68.

14 Schlarb, A. A., Bihlmaier, I., Velten-Schurian, K., et al. 2016. Short- and long-term effects of CBT-I in groups for school-age children suffering from chronic insomnia: the KiSS-program. *Behavioral Sleep Medicine*. www.tandfonline.com/doi/abs/10.1080/15402002.2016.1228642.

15 Brockmann, P. E., Diaz, B., Damiani, F., et al. 2016. Impact of television on the quality of sleep in preschool children. *Sleep Medicine* 20:140-4.262

16 Blunden, S. L., Chapman, J. & Rigney, G. A. 2012. Are sleep education programs successful? The case for improved and consistent research efforts. *Sleep Medicine Reviews* 16:355-70.

17 Curti, M. 1966. The American exploration of dreams and dreamers. *Journal of the History of Ideas* 27:391-416.

18 Sandor, P., Szakadat, S. & Bodizs, R. 2016. The development of cognitive and emotional processing as reflected in children's dreams: active self in an eventful dream signals better neuropsychological skills. *Dreaming* 26:58-78.

19 Floress, M. T., Kuhn, B. R., Bernas, R. S., et al. 2016. Nightmare prevalence, distress, and anxiety among young children. *Dreaming* 26:280-92.

20 Mindell, J. A. & Owens, J. A. 2015. *A Clinical Guide to Pediatric Sleep: Diagnosis and management of sleep problems*. 3rd ed. Wolters Kluwer, Philadelphia.

21 Hansen, K., Hoefling, V., Kroener-Borowik, T., et al. 2013. Efficacy of psychological interventions aiming to reduce chronic nightmares: a meta-analysis. *Clinical Psychology Review* 33:146-55.

22 De Cock, V. C. 2016. Sleepwalking. *Current Treatment Options in Neurology* 18:6.

23 Hoban, T. F. 2010. Sleep disorders in children. *Annals of the New York Academy of Sciences* 1184:1-14.

24 Silverman, R. 2013. Rachel Weisz and I ban technology from our bedroom, says Daniel Craig. www.telegraph.co.uk/culture/film/10297448/Rachel-Weisz-and-I-ban-technology-from-our-bedroom-says-

Daniel-Craig.html.

25 Bonuck, K., Freeman, K., Chervin, R. D., et al. 2012. Sleep-disordered breathing in a population-based cohort: behavioral outcomes at 4 and 7 years. *Pediatrics* 129:e857-e865.

26 Guaita, M. & Hogl, B. 2016. Current treatments of bruxism. *Current Treatment Options in Neurology* 18:10.

27 Beckett, C., Bredenkamp, D., Castle, J., et al. 2002. Behavior patterns associated with institutional deprivation: a study of children adopted from Romania. *Journal of Developmental and Behavioral Pediatrics* 23:297-303.

28 Kuwertz-Broking, E. & von Gontard, A. 2017. Clinical management of nocturnal enuresis. *Pediatric Nephrology*, https://doi.org/10.1007/s00467-017-3778-1.

29 Sarici, H., Telli, O., Ozgur, B. C., et al. 2016. Prevalence of nocturnal enuresis and its influence on quality of life in school-aged children. *Journal of Pediatric Urology* 12:159.e1-159.e6.

30 Al-Zaben, F. N. & Sehlo, M. G. 2015. Punishment for bedwetting is associated with child depression and reduced quality of life. *Child Abuse & Neglect* 43:22-9.

31 Schlomer, B., Rodriguez, E., Weiss, D., et al. 2013. Parental beliefs about nocturnal enuresis causes, treatments, and the need to seek professional medical care. *Journal of Pediatric Urology* 9:1043-8.

32 Myint, M., Adam, A., Herath, S., et al. 2016. Mobile phone applications in management of enuresis: the

good, the bad, and the unreliable! *Journal of Pediatric Urology* 12:112.e1-112.e6.

33 Longstreth, W. T., Koepsell, T. D., Ton, T. G., et al. 2007. The epidemiology of narcolepsy. *Sleep* 30:13-26.

34 Partinen, M., Saarenpaa-Heikkila, O., Ilveskoski, I., et al. 2012. Increased incidence and clinical picture of childhood narcolepsy following the 2009 H1N1 pandemic vaccination campaign in Finland. *PloS One* 7:e33723.

35 Denis, D., French, C. C., Rowe, R., et al. 2015. A twin and molecular genetics study of sleep paralysis and associated factors. *Journal of Sleep Research* 24:438-46.

36 Jimenez-Genchi, A., Vila-Rodriguez, V. M., Sanchez-Rojas, F., et al. 2009. Sleep paralysis in adolescents: the 'a dead body climbed on top of me' phenomenon in Mexico. *Psychiatry and Clinical Neurosciences* 63:546-9.

37 Sharpless, B. A. 2017. *Unusual and Rare Psychological Disorders: A handbook for clinical practice and research*. Oxford University Press, New York.

38 Sharpless, B. A. 2014. Exploding head syndrome. *Sleep Medicine Reviews* 18:489-93.

39 Meltzer, L. J. & McLaughlin, V. 2015. *Pediatric Sleep Problems: A clinician's guide to behavioral interventions*. American Psychological Association, Washington, DC.

40 Ferber, R. 2013. *Solve Your Child's Sleep Problems*. Vermilion, London.

41 Quine, L. 1997. *Solving Children's Sleep Problems: A step-by-step guide for parents*. Beckett Karlson Ltd,

Huntingdon.

42 Huebner, D. 2008. *What to Do When You Dread Your Bed: A kid's guide to overcoming problems with sleep*. Magination Press, Washington, DC.

43 Bruni, O., Onso-Alconada, D., Besag, F., et al. 2015. Current role of melatonin in pediatric neurology: clinical recommendations. *European Journal of Paediatric Neurology* 19:122-33.

44 Waldron, A. Y., Spark, M. J. & Dennis, C. M. 2016. The use of melatonin by children: parents' perspectives. *Journal of Clinical Sleep Medicine* 12:1395-401.

45 Kennaway, D. J. 2015. Paediatric use of melatonin. *European Journal of Paediatric Neurology* 19:489-90.

46 Erland, L. A. E. & Saxena, P. K. 2017. Melatonin natural health products and supplements: presence of serotonin and significant variability of melatonin content. *Journal of Clinical Sleep Medicine* 13:275-81.

47 Byars, K. C., Yolton, K., Rausch, J., et al. 2012. Prevalence, patterns, and persistence of sleep problems in the first 3 years of life. *Pediatrics* 129:e276-e284.

48 Quach, J., Hiscock, H., Canterford, L., et al. 2009. Outcomes of child sleep problems over the school-transition period: Australian population longitudinal study. *Pediatrics* 123:1287-92.

第四章　個個都是懶羊羊?‧青少年的睡眠

1 Paruthi, S., Brooks, L. J., D'Ambrosio, C., et al. 2016. Recommended amount of sleep for pediatric

populations: a consensus statement of the American Academy of Sleep Medicine. *Journal of Clinical Sleep Medicine* 12:785-6.

2 Crowley, S. J., Acebo, C. & Carskadon, M. A. 2007. Sleep, circadian rhythms, and delayed phase in adolescence. *Sleep Medicine* 8:602-12.

3 Dorofaeff, T. F. & Denny, S. 2006. Sleep and adolescence. Do New Zealand teenagers get enough? *Journal of Paediatrics and Child Health* 42:515-20.

4 Park, Y. M., Matsumoto, K., Seo, Y. J., et al. 2002. Changes of sleep or waking habits by age and sex in Japanese. *Perceptual and Motor Skills* 94:1199-213.

5 Saarenpaa-Heikkika, O. A., Rintahaka, P. J., Laippala, P. J., et al. 1995. Sleep habits and disorders in Finnish schoolchildren. *Journal of Sleep Research* 4:173-82.

6 Hagenauer, M. H., Perryman, J. I., Lee, T. M., et al. 2009. Adolescent changes in the homeostatic and circadian regulation of sleep. *Developmental Neuroscience* 31:276-84.

7 Crowley, S. J., Cain, S. W., Burns, A. C., et al. 2015. Increased sensitivity of the circadian system to light in early/mid-puberty. *Journal of Clinical Endocrinology & Metabolism* 100:4067-73.

8 Carskadon, M. A., Labyak, S. E., Acebo, C., et al. 1999. Intrinsic circadian period of adolescent humans measured in conditions of forced desynchrony. *Neuroscience Letters* 260:129-32.

9 McGinnis, M. Y., Lumia, A. R., Tetel, M. J., et al. 2007. Effects of anabolic androgenic steroids on the

development and expression of running wheel activity and circadian rhythms in male rats. *Physiology & Behavior* 92:1010-8.

10 Taylor, D. J., Jenni, O. G., Acebo, C., et al. 2005. Sleep tendency during extended wakefulness: insights into adolescent sleep regulation and behavior. *Journal of Sleep Research* 14:239-44.

11 Jenni, O. G., Achermann, P. & Carskadon, M. A. 2005. Homeostatic sleep regulation in adolescents. *Sleep* 28:1446-54.

12 Carskadon, M. A. 2011. Sleep in adolescents: the perfect storm. *Pediatric Clinics of North America* 58:637-47.

13 Teenagers debunked. 2015. Teenagers debunked. https://thepsychologist.bps.org.uk/teenagers-debunked.

14 Samson, D. R., Crittenden, A. N., Mabulla, I. A., et al. 2017. Chronotype variation drives night-time sentinel-like behaviour in hunter-gatherers. *Proceedings of the Royal Society B-Biological Sciences* 284:20170967.

15 Ellis, B. J., Del Giudice, M., Dishion, T. J., et al. 2012. The evolutionary basis of risky adolescent behavior: implications for science, policy, and practice. *Developmental Psychology* 48:598-623.

16 Owens, J. A., Dearth-Wesley, T., Lewin, D., et al. 2016. Self-regulation and sleep duration, sleepiness, and chronotype in adolescents. *Pediatrics* 138:e20161406.266

17 Schlarb, A. A., Sopp, R., Ambiel, D., et al. 2014. Chronotype-related differences in childhood and

adolescent aggression and antisocial behavior - A review of the literature. *Chronobiology International* 31:1-16.

18 Hasler, B. P., Franzen, P. L., de Zambotti, M., et al. 2017. Eveningness and later sleep timing are associated with greater risk for alcohol and marijuana use in adolescence: initial findings from the National Consortium on Alcohol and Neurodevelopment in Adolescence Study. *Alcoholism: Clinical and Experimental Research* 41:1154-65.

19 Muro, A., Freixanet, M. & Adan, A. 2012. Circadian typology and sensation seeking in adolescents. *Chronobiology International* 29:1376-82.

20 Barclay, N. L., Eley, T. C., Mill, J., et al. 2011. Sleep quality and diurnal preference in a sample of young adults: associations with 5HTTLPR, PER3, and CLOCK 3111. *American Journal of Medical Genetics Part B: Neuropsychiatric Genetics* 156:681-90.

21 Adan, A., Archer, S. N., Paz Hidalgo, M., et al. 2012. Circadian typology: a comprehensive review. *Chronobiology International* 29:1153-75.

22 Hu, Y., Shmygelska, A., Tran, D., et al. 2016. GWAS of 89,283 individuals identifies genetic variants associated with self-reporting of being a morning person. *Nature Communications* 7:10448.

23 Jones, S. E., Tyrrell, J., Wood, A. R., et al. 2016. Genome-wide association analyses in 128,266 individuals identifies new morningness and sleep duration loci. *Plos Genetics* 12:e1006125.

24 Burke, T. M., Markwald, R. R., Mchill, A. W., et al. 2015. Effects of caffeine on the human circadian clock in vivo and in vitro. *Science Translational Medicine* 7:305ra146.

25 Haynie, D. L., Lewin, D., Luk, J. W., et al. 2018. Beyond sleep duration: bidirectional associations between chronotype, social jetlag, and drinking behaviors in a longitudinal sample of US high school students. *Sleep*. zsx202, https://doi.org/10.1093/sleep/zsx202.

26 National Sleep Foundation. 2006. National Sleep Foundation Sleep in America poll. National Sleep Foundation, Washington, DC.

27 Buxton, O. M., Chang, A-M., Spilsbury, J. C., et al. 2015. Sleep in the modern family: protective family routines for child and adolescent sleep. *Sleep Health* 1:15-27.

28 Cain, N. & Gradisar, M. 2010. Electronic media use and sleep in school-aged children and adolescents: a review. *Sleep Medicine* 11:735-42.

29 Gradisar, M., Wolfson, A. R., Harvey, A. G., et al. 2013. The sleep and technology use of Americans: findings from the National Sleep Foundation's 2011 sleep in America poll. *Journal of Clinical Sleep Medicine* 9:1291-9.

30 LeGates, T. A., Fernandez, D. C. & Hattar, S. 2014. Light as a central modulator of circadian rhythms, sleep and affect. *Nature Reviews Neuroscience* 15:443-54.

31 Cheung, C. H. M., Bedford, R., De Urabain, I. R. S., et al. 2017. Daily touchscreen use in infants and

toddlers is associated with reduced sleep and delayed sleep onset. *Scientific Reports* 7:46104.

32 Gringras, P., Middleton, B., Skene, D. J., et al. 2015. Bigger, brighter, bluer-better? Current light-emitting devices - adverse sleep properties and preventative strategies. *Frontiers in Public Health* 3:233.

33 Heath, M., Sutherland, C., Bartel, K., et al. 2014. Does one hour of bright or short-wavelength filtered tablet screenlight have a meaningful effect on adolescents' pre-bedtime alertness, sleep, and daytime functioning? *Chronobiology International* 31:496-505.

34 Wood, B., Rea, M. S., Plitnick, B., et al. 2013. Light level and duration of exposure determine the impact of self-luminous tablets on melatonin suppression. *Applied Ergonomics* 44:237-40.

35 Chang, A. M., Santhi, N., St Hilaire, M., et al. 2012. Human responses to bright light of different durations. *Journal of Physiology* 590:3103-12.

36 van der Lely, S., Frey, S., Garbazza, C., et al. 2015. Blue blocker glasses as a countermeasure for alerting effects of evening light-emitting diode screen exposure in male teenagers. *Journal of Adolescent Health* 56:113-9.

37 Gallagher, J. 2016. Praise for 'sleep-protecting' phones. www.bbc.co.uk/news/health-35311581.

38 Carlyle, R. 2012. Is your child really getting enough sleep? www.millpondsleepclinic.com/press-article/is-your-child-really-getting-enough-sleep.

39 Carter, B., Rees, P., Hale, L., et al. 2016. Association between portable screen-based media device access or

use and sleep outcomes: a systematic review and meta-analysis. *Journal of the American Medical Association Pediatrics* 170:1202-8.

40 Mill, J. & Heijmans, B. T. 2013. From promises to practical strategies in epigenetic epidemiology. *Nature Reviews Genetics* 14:585-94.

41 Wong, C. C. Y., Parsons, M. J., Lester, K. J., et al. 2015. Epigenome-wide DNA methylation analysis of monozygotic twins discordant for diurnal preference. *Twin Research and Human Genetics* 18:662-9.

42 Taylor, A., Wright, H. R. & Lack, L. C. 2008. Sleeping-in on the weekend delays circadian phase and increases sleepiness the following week. *Sleep and Biological Rhythms* 6:172-9.

43 Harvey, A. G. 2016. A transdiagnostic intervention for youth sleep and circadian problems. *Cognitive and Behavioral Practice* 23:341-55.

44 Wittmann, M., Dinich, J., Merrow, M., et al. 2006. Social jetlag: misalignment of biological and social time. *Chronobiology International* 23:497-509.

45 Hasler, B. P., Dahl, R. E., Holm, S. M., et al. 2012. Weekend-weekday advances in sleep timing are associated with altered reward-related brain function in healthy adolescents. *Biological Psychology* 91:334-41.

46 Karatsoreos, I. N., Bhagat, S., Bloss, E. B., et al. 2011. Disruption of circadian clocks has ramifications for metabolism, brain, and behavior. *Proceedings of the National Academy of Sciences of the United States of*

America 108:1657-62.

47 Parsons, M., Moffitt, T., Gregory, A., et al. 2015. Social jetlag, obesity and metabolic disorder: investigation in a cohort study. *International Journal of Obesity* 39:842-8.

48 Macrae, F. & Parry, L. 2015. Looking forward to your Saturday lie-in? Careful, it may be a health hazard: changes in sleep pattern between work days and weekend can raise chance of obesity and diabetes. www.dailymail.co.uk/health/article-2918139/Do-suffer-social-jetlag-two-hour-lie-weekend-increases-risk-OBESE-scientists-warn.

49 Broussard, J. L., Wroblewski, K., Kilkus, J. M., et al. 2016. Two nights of recovery sleep reverses the effects of short-term sleep restriction on diabetes risk. *Diabetes Care* 39:e40-e41.

50 Wahlstrom, K. 2010. School start time and sleepy teens. *Archives of Pediatrics & Adolescent Medicine* 164:676-7.

51 Wahlstrom, K. 2002. Changing times: findings from the first longitudinal study of later high school start times. *NASSP Bulletin* 86:3-21.

52 Danner, F. & Phillips, B. 2008. Adolescent sleep, school start times, and teen motor vehicle crashes. *Journal of Clinical Sleep Medicine* 4:533-5.

53 Minges, K. E. & Redeker, N. S. 2016. Delayed school start times and adolescent sleep: a systematic review of the experimental evidence. *Sleep Medicine Reviews* 28:86-95.

54 Hafner, M., Stepanek, M. & Troxel, W. M. 2017. *Later School Start Times in the U.S. An Economic analysis*. RAND, Cambridge.

55 Short, M. A., Gradisar, M., Wright, H., et al. 2011. Time for bed: parent-set bedtimes associated with improved sleep and daytime functioning in adolescents. *Sleep* 34:797-800.

56 Gangwisch, J. E., Babiss, L. A., Malaspina, D., et al. 2010. Earlier parental set bedtimes as a protective factor against depression and suicidal ideation. *Sleep* 33:97-106.

57 Dewald-Kaufmann, J. F., Oort, F. J. & Meijer, A. M. 2013. The effects of sleep extension on sleep and cognitive performance in adolescents with chronic sleep reduction: an experimental study. *Sleep Medicine* 14:510-7.

58 Gradisar, M., Gardner, G. & Dohnt, H. 2011. Recent worldwide sleep patterns and problems during adolescence: a review and meta-analysis of age, region, and sleep. *Sleep Medicine* 12:110-8.

59 Blake, M., Waloszek, J. M., Schwartz, O., et al. 2016. The SENSE study: post intervention effects of a randomized controlled trial of a cognitive-behavioral and mindfulness-based group sleep improvement intervention among at-risk adolescents. *Journal of Consulting and Clinical Psychology* 84:1039-51.

60 Campbell, I. G. & Feinberg, I. 2009. Longitudinal trajectories of non-rapid eye movement delta and theta EEG as indicators of adolescent brain maturation. *Proceedings of the National Academy of Sciences of the United States of America* 106:5177-80.

61 Ohayon, M. M., Carskadon, M. A., Guilleminault, C., et al. 2004. Meta-analysis of quantitative sleep parameters from childhood to old age in healthy individuals: developing normative sleep values across the human lifespan. *Sleep* 27:1255-73.

62 Mednick, S. C., Christakis, N. A. & Fowler, J. H. 2010. The spread of sleep loss influences drug use in adolescent social networks. *PloS One* 5:e9775.

63 McMakin, D. L., Dahl, R. E., Buysse, D. J., et al. 2016. The impact of experimental sleep restriction on affective functioning in social and nonsocial contexts among adolescents. *Journal of Child Psychology and Psychiatry* 57:1027-37.

64 Neill, F. 2015. *The Good Girl*. Penguin, London.

第五章　未成年人的睡眠：睡眠、非典型發展、心智健康

1 Paruthi, S., Brooks, L. J., D'Ambrosio, C., et al. 2016. Recommended amount of sleep for pediatric populations: a consensus statement of the American Academy of Sleep Medicine. *Journal of Clinical Sleep Medicine* 12:785-6.

2 Mindell, J. A. & Owens, J. A. 2015. *A Clinical Guide to Pediatric Sleep: Diagnosis and management of sleep problems*. 3rd ed. Wolters Kluwer, Philadelphia.

3 Moffitt, T. E., Caspi, A., Taylor, A., et al. 2010. How common are common mental disorders? Evidence that

lifetime prevalence rates are doubled by prospective versus retrospective ascertainment. *Psychological Medicine* 40:899-909.

4 Merikangas, K. R., He, J. P., Burstein, M., et al. 2010. Lifetime prevalence of mental disorders in U.S. adolescents: results from the national comorbidity survey replication-adolescent supplement (NCS-A). *Journal of the American Academy of Child and Adolesccent Psychiatry* 49:980-9.

5 Gregory, A. M. & Sadeh, A. 2016. Annual Research Review: sleep problems in childhood psychiatric disorders - a review of the latest science. *Journal of Child Psychology & Psychiatry* 57:296-317.

6 American Psychiatric Association. 2013. *Diagnostic and Statistical Manual of Mental Disorders*. 5th ed. American Psychiatric Association, Washington, DC.

7 Willcutt, E. 2012. The prevalence of DSM-IV Attention-Deficit/Hyperactivity Disorder: a meta-analytic review. *Neurotherapeutics* 9:490-9.

8 Maris, M., Verhulst, S., Wojciechowski, M., et al. 2016. Prevalence of obstructive sleep apnea in children with Down Syndrome. *Sleep* 39:699-704.

9 Elrod, M. G. & Hood, B. S. 2015. Sleep differences among children with autism spectrum disorders and typically developing peers: a meta-analysis. *Journal of Developmental and Behavioral Pediatrics* 36:166-77.

10 Rossignol, D. A. & Frye, R. E. 2011. Melatonin in autism spectrum disorders: a systematic review and

meta-analysis. *Developmental Medicine and Child Neurology* 53:783-92.

11 Dahl, R. E. 1996. The regulation of sleep and arousal: development and psychopathology. *Development and Psychopathology* 8:3-27.

12 Cha, A. E. 2017. Could some ADHD be a type of sleep disorder? That would fundamentally change how we treat it. www.washingtonpost.com/news/to-your-health/wp/2017/09/22/could-adhd-be-a-type-of-sleep-disorder-that-would-fundamentally-change-how-we-treat-it/?utm_term=.87b94cbb2f43..

13 Cortese, S. & Angriman, M. 2017. Treatment of sleep disorders in youth with ADHD: what is the evidence from randomised controlled trials and how should the field move forward? *Expert Review of Neurotherapeutics* 17:525-7.

14 Van der Heijden, K. B., Smits, M. G., Van Someren, E. J. W., et al. 2005. Idiopathic chronic sleep onset insomnia in attention-deficit/hyperactivity disorder: a circadian rhythm sleep disorder. *Chronobiology International* 22:559-70.

15 Boyce, W. T. & Ellis, B. J. 2005. Biological sensitivity to context: I. An evolutionary-developmental theory of the origins and functions of stress reactivity. *Development and Psychopathology* 17:271-301.

16 Ivanenko, A., Crabtree, V. M. & Gozal, D. 2005. Sleep and depression in children and adolescents. *Sleep Medicine Reviews* 9:115-29.

17 Haeffel, G. J. & Vargas, I. 2011. Resilience to depressive symptoms: the buffering effects of enhancing

cognitive style and positive life events. *Journal of Behavior Therapy and Experimental Psychiatry* 42:13-8.

18 Gregory, A. M., Rijsdijk, F. V., Eley, T. C., et al. 2016. A longitudinal twin and sibling study of associations between insomnia and depression symptoms in young adults. *Sleep* 39:1985-92.

19 Gehrman, P. R., Meltzer, L. J., Moore, M., et al. 2011. Heritability of insomnia symptoms in youth and their relationship to depression and anxiety. *Sleep* 34:1641-6.

20 Yoo, S. S., Gujar, N., Hu, P., et al. 2007. The human emotional brain without sleep - a prefrontal amygdala disconnect. *Current Biology* 17:R877-R878.

21 Irwin, M. R., Olmstead, R. & Carroll, J. E. 2016. Sleep disturbance, sleep duration, and inflammation: a systematic review and meta-analysis of cohort studies and experimental sleep deprivation. *Biological Psychiatry*, 80:40-52

22 Lopresti, A. L., Maker, G. L., Hood. S. D., et al. 2014. A review of peripheral biomarkers in major depression: the potential of inflammatory and oxidative stress biomarkers. *Progress in Neuro-Psychopharmacology & Biological Psychiatry* 48:102-11.

23 Baumeister, D., Russell, A., Pariante, C. M., et al. 2014. Inflammatory biomarker profiles of mental disorders and their relation to clinical, social and lifestyle factors. *Social Psychiatry and Psychiatry Epidemiology* 49:841-9.

24 Urrila, A. S., Karlsson, L., Kiviruusu, O., et al. 2012. Sleep complaints among adolescent outpatients with

major depressive disorder. *Sleep Medicine* 13:816-23.

25 Littlewood, D. L., Gooding, P., Kyle, S. D., et al. 2016. Understanding the role of sleep in suicide risk: qualitative interview study. *British Medical Journal Open* 6:e012113.

26 Liu, X. & Buysse, D. J. 2005. Sleep and youth suicidal behavior: a neglected field. *Current Opinion in Psychiatry* 19:288-93.

27 Alfano, C. A., Ginsburg, G. S. & Kingery, J. N. 2007. Sleep-related problems among children and adolescents with anxiety disorders. *Journal of the American Academy of Child and Adolescent Psychiatry* 46:224-32.

28 Forbes, E. E., Bertocci, M. A., Gregory. A. M., et al. 2008. Objective sleep in pediatric anxiety disorders and major depressive disorder. *Journal of the American Academy of Child and Adolescent Psychiatry* 47:148-55.

29 Reynolds, K. C. & Alfano, C. A. 2016. Things that go bump in the night: frequency and predictors of nightmares in anxious and nonanxious children. *Behavioral Sleep Medicine* 14:442-56.

30 Peterman, J. S., Carper, M. M. & Kendall, P. C. 2014. Anxiety disorders and comorbid sleep problems in school-aged youth: review and future research directions. *Child Psychiatry & Human Development* 45:1-17.

31 Chan, M. S., Chung, K. F., Yung, K. P., et al. 2017. Sleep in schizophrenia: a systematic review and meta-

analysis of polysomnographic findings in case-control studies. *Sleep Medicine Reviews* 32:69-84.

32 Lee, Y. J., Cho, S-J., Cho, I. H., et al. 2012. The relationship between psychotic-like experiences and sleep disturbances in adolescents. *Sleep Medicine* 13:1021-7.

33 Fisher, H. L., Lereya, S. T., Thompson, A., et al. 2014. Childhood parasomnias and psychotic experiences at age 12 years in a United Kingdom birth cohort. *Sleep* 37:475-82.

34 Taylor, M. J., Gregory, A. M., Freeman, D., et al. 2015. Do sleep disturbances and psychotic-like experiences in adolescence share genetic and environmental influences? *Journal of Abnormal Psychology* 124:674-84.

35 Lunsford-Avery, J. R., Orr, J. M., Gupta, T., et al. 2013. Sleep dysfunction and thalamic abnormalities in adolescents at ultra high-risk for psychosis. *Schizophrenia Research* 151:148-53.

36 Walker, M. P. & van der Helm, E. 2009. Overnight therapy? The role of sleep in emotional brain processing. *Psychological Bulletin* 135:731-48.

37 Frick, P. J., Ray, J. V., Thornton, L. C., et al. 2014. Annual Research Review: a developmental psychopathology approach to understanding callous-unemotional traits in children and adolescents with serious conduct problems. *Journal of Child Psychology and Psychiatry* 55:532-48.

38 Denis, D., Akhtar, R., Holding, B. C., et al. 2017. Externalizing behaviors and callous-unemotional traits: different associations with sleep quality. *Sleep* 40: https://doi.org/10.1093/sleep/zsx070.

39 Poulton, R., Moffitt, T. E. & Silva, P. A. 2015. The Dunedin Multidisciplinary Health and Development Study: overview of the first 40 years, with an eye to the future. *Social Psychiatry and Psychiatric Epidemiology* 50:679-93.

40 Gregory, A. M., Caspi, A., Eley, T. C., et al. 2005. Prospective longitudinal associations between persistent sleep problems in childhood and anxiety and depression disorders in adulthood. *Journal of Abnormal Child Psychology* 33:157-63.

41 Alvaro, P. K., Roberts, R. M. & Harris, J. K. 2013. A systematic review assessing bidirectionality between sleep disturbances, anxiety, and depression. *Sleep* 36:1059-68.

42 Freeman, D., Startup, H., Myers, E., et al. 2013. The effects of using cognitive behavioural therapy to improve sleep for patients with delusions and hallucinations (the BEST study): study protocol for a randomized controlled trial. *Trials* 14:214.

43 Freeman, D., Sheaves, B., Goodwin, G. M., et al. 2017. The effects of improving sleep on mental health (OASIS): a randomised controlled trial with mediation analysis. *Lancet Psychiatry* 4:749-58.

44 Wolf, E., Kuhn, M., Normann, C., et al. 2016. Synaptic plasticity model of therapeutic sleep deprivation in major depression. *Sleep Medicine Reviews* 30:53-62.

45 Boland, E. M., Rao, H. Y., Dinges, D. F., et al. 2017. Meta-analysis of the antidepressant effects of acute sleep deprivation. *The Journal of Clinical Psychiatry* 78:e1020-e1034.

46 Steinberg, H. & Hegerl, U. 2014. Johann Christian August Heinroth on sleep deprivation as a therapeutic option for depressive disorders. *Sleep Medicine* 15:1159-64.

第六章　長大成人：一天睡一覺，工作、休息、玩樂全包

1 Hirshkowitz, M., Whiton, K., Albert, S. M., et al. 2015. National Sleep Foundation's sleep time duration recommendations: methodology and results summary. *Sleep Health* 1:40-3.

2 Giedd, J. N., Lalonde, F. M., Celano, M. J., et al. 2009. Anatomical brain magnetic resonance imaging of typically developing children and adolescents. *Journal of the American Academy of Child and Adolescent Psychiatry* 48:465-70.

3 Lee, K. A. & Rosen, L. A. 2012. Sleep and human development. Edited by Morin, C. M. & Espie, C. A., *The Oxford Handbook of Sleep and Sleep Disorders*. Oxford University Press, Oxford. 75-94.

4 Roenneberg, T., Kuehnle, T., Pramstaller, P. P., et al. 2004. A marker for the end of adolescence. *Current Biology* 14:R1038-R1039.

5 Ohayon, M. M., Carskadon, M. A., Guilleminault, C., et al. 2004. Meta-analysis of quantitative sleep parameters from childhood to old age in healthy individuals: developing normative sleep values across the human lifespan. *Sleep* 27:1255-73.

6 Benitez, A. & Gunstad, J. 2012. Poor sleep quality diminishes cognitive functioning independent of

depression and anxiety in healthy young adults. *Clinical Neuropsychologist* 26:214-23.

7 Hysing, M., Harvey, A. G., Linton, S. J., et al. 2016. Sleep and academic performance in later adolescence: results from a large population-based study. *Journal of Sleep Research* 25:318-24.

8 Hu, X. Q., Antony, J. W., Creery, J. D., et al. 2015. Unlearning implicit social biases during sleep. *Science* 348:1013-5.

9 Pilcher, J. J. & Huffcutt, A. I. 1996. Effects of sleep deprivation on performance: a meta-analysis. *Sleep* 19:318-26.

10 Dewald, J. F., Meijer, A. M., Oort, F. J., et al. 2010. The influence of sleep quality, sleep duration and sleepiness on school performance in children and adolescents: a meta-analytic review. *Sleep Medicine Reviews* 14:179-89.

11 Gregory, A. M., Caspi, A., Moffitt, T. E., et al. 2009. Sleep problems in childhood predict neuropsychological functioning in adolescence. *Pediatrics* 123:1171-6.

12 Krause, A. J., Simon, E. B., Mander, B. A., et al. 2017. The sleep-deprived human brain. *Nature Reviews Neuroscience* 18:404-18.

13 Talamas, S. N., Mavor, K. I., Axelsson, J., et al. 2016. Eyelid-openness and mouth curvature influence perceived intelligence beyond attractiveness. *Journal of Experimental Psychology-General* 145:603-20.

14 Axelsson, J., Sundelin, T., Ingre, M., et al. 2010. Beauty sleep: experimental study on the perceived health

and attractiveness of sleep deprived people. *British Medical Journal* 341:c6614.

15 Oyetakin-White, P., Suggs, A., Koo, B., et al. 2015. Does poor sleep quality affect skin ageing? *Clinical and Experimental Dermatology* 40:17-22.

16 Miller, M. A., Kruisbrink, M., Wallace, J., et al. 2018. Sleep duration and incidence of obesity in infants, children and adolescents: a systematic review and meta-analysis of prospective studies. *Sleep*, https://doi.org/10.1093/sleep/zsy018.

17 Patel, S. R. & Hu, F. B. 2008. Short sleep duration and weight gain: a systematic review. *Obesity* 16:643-53.

18 Al Khatib, H. K., Harding, S. V., Darzi, J., et al. 2017. The effects of partial sleep deprivation on energy balance: a systematic review and meta-analysis. *European Journal of Clinical Nutrition* 71:614-24.

19 Greer, S. M., Goldstein, A. N. & Walker, M. P. 2013. The impact of sleep deprivation on food desire in the human brain. *Nature Communications* 4:2259.

20 Wylleman, P. & Reints, A. 2010. A lifespan perspective on the career of talented and elite athletes: perspectives on high-intensity sports. *Scandinavian Journal of Medicine & Science in Sports* 20:88-94.

21 Kredlow, M. A., Capozzoli, M. C., Hearon, B. A., et al. 2015. The effects of physical activity on sleep: a meta-analytic review. *Journal of Behavioral Medicine* 38:427-49.

22 Driver, H. S. & Taylor, S. R. 2000. Exercise and sleep. *Sleep Medicine Reviews* 4:387-402.

23 Kubitz, K. A., Landers, D. M., Petruzzello, S. J., et al. 1996. The effects of acute and chronic exercise on

sleep - A meta-analytic review. *Sports Medicine* 21:277-91.

24 Brand, S., Kalak, N., Gerber, M., et al. 2014. High self-perceived exercise exertion before bedtime is associated with greater objectively assessed sleep efficiency. *Sleep Medicine* 15:1031-6.

25 Buman, M. P., Phillips, B. A., Youngstedt, S. D., et al. 2014. Does nighttime exercise really disturb sleep? Results from the 2013 National Sleep Foundation Sleep in America Poll. *Sleep Medicine* 15:755-61.

26 Chennaoui, M., Arnal, P. J., Sauvet, F., et al. 2015. Sleep and exercise: a reciprocal issue? *Sleep Medicine Reviews* 20:59-72.

27 Leeder, J., Glaister, M., Pizzoferro, K., et al. 2012. Sleep duration and quality in elite athletes measured using wristwatch actigraphy. *Journal of Sports Sciences* 30:541-5.

28 Gupta, L., Morgan, K. & Gilchrist, S. 2017. Does elite sport degrade sleep quality? A systematic review. *Sports Medicine* 47:1317-33.

29 Jurimae, J., Maestu, J., Purge, P., et al. 2004. Changes in stress and recovery after heavy training in rowers. *Journal of Science and Medicine in Sport* 7:335-9.

30 VanBruggen, M. D., Hackney, A. C., McMurray, R. G., et al. 2011. The relationship between serum and salivary cortisol levels in response to different intensities of exercise. *International Journal of Sports Physiology and Performance* 6:396-407.

31 Fisher, S. P., Cui, N., McKillop, L. E., et al. 2016. Stereotypic wheel running decreases cortical activity in

mice. *Nature Communications* 7:13138.

32 Halson, S. L. 2008. Nutrition, sleep and recovery. *European Journal of Sport Science* 8:119-26.

33 Foster, R. G. & Kreitzman, L. 2017. *Circadian Rhythms - A Very Short Introduction*. Oxford University Press, Oxford.

34 Fullagar, H. H., Duffield, R., Skorski, S., et al. 2015. Sleep and recovery in team sport: current sleep-related issues facing professional team-sport athletes. *International Journal of Sports Physiology and Performance* 10:950-7.

35 Gamble, J. 2016. Life in circadia. aeon.co/essays/soon-we-will-see-chrono-attached-to-every-form-of-medicine.

36 Facer-Childs, E. & Brandstaetter, R. 2015. The impact of circadian phenotype and time since awakening on diurnal performance in athletes. *Current Biology* 25:518-22.

37 Tamaki, M., Bang, J. W., Watanabe, T., et al. 2016. Night watch in one brain hemisphere during sleep associated with the first-night effect in humans. *Current Biology* 26:1190-4.

38 Halson, S. L. 2014. Sleep in elite athletes and nutritional interventions to enhance sleep. *Sports Medicine* 44:13-23.

39 Bonnar, D., Bartel, K., Kakoschke, N., et al. 2018. Sleep interventions designed to improve athletic performance and recovery: a systematic review of current approaches. *Sports Medicine* 48:683-703.

40 Bergeron, M. F., Mountjoy, M., Armstrong, N., et al. 2015. International Olympic Committee consensus statement on youth athletic development. *British Journal of Sports Medicine* 49:843-51.

41 McCartt, A. T., Mayhew, D. R., Braitman, K. A., et al. 2009. Effects of age and experience on young driver crashes: review of recent literature. *Traffic Injury Prevention* 10:209-19.

42 Lyznicki, J. M., Doege, T. C., Davis, R. M., et al. 1998. Sleepiness, driving, and motor vehicle crashes. *Journal of the American Medical Association* 279:1908-13.

43 Steinberg, L. 2004. Risk taking in adolescence: what changes, and why? *Annals of the New York Academy of Sciences* 1021:51-8.

44 Maric, A., Montvai, E., Werth, E., et al. 2017. Insufficient sleep: enhanced risk-seeking relates to low local sleep intensity. *Annals of Neurology* 82:409-18.

45 Akerstedt, T., Kecklund, G. & Horte, L. G. 2001. Night driving, season, and the risk of highway accidents. *Sleep* 24:401-6.

46 Philip, P., Sagaspe, P., Moore, N., et al. 2005. Fatigue, sleep restriction and driving performance. *Accident Analysis and Prevention* 37:473-8.

47 Watson, N. F., Morgenthaler, T., Chervin, R., et al. 2015. Confronting drowsy driving: the American Academy of Sleep Medicine Perspective. *Journal of Clinical Sleep Medicine* 11:1335-6.

48 Horne, J. A. & Reyner, L. A. 1995. Sleep-related vehicle accidents. *British Medical Journal* 310:565-7.

49 Teff, B. C. 2014. Prevalence of motor vehicle crashes involving drowsy drivers, U.S. 2009-2013. www.newsroom.aaa.com/wp-content/uploads/2014/11/AAAFoundation-DrowsyDriving-Nov2014.pdf.

第七章　事業要衝，睡眠要顧

1 Hirshkowitz, M., Whiton, K., Albert, S. M., et al. 2015. National Sleep Foundation's sleep time duration recommendations: methodology and results summary. *Sleep Health* 1:40-3.

2 Walch, O. J., Cochran, A. & Forger, D. B. 2016. A global quantification of 'normal' sleep schedules using smartphone data. *Science Advances* 2:e1501705.

3 Zhang, B. & Wing, Y. K. 2006. Sex differences in insomnia: a meta-analysis. *Sleep* 29:85-93.

4 Aviva UK. 2016. Nation of sleepless nights - one in four UK adults want a better night's sleep. www.aviva.co.uk/media-centre/story/17693/nation-of-sleepless-nights-one-in-four-uk-adults-w.

5 Friborg, O., Bjorvatn, B., Amponsah, B., et al. 2012. Associations between seasonal variations in day length (photoperiod), sleep timing, sleep quality and mood: a comparison between Ghana (5 degrees) and Norway (69 degrees). *Journal of Sleep Research* 21:176-84.

6 Grandner, M. A., Williams, N. J., Knutson, K. L., et al. 2016. Sleep disparity, race/ethnicity, and socioeconomic position. *Sleep Medicine* 18:7-18.

7 Mulkerrins, J. 2016. Kim Cattrall on insomnia: 'What I felt in spades was how alone I was'. www.telegraph.

co.uk/women/life/kim-cattrall-on-insomnia-what-i-felt-in-spades-was-how-alone-i-w/.

8 Harvey, A. G. 2002. A cognitive model of insomnia. *Behaviour Research & Therapy* 40:869-93.

9 Espie, C. A. 2002. Insomnia: conceptual issues in the development, persistence, and treatment of sleep disorder in adults. *Annual Review of Psychology* 53:215-43.

10 Meltzer, L. J., Hiruma, L. S., Avis, K., et al. 2015. Comparison of a commercial accelerometer with polysomnography and actigraphy in children and adolescents. *Sleep* 38:1323-30.

11 Patel, P., Kim, J. Y. & Brooks, L. J. 2017. Accuracy of a smartphone application in estimating sleep in children. *Sleep and Breathing* 21:505-11.

12 Baron, K. G., Duffecy, J., Berendsen, M. A., et al. 2017. Feeling validated yet? A scoping review of the use of consumer-targeted wearable and mobile technology to measure and improve sleep. *Sleep Medicine Reviews*. www.sciencedirect.com/science/article/pii/S1087079216301496.

13 de Zambotti, M., Goldstone, A., Claudatos, S., et al. 2017. A validation study of Fitbit Charge 2 compared with polysomnography in adults. *Chronobiology International* DOI: 10.1080/07420528.2017.1413578.

14 Riemann, D., Spiegelhalder, K., Feige, B., et al. 2010. The hyperarousal model of insomnia: a review of the concept and its evidence. *Sleep Medicine Reviews* 14:19-31.

15 Ong, J. C., Ulmer, C. S. & Manber, R. 2012. Improving sleep with mindfulness and acceptance: a metacognitive model of insomnia. *Behaviour Research & Therapy* 50:651-60.

16 Gu, J., Strauss, C., Bond, R., et al. 2015. How do mindfulness-based cognitive therapy and mindfulness-based stress reduction improve mental health and wellbeing? A systematic review and meta-analysis of mediation studies. *Clinical Psychology Review* 37:1-12.

17 Ong, J. C. & Smith, C. E. 2017. Using mindfulness for the treatment of insomnia. *Current Sleep Medicine Reports* 3:57-65.

18 Qaseem, A., Kansagara, D., Forciea, M. A., et al. 2016. Management of chronic insomnia disorder in adults: a clinical practice guideline from the American College of Physicians. *Annals of Internal Medicine* 165:125-33.

19 Blake, M., Waloszek, J. M., Schwartz, O., et al. 2016. The SENSE study: post intervention effects of a randomized controlled trial of a cognitive-behavioral and mindfulness-based group sleep improvement intervention among at-risk adolescents. *Journal of Consulting & Clinical Psychology* 84:1039-51.

20 McMakin, D. L., Siegle, G. J. & Shirk, S. R. 2011. Positive affect stimulation and sustainment (PASS) module for depressed mood: a preliminary investigation of treatment-related effects. *Cognitive Therapy and Research* 35:217-26.

21 Thiart, H., Ebert, D. D., Lehr, D., et al. 2016. Internet-based Cognitive Behavioral Therapy for Insomnia: a health economic evaluation. *Sleep* 39:1769-78.

22 Drake, C. L. 2016. The promise of digital CBT-I. *Sleep* 39:13-4.

23 Gates, P. J., Albertella, L. & Copeland, J. 2014. The effects of cannabinoid administration on sleep: a systematic review of human studies. *Sleep Medicine Reviews* 18:477-87.

24 Mehdi, T. 2012. Benzodiazepines revisited. *British Journal of Medical Practitioners* 5:a501.

25 Harmon, K. 2011. What is propofol - and how could it have killed Michael Jackson? www.scientificamerican.com/article/propofol-michael-jackson-doctor.

26 Duke, A. 2013. Expert: Michael Jackson went 60 days without real sleep. www.edition.cnn.com/2013/06/21/showbiz/jackson-death-trial/index.html?iref=allsearch.

27 Troxel, W. M., Robles, T. F., Hall, M., et al. 2007. Marital quality and the marital bed: examining the covariation between relationship quality and sleep. *Sleep Medicine Reviews* 11:389-404.

28 Morris, T. 2015. *In our Time (Circadian Rhythms)* www.bbc.co.uk/programmes/b06rzd44.

29 McArdle, N., Kingshott, R., Engleman, H. M., et al. 2011. Partners of patients with sleep apnoea/hypopnoea syndrome: effect of CPAP treatment on sleep quality and quality of life. *Thorax* 56:513-8.

30 Parish, J. M. & Lyng, P. J. 2003. Quality of life in bed partners of patients with obstructive sleep apnea or hypopnea after treatment with continuous positive airway pressure. *Chest* 124:942-7.

31 Horne, J. 2007. *Sleepfaring*. Oxford University Press, Oxford. 230-9.

32 Puhan, M. A., Suarez, A., Lo Cascio, C., et al. 2006. Didgeridoo playing as alternative treatment for obstructive sleep apnoea syndrome: randomised controlled trial. *British Medical Journal* 332:266.

33 Troxel, W. M., Braithwaite, S. R., Sandberg, J. G., et al. 2017. Does improving marital quality improve sleep? Results from a marital therapy trial. *Behavioral Sleep Medicine* 15:330-43.

34 Chen, Q., Yang, H., Zhou, N. Y., et al. 2016. Inverse U-shaped association between sleep duration and semen quality: longitudinal observational study (MARHCS) in Chongqing, China. *Sleep* 39:79-86.

35 Jensen, T. K., Andersson, A. M., Skakkebaek, N. E., et al. 2013. Association of sleep disturbances with reduced semen quality: a cross-sectional study among 953 healthy young Danish men. *American Journal of Epidemiology* 177:1027-37.

36 Kloss, J. D., Perlis, M. L., Zamzow, J. A., et al. 2015. Sleep, sleep disturbance, and fertility in women. *Sleep Medicine Reviews* 22:78-87.

37 Mindell, J. A., Cook, R. A. & Nikolovski, J. 2015. Sleep patterns and sleep disturbances across pregnancy. *Sleep Medicine* 16:483-8.

38 Hedman, C., Pohjasvaara, T., Tolonen, U., et al. 2002. Effects of pregnancy on mothers' sleep. *Sleep Medicine* 3:37-42.

39 Chang, J. J., Pien, G. W., Duntley, S. P., et al. 2010. Sleep deprivation during pregnancy and maternal and fetal outcomes: is there a relationship? *Sleep Medicine Reviews* 14:107-14.

40 August, E. M., Salihu, H. M., Biroscak, B. J., et al. 2013. Systematic review on sleep disorders and obstetric outcomes: scope of current knowledge. *American Journal of Perinatology* 30:323-34.

41 Palagini, L., Gemignani, A., Banti, S., et al. 2014. Chronic sleep loss during pregnancy as a determinant of stress: impact on pregnancy outcome. *Sleep Medicine* 15:853-9.

42 Insana, S. P. & Montgomery-Downs, H. E. 2013. Sleep and sleepiness among first-time postpartum parents: a field- and laboratory-based multimethod assessment. *Developmental Psychobiology* 55:361-72.

43 Gay, C. L., Lee, K. A. & Lee, S-Y. 2004. Sleep patterns and fatigue in new mothers and fathers. *Biological Research for Nursing* 5:311-8.

44 Malish, S., Arastu, F. & O'Brien, L. M. 2016. A preliminary study of new parents, sleep disruption, and driving: a population at risk? *Maternal and Child Health Journal* 20:290-7.

45 Doheny, K. 2017. Kids mean less sleep for mom, but not dad. www.chicagotribune.com/lifestyles/health/sc-moms-get-less-sleep-than-dads-health-0308-20170228-story.html.

46 Shockey, T. M. & Wheaton, A. G. 2017. Short sleep duration by occupation group - 29 States, 2013-2014. *Morbidity and Mortality Weekly Report* 66:7-13.

47 Nugent, C. N. & Black, L. I. 2016. Sleep duration, quality of sleep, and use of sleep medication, by sex and family type, 2013-2014. *National Centre for Health Statistics Data Brief* 230: 1-8.

48 Kahn, M., Fridenson, S., Lerer, R., et al. 2014. Effects of one night of induced night-wakings versus sleep restriction on sustained attention and mood: a pilot study. *Sleep Medicine* 15:825-32.

49 Meltzer, L. J. & Montgomery-Downs, H. E. 2011. Sleep in the family. *Pediatric Clinics of North America*

58:765-74.

50 Hagen, E. W., Mirer, A. G., Palta, M., et al. 2013. The sleep-time cost of parenting: sleep duration and sleepiness among employed parents in the Wisconsin Sleep Cohort Study. *American Journal of Epidemiology* 177:394-401.

51 Meltzer, L. J. & Mindell, J. A. 2007. Relationship between child sleep disturbances and maternal sleep, mood and parenting stress: a pilot study. *Journal of Family Psychology* 21:67-73.

52 Gallagher, J. 2014. Night work ‘throws body into chaos’. www.bbc.co.uk/news/health-25812422.

53 Coughlan, S. 2017. Sleep loss ‘starts arguments at work’. www.bbc.co.uk/news/education-39444997.

54 Gowler, R. 2015. Sleep deprivation damaging business. www.hrmagazine.co.uk/article-details/sleep-deprivation-damaging-business.

55 Bramoweth, A. D. & Germain, A. 2013. Deployment-related insomnia in military personnel and veterans. *Current Psychiatry Reports* 15:401, https://doi.org/10.1007/s11920-013-0401-4.

56 Barger, L. K., Flynn-Evans, E. E., Kubey, A., et al. 2014. Prevalence of sleep deficiency and use of hypnotic drugs in astronauts before, during, and after spaceflight: an observational study. *Lancet Neurology* 13:904-12.

57 Philips, T. 2014. Wide awake on the sea of tranquility. www.nasa.gov/exploration/home/19jul_seaoftranquillity.html.

58 Dawson, D. & Reid, K. 1997. Fatigue, alcohol and performance impairment. *Nature* 388:235.

59 Stain, S. C. & Farquhar, M. 2017. Should doctors work 24-hour shifts? *British Medical Journal* 358:j3522.

60 Kennedy, M. 2013. Moritz Erhardt death: intern's parents feared he was exhausted at work. www.theguardian.com/business/2013/nov/22/moritz-erhadt-death-exhaustion-parents-bank-america-epilepsy..

61 Shahly, V., Berglund, P. A., Coulouvrat, C., et al. 2012. The associations of insomnia with costly workplace accidents and errors results from the America Insomnia Survey. *Archives of General Psychiatry* 69:1054-63.

62 Huffpost. 2013. Five other disastrous accidents related to sleep deprivation. www.huffingtonpost.com/2013/12/03/sleep-deprivation-accidents-disasters_n_4380349.html.

63 Hafner, M., Stepanek, M., Taylor, J., et al. 2016. Why sleep matters - the economic costs of insufficient sleep: a cross-country comparative analysis. Santa Monica, California, USA: RAND Ciroiratuib.

64 Dinges, D. F., Pack, F., Williams, K., et al. 1997. Cumulative sleepiness, mood disturbance, and psychomotor vigilance performance decrements during a week of sleep restricted to 4-5 hours per night. *Sleep* 20:267-77.

65 von Bonsdorff, M. B., Strandberg, A., von Bonsdorff, M., et al. 2017. Working hours and sleep duration in midlife as determinants of health-related quality of life among older businessmen. *Age and Ageing* 46:108-12.

66 Vogel, M., Braungardt, T., Meyer, W., et al. 2012. The effects of shift work on physical and mental health. *Journal of Neural Transmission* 119:1121-32.

67 Wang, F., Yeung, K., Chan, W., et al. 2013. A meta-analysis on dose-response relationship between night shift work and the risk of breast cancer. *Annals of Oncology* 24:2724-32.

68 Wang, X., Ji, A., Zhu, Y., et al. 2015. A meta-analysis including dose-response relationship between night shift work and the risk of colorectal cancer. *Oncotarget* 6:25046-60.

69 Gan, Y., Yang, C., Tong, X., et al. 2015. Shift work and diabetes mellitus: a meta-analysis of observational studies. *Occupational and Environmental Medicine* 72:72-78.

70 Vyas, M. V., Garg, A. X., Iansavichus, A. V., et al. 2012. Shift work and vascular events: systematic review and meta-analysis. *British Medical Journal* 345:e4800.

71 Van Dycke, K. C., Rodenburg, W., van Oostrom, C. T., et al. 2015. Chronically alternating light cycles increase breast cancer risk in mice. *Current Biology* 25:1932-7.

72 Roenneberg, T. & Merrow, M. 2016. The circadian clock and human health. *Current Biology* 26:R432-R443.

73 Travis, R. C., Balkwill, A., Fensom, G. K., et al. 2016. Night shift work and breast cancer incidence: three prospective studies and meta-analysis of published studies. *Journal of the National Cancer Institute* 108:djw169.

74 Stevens, R. G. 2017. Night shift work and breast cancer incidence: three prospective studies and meta-analysis of published studies. *Journal of the National Cancer Institute* 109:djw342.

75 Dibner, C., Schibler, U. & Albrecht, U. 2010. The mammalian circadian timing system: organization and coordination of central and peripheral clocks. *Annual Review of Physiology* 72:517-49.

76 Akerstedt, T. 2003. Shift work and disturbed sleep/wakefulness. *Occupational Medicine* 53:89-94.

77 Saksvik, I. B., Bjorvatn, B., Hetland, H., et al. 2011. Individual differences in tolerance to shift work - A systematic review. *Sleep Medicine Reviews* 15:221-35.

78 Short, M. A., Agostini, A., Lushington, K., et al. 2015. A systematic review of the sleep, sleepiness, and performance implications of limited wake shift work schedules. *Scandinavian Journal of Work Environment & Health* 41:425-40.

79 Henry, Z. 2015. Six companies (including Uber) where it's OK to nap. www.inc.com/zoe-henry/google-uber-and-other-companies-where-you-can-nap-at-the-office.html.

80 Hafner, M. & Troxel, W. M. 2016. How business can take the lead in getting people to sleep more. http://journal.thriveglobal.com/businesses-can-take-the-lead-in-getting-people-to-sleep-more-ab0d18f472a5.

81 Silverberg, D. 2016. The company that pays its staff to sleep. www.bbc.co.uk/news/business-36641119.

82 Viola, A. U., James, L. M., Schlangen, L. J. M., et al. 2008. Blue-enriched white light in the workplace improves self-reported alertness, performance and sleep quality. *Scandinavian Journal of Work*

Environment & Health 34:297-306.

第八章　漫漫長夜難熬：老年人的睡眠

1 Hirshkowitz, M., Whiton, K., Albert, S. M., et al. 2015. National Sleep Foundation's sleep time duration recommendations: methodology and results summary. *Sleep Health* 1:40-3.

2 2015. Olive Cooke inquest: Poppy seller suffered depression. www.bbc.co.uk/news/uk-england-bristol-33550581.

3 Samson, D. R., Crittenden, A. N., Mabulla, I. A., et al. 2017. Chronotype variation drives night-time sentinel-like behaviour in hunter-gatherers. *Proceedings of the Royal Society B-Biological Sciences* 284:20170967.

4 Ohayon, M. M., Carskadon, M. A., Guilleminault, C., et al. 2004. Meta-analysis of quantitative sleep parameters from childhood to old age in healthy individuals: developing normative sleep values across the human lifespan. *Sleep* 27:1255-73.

5 Crowley, K. 2011. Sleep and sleep disorders in older adults. *Neuropsychology Review* 21:41-53.

6 Zdanys, K. F. & Steffens, D. C. 2015. Sleep disturbances in the elderly. *Psychiatric Clinics of North America* 38:723-41.

7 Vaughan, C. P. & Bliwise, D. L. 2018. Sleep and nocturia in older adults. *Sleep Medicine Clinics* 13:107-16.

8 Cornu, J. N., Abrams, P., Chapple, C. R., et al. 2012. A contemporary assessment of nocturia: definition, epidemiology, pathophysiology, and management - a systematic review and meta-analysis. *European Urology* 62:877-90.

9 Redden, S. 2013. Older workers statistical information booklet. *Official Statistics*.

10 Foley, D. J., Monjan, A. A., Brown, S. L., et al. G. 1995. Sleep complaints among elderly persons - an epidemiologic-study of 3 communities. *Sleep* 18:425-32.

11 Lim, A. S. P., Ellison, B. A., Wang, J. L., et al. 2014. Sleep is related to neuron numbers in the ventrolateral preoptic/intermediate nucleus in older adults with and without Alzheimer's disease. *Brain* 137:2847-61.

12 Cohen-Mansfield, J., Hazan, H., Lerman, Y., et al. 2016. Correlates and predictors of loneliness in older-adults: a review of quantitative results informed by qualitative insights. *International Psychogeriatrics* 28:557-76.

13 Hawkley, L. C. & Cacioppo, J. T. 2010. Loneliness matters: a theoretical and empirical review of consequences and mechanisms. *Annals of Behavioral Medicine* 40:218-27.

14 Matthews, T., Danese, A., Gregory, A. M., et al. 2017. Sleeping with one eye open: loneliness and sleep quality in young adults. *Psychological Medicine* 47:2177-86.

15 Shaver, J. L. & Woods, N. F. 2015. Sleep and menopause: a narrative review. *Menopause* 22:899915.

16 Vahratian, A. 2017. Sleep duration and quality among women aged 40-59, by menopausal status. www.cdc.

gov/nchs/data/databriefs/db286.pdf.

17 Lockley, S. W. & Foster, R. G. 2012. Sleep: a very short introduction. Oxford University Press, Oxford.

18 Salvi, S. M., Akhtar, S. & Currie, Z. 2006. Ageing changes in the eye. *Postgraduate Medical Journal* 82:581-7.

19 Ayaki, M., Muramatsu, M., Negishi, K., et al. 2013. Improvements in sleep quality and gait speed after cataract surgery. *Rejuvenation Research* 16:35-42.

20 Potter, V. 2017. *Patient H69: The Story of My Second Sight*. Bloomsbury, London.

21 Auld, F., Maschauer, E. L., Morrison, I., et al. 2017. Evidence for the efficacy of melatonin in the treatment of primary adult sleep disorders. *Sleep Medicine Reviews* 34:10-22.

22 Milic, J., Saavedra Perez, H., Zuurbier, L. A., et al. 2017. The longitudinal and cross-sectional associations of grief and complicated grief with sleep quality in older adults. *Behavioral Sleep Medicine*. https://doi.org/10.1080/15402002.2016.1276016.

23 Willis, T. A., Yearall, S. M. & Gregory, A. M. 2011. Self-reported sleep quality and cognitive style in older adults. *Cognitive Therapy and Research* 35:1-10.

24 Smagula, S. F., Stone, K. L., Fabio, A., et al. 2016. Risk factors for sleep disturbances in older adults: evidence from prospective studies. *Sleep Medicine Reviews* 25:21-30.

25 Duffy, J. F., Willson, H. J., Wang, W., et al. 2009. Healthy older adults better tolerate sleep deprivation than

young adults. *Journal of the American Geriatrics Society* 57:1245-51.

26 Jackowska, M., Hamer, M., Carvalho, L. A., et al. 2012. Short sleep duration is associated with shorter telomere length in healthy men: findings from the Whitehall II Cohort Study. *PloS One* 7:e47292.

27 James, S., McLanahan, S., Brooks-Gunn, J., et al. 2017. Sleep duration and telomere length in children. *Journal of Pediatrics* 187:247-52.

28 Nobelprize.org. 2018. Average age of Nobel Laureates in all prize categories. www.nobelprize.org/nobel_prizes/lists/laureates_ages/all_ages.html.

29 Lo, J. C., Groeger, J. A., Cheng, G. H., et al. 2016. Self-reported sleep duration and cognitive performance in older adults: a systematic review and meta-analysis. *Sleep Medicine* 17:87-98.

30 Holth, J. K., Patel, T. K. & Holtzman, D. M. 2017. Sleep in Alzheimer's disease - beyond amyloid. *Neurobiology of Sleep and Circadian Rhythms* 2:4-14.

31 Sveinbjornsdottir, S. 2016. The clinical symptoms of Parkinson's disease. *Journal of Neurochemistry* 139:318-24.

32 Schenck, C. H., Boeve, B. F. & Mahowald, M. W. 2013. Delayed emergence of a parkinsonian disorder or dementia in 81% of older men initially diagnosed with idiopathic rapid eye movement sleep behavior disorder: a 16-year update on a previously reported series. *Sleep Medicine* 14:744-8.

33 Musiek, E. S. & Holtzman, D. M. 2016. Mechanisms linking circadian clocks, sleep, and neurodegeneration.

Science 354:1004-8.

34 Shan, Z. L., Ma, H. F., Xie, M. L., et al. 2015. Sleep duration and risk of type 2 diabetes: a meta-analysis of prospective studies. *Diabetes care* 38:529-37.

35 Cappuccio, F. P., Cooper, D., D'Elia, L., et al. 2011. Sleep duration predicts cardiovascular outcomes: a systematic review and meta-analysis of prospective studies. *European Heart Journal* 32:1484-92.

36 King, C. R., Knutson, K. L., Rathouz, P. J., et al. 2008. Short sleep duration and incident coronary artery calcification. *Journal of the American Medical Association* 300:2859-66.

37 Shahar, E., Whitney, C. W., Redline, S., et al. 2001. Sleep-disordered breathing and cardiovascular disease: cross-sectional results of the sleep heart health study. *American Journal of Respiratory and Critical Care Medicine* 163:19-25.

38 Hla, K. M., Young, T., Hagen, E. W., et al. 2015. Coronary heart disease incidence in sleep disordered breathing: the Wisconsin Sleep Cohort Study. *Sleep* 38:677-84.

39 Erren, T. C., Morfeld, P., Foster, R. G., et al. 2016. Sleep and cancer: synthesis of experimental data and meta-analyses of cancer incidence among some 1,500,000 study individuals in 13 countries. *Chronobiology International* 33:325-50.

40 Shantha, G. P. S., Kumar, A. A., Cheskin, L. J., et al. 2015. Association between sleep-disordered breathing, obstructive sleep apnea, and cancer incidence: a systematic review and meta-analysis. *Sleep Medicine*

16:1289-94.

41 Nieto, F. J., Peppard, P. E., Young, T., et al. 2012. Sleep-disordered breathing and cancer mortality results from the Wisconsin sleep cohort study. *American Journal of Respiratory and Critical Care Medicine* 186:190-4.

42 Almendros, I., Montserrat, J. M., Ramirez, J., et al. 2012. Intermittent hypoxia enhances cancer progression in a mouse model of sleep apnoea. *European Respiratory Journal* 39:215-7.

43 Prather, A. A., Janicki-Deverts, D., Hall, M. H., et al. 2015. Behaviorally assessed sleep and susceptibility to the common cold. *Sleep* 38:1353-9.

44 Irwin, M. R., Wang, M., Ribeiro, D., et al. 2008. Sleep loss activates cellular inflammatory signaling. *Biological Psychiatry* 64:538-40.

45 Frighetto, L., Marra, C., Bandali, S., et al. 2004. An assessment of quality of sleep and the use of drugs with sedating properties in hospitalized adult patients. *Health and Quality of Life Outcomes* 2:17.

46 Griffiths, M. F. & Peerson, A. 2005. Risk factors for chronic insomnia following hospitalization. *Journal of Advanced Nursing* 49:245-53.

47 Tamrat, R., Huynh-Le, M. P. & Goyal, M. 2014. Non-pharmacologic interventions to improve the sleep of hospitalized patients: a systematic review. *Journal of General Internal Medicine* 29:788-95.

48 Schrimpf, M., Liegl, G., Boeckle, M., et al. 2015. The effect of sleep deprivation on pain perception in

healthy subjects: a meta-analysis. *Sleep Medicine* 16:1313-20.

49 Kaur, G., Phillips, C., Wong, K., et al. 2013. Timing is important in medication administration: a timely review of chronotherapy research. *International Journal of Clinical Pharmacy* 35:344-58.

50 Long, J. E., Drayson, M. T., Taylor, A. E., et al. 2016. Morning vaccination enhances antibody response over afternoon vaccination: a cluster-randomised trial. *Vaccine* 34:2679-85.

51 Dew, M. A., Hoch, C. C., Buysse, D. J., et al. 2003. Healthy older adults' sleep predicts all-cause mortality at 4 to 19 years of follow-up. *Psychosomatic Medicine* 65:63-73.

52 Cappuccio, F. P., D'Elia, L., Strazzullo, P., et al. 2010. Sleep duration and all-cause mortality: a systematic review and meta-analysis of prospective studies. *Sleep* 33:585-92.

53 Liu, T. Z., Xu, C., Rota, M., et al. 2017. Sleep duration and risk of all-cause mortality: a flexible, non-linear, meta-regression of 40 prospective cohort studies. *Sleep Medicine Reviews* 32:28-36.

54 Itani, O., Jike, M., Watanabe, N. & Kaneita, Y. 2017. Short sleep duration and health outcomes: a systematic review, meta-analysis, and meta-regression. *Sleep Medicine* 32:246-56.

55 Jike, M., Itani, O., Watanabe, N., et al. 2017. Long sleep duration and health outcomes: a systematic review, meta-analysis and meta-regression. *Sleep Medicine Reviews*. www.sciencedirect.com/science/article/pii/S1087079217300278.

56 Mitler, M. M., Hajdukovic, R. M., Shafor, R., et al. 1987. When people die - cause of death versus time of

death. *American Journal of Medicine* 82:266-74.

57 Smolensky, M. H., Portaluppi, F., Manfredini, R., et al. 2015. Diurnal and twenty-four-hour patterning of human diseases: cardiac, vascular, and respiratory diseases, conditions, and syndromes. *Sleep Medicine Reviews* 21:3-11.

第九章　夢鄉直達車：睡好睡滿、美夢成真的祕方

1 Hirshkowitz, M., Whiton, K., Albert, S. M., et al. 2014. National Sleep Foundation's sleep time duration recommendations: methodology and results summary. *Sleep Health* 1:40-3.

2 Rodgers, P. 2014. The sleep deprivation epidemic. www.forbes.com/sites/paulrodgers/2014/09/09/the-sleep-deprivation-epidemic/#7982f81cb897.

3 Ford, E. S., Cunningham, T. J. & Croft, J. B. 2015. Trends in self-reported sleep duration among US adults from 1985 to 2012. *Sleep* 38:829-32.

4 National Sleep Foundation. 2006. Sleep in America poll. sleepfoundation.org/sites/default/files/2006_summary_of_findings.pdf.

5 Yetish, G., Kaplan, H., Gurven, M., et al. 2015. Natural sleep and its seasonal variations in three pre-industrial societies. *Current Biology* 25:2862-8.

6 Kronholm, E., Partonen, T., Laatikainen, T., et al. 2008. Trends in self-reported sleep duration and insomnia-

related symptoms in Finland from 1972 to 2005: a comparative review and re-analysis of Finnish population samples. *Journal of Sleep Research* 17:54-62.

7 Keyes, K. M., Maslowsky, J., Hamilton, A., et al. 2015. The great sleep recession: changes in sleep duration among US adolescents, 1991-2012. *Pediatrics* 135:460-8.

8 Matricciani, L., Olds, T. & Petkov, J. 2012. In search of lost sleep: secular trends in the sleep time of school-aged children and adolescents. *Sleep Medicine Reviews* 16:203-11.

9 Youngstedt, S. D., Goff, E. E., Reynolds, A. M., et al. 2016. Has adult sleep duration declined over the last 50+years? *Sleep Medicine Reviews* 28:69-85.

10 Knutson, K. L., Van Cauter, E., Rathouz, P. J., et al. 2010. Trends in the prevalence of short sleepers in the USA: 1975-2006. *Sleep* 33:37-45.

11 Ekirch, A. R. 2005. *At Day's Close*. Weidenfeld & Nicolson, London.

12 Ekirch, A. R. 2016. Segmented sleep in preindustrial societies. *Sleep* 39:715-6.

13 Bauters, F., Rietzschel, E. R., Hertegonne, K. B. C., et al. 2016. The link between obstructive sleep apnea and cardiovascular disease. *Current Atherosclerosis Reports* 18:1 https://doi.org/10.1007/s11883-015-0556-z.

14 Vaessen, T. J. A., Overeem, S. & Sitskoorn, M. M. 2015. Cognitive complaints in obstructive sleep apnea. *Sleep Medicine Reviews* 19:51-8.

15 Garbarino, S., Guglielmi, O., Sanna, A., et al. 2016. Risk of occupational accidents in workers with obstructive sleep apnea: systematic review and meta-analysis. *Sleep* 39:1211-8.

16 *Telegraph* Reporters. Carrie Fisher died from sleep apnea and a combination of other factors, coroner concludes. www.telegraph.co.uk/films/2017/06/17/carrie-fisher-died-sleep-apnea-combination-factors-coroner-concludes/.

17 Marsh, R. & Shortell, D. 2016. NJ train engineer in crash had undiagnosed sleep apnoea. edition.cnn.com/2016/11/17/us/njt-engineer-sleep-apnea/index.html.

18 Gill, I. & McBrien, J. 2017. Effectiveness of melatonin in treating sleep problems in children with intellectual disability. *Archives of Disease in Childhood* 102:870-3.

19 Kennaway, D. J. 2015. Potential safety issues in the use of the hormone melatonin in paediatrics. *Journal of Paediatrics and Child Health* 51:584-9.292

20 Qaseem, A., Kansagara, D., Forciea, M. A., et al. 2016. Management of chronic insomnia disorder in adults: a clinical practice guideline from the American College of Physicians. *Annals of Internal Medicine* 165:125-33.

21 Schlarb, A. A., Bihlmaier, I., Velten-Schurian, K., et al. 2016. Short- and long-term effects of CBT-I in groups for school-age children suffering from chronic insomnia: the KiSS-program. *Behavioral Sleep Medicine* https://doi.org/10.1080/15402002.2016.1228642.

22 Eichenwald, E. C. 2016. Apnea of prematurity. *Pediatrics* 137:e20153757.

23 Clark, I. & Landolt, H. P. 2017. Coffee, caffeine, and sleep: a systematic review of epidemiological studies and randomized controlled trials. *Sleep Medicine Reviews* 31:70-8.

24 Drake, C., Roehrs, T., Shambroom, J., et al. 2013. Caffeine effects on sleep taken 0, 3, or 6 hours before going to bed. *Journal of Clinical Sleep Medicine* 9:1195-200.

25 Ebrahim, I. O., Shapiro, C. M., Williams, A. J., et al. 2013. Alcohol and sleep I: effects on normal sleep. *Alcoholism: Clinical and Experimental Research* 37:539-49.

26 Chan, J. K., Trinder, J., Colrain, I. M., et al. 2015. The acute effects of alcohol on sleep electroencephalogram power spectra in late adolescence. *Alcoholism: Clinical and Experimental Research* 39:291-9.

27 Grandner, M. A., Kripke, D. F., Naidoo, N., et al. 2010. Relationships among dietary nutrients and subjective sleep, objective sleep, and napping in women. *Sleep Medicine* 11:180-4.

28 Cao, Y., Wittert, G., Taylor, A. W., et al. 2016. Associations between macronutrient intake and obstructive sleep apnoea as well as self-reported sleep symptoms: results from a cohort of community dwelling Australian men. *Nutrients* 8:207.

29 Lauer, C. J. & Krieg, J. C. 2004. Sleep in eating disorders. *Sleep Medicine Reviews* 8:109-18.

30 St-Onge, M. P., Mikic, A. & Pietrolungo, C. E. 2016. Effects of diet on sleep quality. *Advances in Nutrition*

7:938-49.

31 Wehrens, S. M. T., Christou, S., Isherwood, C., et al. 2017. Meal timing regulates the human circadian system. *Current Biology* 27:1768-75.e3.

32 de la Pena, I. J., Hong, E., de la Pena, J. B., et al. 2015. Milk collected at night induces sedative and anxiolytic-like effects and augments pentobarbital-induced sleeping behavior in mice. *Journal of Medicinal Food* 18:1255-61.

33 Feng, X. Y., Wang, M., Zhao, Y. Y., et al. 2014. Melatonin from different fruit sources, functional roles, and analytical methods. *Trends in Food Science & Technology* 37:21-31.

34 Howatson, G., Bell, P. G., Tallent, J., et al. 2012. Effect of tart cherry juice (Prunus cerasus) on melatonin levels and enhanced sleep quality. *European Journal of Nutrition* 51:909-16.

35 Kim, J., Lee, S. L., Kang, I., et al. 2018. Natural products from single plants as sleep aids: a systematic review. *Journal of Medicinal Food* https://doi.org/10.1089/jmf.2017.4064.

36 Fernandez-San-Martin, I. M., Masa-Font, R., Palacios-Soler, L., et al. 2010. Effectiveness of Valerian on insomnia: A meta-analysis of randomized placebo-controlled trials. *Sleep Medicine* 11:505-11.

37 Faraut, B., Andrillon, T., Vecchierini, M. F., et al. 2017. Napping: a public health issue. From epidemiological to laboratory studies. *Sleep Medicine Reviews* 35:85-100.

38 Hilditch, C. J., Dorrian, J. & Banks, S. 2017. A review of short naps and sleep inertia: do naps of 30 min or

less really avoid sleep inertia and slow-wave sleep? *Sleep Medicine* 32:176-90.

39 Kim, E-J. & Dimsdale, J. E. 2007. The effect of psychosocial stress on sleep: a review of polysomnographic evidence. *Behavioral Sleep Medicine* 5:256-78.

40 Meston, C. M. & Buss, D. M. 2007. Why humans have sex. *Archives of Sexual Behavior* 36:477-507.

41 Mah, K. & Binik, Y. M. 2001. The nature of human orgasm: a critical review of major trends. *Clinical Psychology Review* 21:823-56.

42 Wang, C. F., Sun, Y. L. & Zang, H. X. 2014. Music therapy improves sleep quality in acute and chronic sleep disorders: a meta-analysis of 10 randomized studies. *International Journal of Nursing Studies* 51:51-62.

43 Bei, B., Wiley, J. F., Trinder, J., et al. 2016. Beyond the mean: a systematic review on the correlates of daily intraindividual variability of sleep/wake patterns. *Sleep Medicine Reviews* 28:108-24.

44 Ross, J. J. 1965. Neurological findings after prolonged sleep deprivation. *Archives of Neurology* 12:399-403.

45 Gulevich, G., Dement, W. & Johnson, L. 1966. Psychiatric and EEG observations on a case of prolonged (264 hours) wakefulness. *Archives of General Psychiatry* 15:29-35.

46 Walch, O. J., Cochran, A. & Forger, D. B. 2016. A global quantification of 'normal' sleep schedules using smartphone data. *Science Advances* 2:e1501705.

47 Gangwisch, J. E., Babiss, L. A., Malaspina, D., et al. 2010. Earlier parental set bedtimes as a protective factor against depression and suicidal ideation. *Sleep* 33:97-106.

48 Stothard, E. R., Mchill, A. W., Depner, C. M., et al. 2017. Circadian entrainment to the natural light-dark cycle across seasons and the weekend. *Current Biology* 27:508-13.

49 Leung, C. & Ge, H. 2013. Sleep thermal comfort and the energy saving potential due to reduced indoor operative temperature during sleep. *Building and Environment* 59:91-8.

50 Moon, R. Y., Darnall, R. A., Feldman-Winter, L., et al. 2016. SIDS and other sleep-related infant deaths: evidence base for 2016 updated recommendations for a safe infant sleeping environment. *Pediatrics* 138:e20162940.

51 Krauchi, K. 2007. The thermophysiological cascade leading to sleep initiation in relation to phase of entrainment. *Sleep Medicine Reviews* 11:439-51.

52 Obradovich, N., Migliorini, R., Mednick, S. C., et al. 2017. Night-time temperature and human sleep loss in a changing climate. *Science Advances* 3:e1601555.

53 American Academy of Sleep Medicine. Sleep or Netflix? You can have both when you binge-watch responsibly. www.aasm.org/sleep-or-netflix-you-can-have-both-when-you-binge-watch-responsibly.

54 Boor, B. E., Spilak, M. P., Laverge, J., et al. 2017. Human exposure to indoor air pollutants in sleep microenvironments: a literature review. *Building and Environment* 125:528-55.

55 National Sleep Foundation. 2011. Bedroom Poll: summary of findings. www.sleepfoundation.org/sites/default/files/bedroompoll/NSF_Bedroom_Poll_Report.pdf.

56 Tischer, C., Chen, C. M. & Heinrich, J. 2011. Association between domestic mould and mould components, and asthma and allergy in children: a systematic review. *European Respiratory Journal* 38:812-24.

57 Tiesler, C. M. T., Thiering, E., Tischer, C., et al. 2015. Exposure to visible mould or dampness at home and sleep problems in children: results from the LISAplus study. *Environmental Research* 137:357-63.

58 Strom-Tejsen, P., Zukowska, D., Wargocki, P., et al. 2016. The effects of bedroom air quality on sleep and next-day performance. *Indoor Air* 26:679-86.

59 Krahn, L. E., Tovar, M. D. & Miller, B. 2015. Are pets in the bedroom a problem? *Mayo Clinic Proceedings* 90:1663-5.

60 Patel, S. I., Miller, B. W., Kosiorek, H. E., et al. 2017. The effect of dogs on human sleep in the home sleep environment. *Mayo Clinic Proceedings* 92:1368-72.

61 Ohayon, M., Wickwire, E. M., Hirshkowitz, M., et al. 2017. National Sleep Foundation's sleep quality recommendations: first report. *Sleep Health* 3:6-19.

62 Harvey, A. G. 2002. A cognitive model of insomnia. *Behaviour Research & Therapy* 40:869-93.

63 Hertenstein, E., Thiel, N., Luking, M., et al. 2014. Quality of life improvements after acceptance and commitment therapy in nonresponders to cognitive behavioral therapy for primary insomnia.

Psychotherapy and Psychosomatics 83:371-3.

64 Saunders, D. T., Roe, C. A., Smith, G., et al. 2016. Lucid dreaming incidence: a quality effects meta-analysis of 50 years of research. *Consciousness and Cognition* 43:197-215.

65 Hobson, A. 2009. The neurobiology of consciousness: lucid dreaming wakes up. *International Journal of Dream Research* 2:41-4.

66 Stumbrys, T., Erlacher, D., Schadlich, M., et al. 2012. Induction of lucid dreams: a systematic review of evidence. *Consciousness and Cognition* 21:1456-75.

67 Smith, B. V. & Blagrove, M. 2015. Lucid dreaming frequency and alarm clock snooze button use. *Dreaming* 25:291-9.

68 Murillo-Rodriguez, E., Barciela Versa, A., Barbosa Rocha, N., et al. 2017. An overview of the clinical uses, pharmacology, and safety of modafinil. *ACS Chemical Neuroscience*: https://doi.org/10.1021/acschemneuro.7b00374

69 Battleday, R. M. & Brem, A. K. 2015. Modafinil for cognitive neuroenhancement in healthy non-sleep-deprived subjects: a systematic review. *European Neuropsychopharmacology* 25:1865-81.

70 Chivers, T. 2013. How much do we really know about sleep? www.telegraph.co.uk/news/science/10494965/How-much-do-we-really-know-about-sleep.html.

71 Horne, J. 2007. *Sleepfaring*. Oxford University Press, Oxford.

索引

人物

一至五畫

六至十畫

十一至十五畫

十六至二十畫

機構

文獻與作品

一至五畫

六至十畫

十一至十五畫

十六至二十畫

睡眠障礙

科學名詞

一至五畫

六至十畫

十一至十五畫

十六至二十畫

二十一畫以上

貓頭鷹書房 268　　YK1268

為什麼睡不著？從小到老的睡眠科學

作　　者　愛麗絲・葛雷戈里
譯　　者　范明瑛
選書責編　王正緯
專業校對　魏秋綢
版面構成　張靜怡
封面設計　廖勁智
行銷統籌　張瑞芳
行銷專員　何郁庭
總 編 輯　謝宜英
出 版 者　貓頭鷹出版

發 行 人　涂玉雲
發　　行　英屬蓋曼群島商家庭傳媒股份有限公司城邦分公司
104 台北市中山區民生東路二段 141 號 11 樓
劃撥帳號：19863813；戶名：書虫股份有限公司
城邦讀書花園：www.cite.com.tw　購書服務信箱：service@readingclub.com.tw
購書服務專線：02-2500-7718~9（周一至周五上午 09:30-12:00；下午 13:30-17:00）
24 小時傳真專線：02-2500-1990；25001991
香港發行所　城邦（香港）出版集團／電話：852-2508-6231 ／傳真：852-2578-9337
馬新發行所　城邦（馬新）出版集團／電話：603-9056-3833 ／傳真：603-9057-6622
印 製 廠　中原造像股份有限公司
初　　版　2020 年 9 月
定　　價　新台幣 540 元／港幣 180 元
I S B N　978-986-262-438-8

讀者意見信箱　owl@cph.com.tw
投稿信箱　owl.book@gmail.com
貓頭鷹臉書　facebook.com/owlpublishing

國家圖書館出版品預行編目資料

為什麼睡不著？：從小到老的睡眠科學／愛麗絲・葛雷戈里（Alice Gregory）著；范明瑛譯 . -- 初版 . -- 臺北市：貓頭鷹出版：家庭傳媒城邦分公司發行 , 2020.09
面；　公分 . --
譯自：Nodding off: the science of sleep from cradle to grave
ISBN 978-986-262-438-8（平裝）

1. 睡眠　2. 健康法　3. 睡眠障礙症

411.77　　109012788